Sprache – interdisziplinär

cognitio 14

Kognitions- und neurowissenschaftliche Beiträge
zur natürlichen Sprachverarbeitung

Herausgegeben von Michael Schecker,
Günter Kochendörfer,
Georges Lüdi,
Martin Riegel

PETER LANG
Frankfurt am Main · Berlin · Bern · Bruxelles · New York · Oxford · Wien

Günter Kochendörfer (Hrsg.)

Sprache – interdisziplinär

Beiträge zur kognitiven Linguistik, Neurolinguistik und Neuropsychologie

Michael Schecker zum 60. Geburtstag

PETER LANG
Internationaler Verlag der Wissenschaften

Bibliografische Information der Deutschen Nationalbibliothek
Die Deutsche Nationalbibliothek verzeichnet diese Publikation in der Deutschen Nationalbibliografie; detaillierte bibliografische Daten sind im Internet über <http://www.d-nb.de> abrufbar.

ISSN 1434-6710
ISBN 978-3-631-56606-0

www.peterlang.de

Günter Kochendörfer (Hrsg.)

Sprache – interdisziplinär

Arbeiten zur kognitiven Linguistik, Neurolinguistik und Neuropsychologie

Michael Schecker zum 60. Geburtstag

Inhalt

Vorwort

Dieser Band ist Michael Schecker zum 60. Geburtstag gewidmet. Wenn man sich mit Michael Schecker über die Qualität linguistischer Unternehmungen unterhält, wird rasch deutlich, dass das Hauptkriterium für ihn die jeweilige praktische Relevanz ist. Praktische Relevanz kann z. B. sein: Relevanz für den Fremdsprachenunterricht, Relevanz für effektives sprachliches Verhalten in spezifischen Situationen, Relevanz für die Behandlung von Sprachpathologien, Relevanz für das Verständnis sprachverarbeitender Prozesse oder bestimmter, sich auch sprachlich äußernder Erkrankungen. Diese Einschätzung spiegelt sich deutlich wider in seinen jüngeren Arbeiten und Projekten zum Fremdsprachenunterricht, zur Aphasiologie, zu Sprachentwicklungsstörungen, zu Pathologien wie Schizophrenie und Alzheimer-Demenz.

Die Beiträge dieses Bandes versuchen, sich an solchen Kriterien zu orientieren. Der Beitrag von Ulrike Halsband behandelt das Thema Sprachverarbeitung mit den Mitteln moderner Hirnforschung Die Aphasie ist mit Thomas Urbach vertreten, die Projekte des „Neurolinguistischen Labors“ mit Birgit Nitt et al. (Alzheimer-Demenz), Klaus Hennighausen et al. und Gregor Kohls et al. (Sprachentwicklungsstörungen). Mit den Konsequenzen bestimmter kommunikativer Anforderungen in ganz unterschiedlichen Zusammenhängen beschäftigen sich Matthias Marschall und Bernhard Kelle. Eine Anwendung von Ergebnissen neuronaler Simulationen, in Ergänzung informationstheoretischer Überlegungen, ist der Beitrag des Herausgebers.

Insgesamt liefern die hier versammelten Arbeiten ein zukunftweisendes Bild der Linguistik, wie es sich in der Gegenwart allmählich zu formieren beginnt.

Freiburg, im Oktober 2006 Günter Kochendörfer

Ulrike Halsband

Aspekte bilingualer und multilingualer Sprachverarbeitung

1 Einführung: Sprachen und verschiedene Formen von Zweisprachigkeit

Es gibt keinerlei Hinweise darauf, dass es irgendwelche Gruppen von Menschen gibt, die nicht mindestens eine Sprache sprechen. Man schätzt, dass weltweit gegenwärtig mehr als 6000 Sprachen gesprochen werden. Die Zahlen variieren stark, da die Grenzen zwischen Dialekt und Sprache nicht eindeutig zu definieren sind. Anderen Angaben zufolge bewegt sich die Zahl der lebenden Sprachen im fünfstelligen Bereich. Fabro (1999) wies darauf hin, dass alle Sprachen zwei Haupteigenschaften aufweisen: (i) Sie verwenden zur Produktion und Wahrnehmung von Lauten den vokal-auditorischen Trakts und (ii) sie sind nach dem Prinzip der doppelten Artikulation oder der Dualität des Patterning organisiert. Letztere bezieht sich auf eine Ebene von Wörtern, die eine Bedeutung und eine begrenzte Anzahl von Phonemen aufweisen.

Die Verwendung von Sprache setzt sich aus einer sozial und kognitiv bedingten Auswahl von Verhaltensweisen zusammen, die sich nach den Zielen des Sprechers und dem Kontext der jeweiligen Situation richten. Da sie in Form von verschiedenen Sprachen auftritt, ist es nicht verwunderlich, dass manche Nationen offiziell zwei- oder mehrsprachig sind. Bekannte Beispiele dafür sind Kanada und Indien, wo die meisten Bürger zwei- oder mehrsprachig sind. In Europa sind z. B. Belgien, die Schweiz und Finnland allgemein bekannte Beispiele für zwei- oder mehrsprachige Nationen. In anderen europäischen Ländern findet sich zumindest eine Sprachminderheit, deren Angehörige gewöhnlich zweisprachig sind. Es stellt sich die Frage, wie viel semantische Überlappung es zwischen den beiden Sprachen gibt. Es liegt auf der Hand, dass sich eng miteinander verwandte Sprachen (z. B. Spanisch und Italienisch) semantisch stark überschneiden. Im Gegensatz dazu weisen Sprachen, die nur entfernt miteinander verwandt sind (z. B. Finnisch und Englisch) kaum Gemeinsamkeiten auf.

Zweisprachigkeit tritt in verschiedenen Formen auf. Von simultaner Zweisprachigkeit spricht man, wenn zwei Sprachen als Muttersprache erlernt werden. Kinder, die von Geburt an zwei unterschiedlichen Sprachen ausgesetzt sind, werden zu „simultan Zweisprachigen" (simultaneous bilinguals). Anders gesagt, ein simultan Zweisprachiger entwickelt sich nach der Geburt direkt vom Nicht-Sprecher zum Sprecher zweier verschiedener Sprachen. Im Gegensatz dazu spricht man von konsekutiver oder sukzessiver Zweisprachigkeit, wenn man eine Sprache erst dann erlernt, nachdem man schon eine andere erworben hat. Dies gilt für all jene, die erst im Kindes- und Jugendalter zweisprachig werden. Rezeptive Zweisprachigkeit wiederum bedeutet, dass jemand in der Lage ist, zwei Sprachen zu verstehen, sich jedoch nur in einer der beiden Sprachen auszudrücken vermag. Dies wird zwar gewöhnlich nicht in die Kategorie der „wirklichen" Zweisprachigkeit eingeordnet, kommt jedoch häufig vor, dass es erwähnt werden sollte.

2 Was sind die Wurzeln der indoeuropäischen und der nicht-indoeuropäischen Sprachen?

Es herrscht bis heute keine Übereinstimmung darüber, woher die indoeuropäischen Sprachen ursprünglich kamen. Wie Diamond & Bellwood (2003) anmerkten, ist der Ursprung der indoeuropäischen Sprachfamilie das am intensivsten erforschte, doch zugleich auch das hartnäckigste Problem der historischen Linguistik.

Es wird vermutet, dass sich der indoeuropäische Sprachstamm vor etwa 9000 Jahren ausbreitete und aufspaltete. Einer Theorie zufolge soll es das aus Sibirien stammende Kurgan-Reitervolk gewesen sein, das diese Sprachen vor rund 6000 Jahren aus Zentralasien brachte. Dieser Sichtweise widersprachen jedoch unlängst Gray und Atkinson (2003), nachdem sie Listen von 200 gebräuchlichen Wörtern wie „ich“ und „Himmel“ in 87 verschiedenen Sprachen analysiert hatten. Der so entstandene Sprachstamm bestätigte viele schon bestehende Vorstellungen zur Entwicklung der Sprachen. Spanisch und Portugiesisch z. B. waren hier Schwestersprachen, mit Deutsch als „Cousine“. Altindisch (Hindi) wurde als gemeinsame Wurzel von allen drei Sprachen bestimmt, ist jedoch gleichzeitig weit weniger eng verwandt mit ihnen. Alle anderen indoeuropäischen Sprachen stammen dieser Theorie zufolge vom Hethitischen ab, welches als ältestes Mitglied dieser Sprachgruppe gilt, das die ältesten Schriftzeugnisse hinterlassen hat. Gray und Atkinson (2003) zufolge geschah dies zwischen 9500 und 8000 v. Chr.

Gray und Atkinson (2003) stellten noch eine weitere These auf. Nach Auswertung archäologischer Befunde kamen sie zu dem Schluss, dass sich die landwirtschaftlichen Entwicklungen von Anatolien (der heutigen Türkei) aus verbreitet habe. Im Zuge dieser Entwicklung breiteten sich entweder die Bauern selbst von Anatolien in benachbarte Teile der Welt aus, oder die Volksstämme, die in den Nachbarregionen ansässig waren, übernahmen das anatolische Vokabular zusammen mit der landwirtschaftlichen Technologie. Radiokarbonuntersuchungen der frühesten neolithischen Fundorte Europas legen den Schluss nahe, die Landwirtschaft habe Griechenland beginnend vor neun tausend Jahren erreicht und sei in den darauffolgenden 3500 Jahren bis nach Schottland vorgedrungen. Es wird angenommen, dass die hethitische Abstammungsgruppe sich vor ca. 8700 Jahren von der proto-indoeuropäischen Gruppe abspaltete, was wahrscheinlich mit der ursprünglichen Auswanderung aus Anatolien einhergeht. Bereits vor 7000 Jahren konnte die tocherianische von der greco-armenischen Abstammungsgruppe unterschieden werden. Hingegen formierten sich alle weiteren Hauptgruppen vor ca. 5000 Jahren. Diese Hypothese steht im Einklang mit jüngsten genetischen Befunden, die einen neolithischen nahöstlichen Beitrag zum europäischen Genpool belegen (Chikhi et al., 2002; Richards et al., 2000).

Als nicht-indoeuropäische Sprachen wiederum werden jene Sprachen eingeordnet, die keine Mitglieder dieser sprachlichen Verwandtschaftslinie sind. Die ersten Schriftzeugnisse der Turksprachen, wie z. B. die Orkhon-Inschriften aus dem 8. Jh. n. Chr., die am Selenga-Fluss in der Mongolei gefunden wurden.

Innerhalb der nicht-indoeuropäischen Sprachen finden sich Verwandtschaftsbeziehungen z. B. bei den finno-ugrischen Sprachen (Finnisch, Estnisch, Ungarisch u. a.), den kaukasischen Sprachen (Georgisch, Abchasisch, Armenisch u. a.) sowie den altaiischen Sprachen (Turkomongolische Sprachen, Mandschu-Tungusisch - die Verwandtschaft/gemeinsame Abstammung der Sprachen dieser Gruppe ist jedoch umstritten). Typologische Ähnlichkeiten fand man somit auch in den sprachlichen Strukturen von Idiomen, bei denen sonst keine verwandtschaftliche Beziehung festzustellen ist, wie Japanisch und Türkisch. Untersuchungen geographischer Kulturräume wie dem antiken Nahen Osten zeigen zudem, dass Regionen, die kulturell miteinander verbunden sind, auch sprachliche Ähnlichkeiten zeigen, die nicht auf eine linguistische Verwandtschaft, also eine gemeinsame Abstammung, zurückzuführen sind.

Casad und Palmer (2003) haben versucht, die Bedeutung der Kognitiven Linguistik in Bezug auf die nicht-indoeuropäischen Sprachen zu umreißen. Den beiden Autoren zufolge bietet die Welt der nicht-westlichen Sprachen eine atemberaubende Gelegenheit, sich in ein großes Spektrum empirischer und theoretischer Fragen zu vertiefen, die entweder ganz neu sind oder mithilfe anderer linguistischer Theorien bisher nicht zufriedenstellend erklärt werden konnten.

3 Spracherziehung und Zweisprachigkeit

Eine der wesentlichsten Fragen ist die, wann und wie ein Kind beginnen sollte, eine zweite Sprache zu erlernen. Es ist allgemein bekannt, dass der Spracherwerb umso schneller, leichter und vollständiger verläuft, je früher man der zweiten Sprache ausgesetzt ist. Der bestmögliche Weg ist der, schon ein Kleinkind bei seinen täglichen Aktivitäten mit zwei verschiedenen Sprachen zu konfrontieren. Der Unterricht in einer Fremdsprache sollte schon in der Vorschule bzw. der Grundschule beginnen, denn in diesem Alter besteht noch die Möglichkeit, dass das Kind die Fremdsprache völlig akzentfrei sprechen lernt.

Kontrovers wird die Frage diskutiert, ob zweisprachige Kinder intelligenter sind als einsprachige. Peal und Lambert (1962) untersuchten in Montreal einsprachige und zweisprachige (Französisch/Englisch) Kinder. Sie untersuchten dabei verbale wie nonverbale Bereiche der Intelligenz und fanden heraus, dass die zweisprachigen Versuchsteilnehmer differenziertere Intelligenzstrukturen und größere Beweglichkeit im Denken zeigten, eine „größere kognitive Flexibilität". Die Kinder erkannten z. B. die Willkürlichkeit von Wörtern und ihrer Referenten. Im Gegensatz dazu gelang es der Studie von Albert et al. (2002) nicht, genügend Beweismaterial zu liefern für das Vorhandensein einer Beziehung zwischen Zweisprachigkeit und der Fähigkeit zu kritischem Denken bzw. zwischen der Anlage zu kritischem Denken und der Fähigkeit dazu. Die Autoren bemerkten jedoch, es gebe genügend Belege für eine nicht-lineare Beziehung zwischen Zweisprachigkeit und der Veranlagung zu kritischem Denken.

4 Sprachstörungen bei Zweisprachigen und der Effekt des Alterns

Es gibt keinerlei Hinweise darauf, dass Zweisprachige anfälliger als Einsprachige für Sprachstörungen wie z. B. Stottern sind. Jankelowitz und Bortz (1996) untersuchten die Beziehung zwischen Zweisprachigkeit und Stottern bei einem stotternden zweisprachigen (Englisch und Afrikaans) Erwachsenen. Die Ergebnisse ließen darauf schließen, dass die Sprachkompetenz die Häufigkeit, Verteilung und Art von Dysfluenzen beeinflusste. Der Proband war in der von ihm häufiger benutzten Sprache kompetenter und stotterte weniger. Die Schwierigkeiten, die Stotterer mit einzelnen Lauten haben, wurden von Jayaram (1983) untersucht (19 in Bezug auf zwei Sprechweisen, mündliches Lesen vs. spontanes Sprechen, und zwei Sprachen, Englisch vs. Kannada/Kannaresisch). Je zehn einsprachige und zweisprachige Stotterer lasen 16 Wortlisten (8 in jeder Sprache). Analysiert wurde das Stottern im Hinblick auf eine dreifache Klassifikation der Laute (Vokale, stimmlose Konsonanten und stimmhafte Konsonanten) wie auch auf eine achtfache Klassifikation(kurze Vokale, lange Vokale, stimmlose und stimmhafte Verschlusslaute, stimmlose und stimmhafte Reibelaute, Nasale und Halbvokale). Man analysierte Stottern am Wortanfang und das gesamte Stotterprofil. Die Befunde ließen darauf schließen, dass einsprachige wie zweisprachige Stotterer im Fall des gesamten Stotterprofils bei stimmlosen Konsonanten und vor allem bei stimmlosen Reibelauten stärker dysfluent waren. Die Ergebnisse der Analyse des Stotterns am Wortanfang zeigten, dass zweisprachige Probanden stärker bei Nasallauten stotterten. Die Befunde des zweisprachigen Vergleichs deuteten die Möglichkeit an, dass die phonetischen Einflüsse auf das Stottern von der Zahl der von den Versuchspersonen gesprochenen Sprachen ebenso abhängen kann wie von der spezifischen Sprache, in der diese Effekte beobachtet werden.

Über die Auswirkungen des normalen Alterns auf die Zweisprachigkeit ist bisher wenig bekannt. Berichtet wurde über einen Rückgang der zweisprachigen Kompetenz mit zunehmendem Alter. Es gibt Beispiele für ältere Mehrsprachige, die nur bestimmte Sprachen beibehalten haben. MacWhinney und Bates (1989) gelangten zu dem Schluss, lebenslange Mehrsprachigkeit garantiere nicht automatisch die Beibehaltung von mehr als einer Sprache im Verlauf des normalen Alterns. Balota und Duchek (1988) berichteten, ältere Erwachsene könnten den Verlust der „Verarbeitungseffizienz“ unter normalen Bedingungen mit kontextbezogenen Strategien („top-down“) kompensieren. Dies erfordert jedoch u. U. Aufmerksamkeitsressourcen, die über die Jahre hinweg schwer beizubehalten sind. Aus diesem Grund gibt es eine Tendenz, sich als Strategie für den Umgang mit dem hypothetischen Verlust der „Verarbeitungseffizienz“ auf einen einsprachigen Zustand zurückzuziehen.

5 Was sind die neuronalen Grundlagen der Sprachverarbeitung bei der Muttersprache im Vergleich zu einer Fremdsprache?

5.1 Lateralisierung bei gesprochenen Sprachen und bei Zeichensprachen

Seit mehr als einem Jahrhundert weiß man, dass die dominante linke Hemisphäre des menschlichen Gehirns für das Produzieren und Verstehen gesprochener Sprache wesentlich ist. Eine Schädigung perisylvanischer Areale in der linken Hemisphäre führt zu verschiedenen Formen von Aphasie, während Schädigungen homologer Areale in der rechten Hemisphäre in der Regel keine Aphasie-Symptome hervorrufen. Außerdem bestätigten Studien mit funktioneller Bildgebung, dass die Sprachaktivierung vor allem in der sprachdominanten Hemisphäre stattfindet. Borbely et al. (2003) testeten z. B. die Vorhersage, dass eine „Einzel-Photon-Emissions-Tomographie“ (SPECT) die Blutflussverteilung in sprach-aktivierten Hirnarealen die sprachdominante Hemisphäre identifiziere. Die Autoren verglichen die Ergebnisse der Sprachaktivierung mit den Befunden einer funktionalen, transcranialen Doppler-Sonographie (fTCD) derselben Versuchspersonen. Die größten Veränderungen im cerebralen Blutfluss (rCBF) vom Ausgangsniveau bis zur Aktivierung wurden im linken posterioren Anteil des inferioren frontalen Kortex sowie im contralateralen Cerebellum gefunden. Die SPECT-Auswertung der hemisphärischen Sprachdominanz zeigte eine Übereinstimmung mit der funktionalen, transcranialen Doppler-Sonogrphie (fTCD).

In gleicher Weise lassen Forschungsbefunde darauf schließen, dass die linke Hirnhemisphäre auch bei der Verarbeitung von Zeichensprache eine entscheidende Rolle spielt. Man entdeckte, dass eine Schädigung der linken perisylvanischen Areale, jedoch nicht eine Schädigung der Areale der rechten Hemisphäre, zu Zeichensprachenaphasie führt (Bellugi et al., 1989; Corina, 1999; Hickok und Bellugi, 2001). Bellugi et al. (1989) kamen zu dem Schluss, die linke Hirnhemisphäre des Menschen sei auf gesprochene Sprache wie auch auf Zeichensprache spezialisiert und besitze deshalb eine angeborene Prädisposition zu Sprache, unabhängig von der jeweiligen Sprachmodalität.

Zeichensprachen haben mit gesprochenen Sprachen viele strukturelle Merkmale gemeinsam, obwohl der vokal-auditorische Trakt nicht verwendet wird (Bellugi et al. 1989). Untersuchungen der Zeichensprachen von Taubstummen haben ergeben, dass sich auch ganz unabhängig von gesprochener Sprache voll ausdrucksfähige Sprachen entwickeln können, die die gleiche komplexe Sprachorganisation aufweisen wie in den gesprochenen Sprachen (Bellugi et al., 1989). Die vielfältige Überlagerung sprachlicher Elemente und die Verwendung von Leerstellen im Dienste der Syntax sind offensichtlich Aspekte von Zeichensprachen, die durch deren spezifische Modalität bestimmt werden. Anders gesagt, beruht die menschliche Fähigkeit zur Sprache nicht auf irgendeiner privilegierten kognitiv-auditorischen Verbindung. Die formalen Eigenschaften von Sprachen (gesprochenen wie Zeichensprachen) scheinen in hohem Maße von den an Wahrnehmung und Spracherzeugung beteiligten Modalitäten abzuhängen. Die Analyse der Muster von Ausfällen bei Zeichensprache liefern neue Erkenntnisse über die Mechanismen der zerebralen Organisation von Sprache.

Besonders interessant ist die Tatsache, dass neuere Befunde auf eine entscheidende Rolle der rechten Hemisphäre bei der Produktion von Zeichensprache schließen lassen. Mithilfe von PET untersuchten Emmeroy et al. (2002), wie Zeichensprachenbenutzer, die von Geburt an taub waren, Strichzeichnungen betrachteten, die den räumlichen Abstand zwischen zwei Gegenständen (z. B. eine Tasse auf einem Tisch) darstellten. Die Versuchspersonen wurden gebeten, entweder die räumliche Beziehung mit einer Klassifikationskonstruktion oder einer Prädisposition der Amerikanischen Zeichensprache (ASL) darzustellen, oder das abgebildete Objekt zu benennen. Die Ergebnisse zeigten, dass bei der Beschreibung räumlicher Beziehungen mit Hilfe von Klassifikationskonstruktionen der supramarginale Gyrus (SMG) in *beiden* Hemisphären beteiligt war. Im Vergleich zur Benennung von Objekten ist an der Benennung räumlicher Beziehungen mit ASL-Präpositionen nur der *rechte* SMG beteiligt. Im Gegensatz dazu führte die Benennung konkreter Objekte in ASL oder in Englisch zu einer Aktivierung im linken unteren temporalen Kortex. Zusammenfassend gelangt die Studie zu zwei wichtigen Schlussfolgerungen:

1) Die Ergebnisse lassen beim Ausdruck räumlicher Beziehungen in ASL auf eine stärker rechtshemisphärische Beteiligung schließen. Beim Ausdruck räumlicher Beziehungen hat die visuo-räumliche Modalität von Zeichensprachen also einen Einfluss auf die neuronalen Systeme, die der Sprachproduktion zugrunde liegen.

2) Die Befunde weisen darauf hin, dass die neuronalen Strukturen, die am Abruf jener ASL-Zeichen beteiligt sind, die konkrete Entitäten innerhalb eindeutiger begrifflicher Kategorien bezeichnen, jenen bemerkenswert ähnlich sind, die dem Abruf gesprochener Wörter, die dieselben Arten von Entitäten kennzeichnen, zugrunde liegen. Mit anderen Worten, bei der Benennung von konkreten Entitäten sind die gleichen neuronalen Strukturen involviert, unabhängig davon, ob es sich um Zeichensprache oder gesprochen Sprache handelt.

Das Wesen der Zeichensprachen hinsichtlich räumlicher Beziehungen unterscheidet sich erheblich von der Darstellung räumlicher Beziehungen in gesprochenen Sprachen, wo einzelne geschlossene Klassenelemente (z. B. Präpositionen oder Lokativaffixe) räumliche Beziehungen kennzeichnen. Es ist daher nicht verwunderlich, dass man in diesem Bereich in den neuronalen Systemen Abweichungen findet, die Sprach- und Zeichenproduktion zugrunde liegen.

5.2 Neuronale Grundlagen der zweisprachigen Verarbeitung unter Verwendung funktioneller Bildgebung und neurophysiologischer Verfahren

Die zerebrale Lokalisierung der Mehrsprachigkeit ist Gegenstand aktiver Forschung. Neuere Studien haben Schwankungen in der zerebralen Aktivierung bei der Verarbeitung der Muttersprache im Gegensatz zur Verarbeitung von Fremdsprachen ergeben (Dehaene et al., 1997; Kim et al., 1997; Klein et al., 1994; Perani et al., 1996, 1998). Befunde weisen auf das Vorhandensein von Unterschieden in der zerebralen Sprachorganisation hin, die vom Alter des Spracherwerbs und den angewandten Lernstrategien abhängen (Neville et al., 1992, 1997; Weber-Fox und Neville, 1996). Es ist jedoch zum großen Teil noch ungeklärt, wie mehrsprachige Verarbeitung im Gehirn stattfindet.

Klinische Studien zu aphasischen Störungen bei zweisprachigen Patienten lieferten Informationen über die Wiedererlangung der von den betroffenen Personen gesprochenen Sprachen, z. B. die bevorzugte Wiederaneignung der alten gegenüber der neuen Sprache oder die bevorzugte Wiederaneignung der vertrauteren oder häufiger benutzten Sprache (Fabbro, 1999; Paradis, 1994; Roberts und Le Dorze, 1998). Diese Befunde lassen darauf schließen, dass es mehrsprachige Patienten gibt, die nach einer Hirnverletzung nur in einer der ursprünglich beherrschten Sprachen aphasisch werden. Unterstützt wird diese Dissoziation von Ergebnissen, die mit elektrischer Stimulation des Kortex erzielt wurden: Zur Identifizierung der sprachrelevanten Zentren erhielten neurochirurgische Patienten durch Ojemann und seine Mitarbeiter (Ojemann, 1991; Ojemann und Whitaker, 1978) eine elektrische Stimulation ihrer corticalen Bereiche. In der Studie von Ojemann und Whitaker (1978) wurde die Lokalisierung zweier Sprachen im lateralen Kortex der dominanten Hirnhemisphäre durch die Technik der Kartographierung jener Stellen bestimmt, wo die elektrische Stimulation das Benennen von Objekten in der Sprache zweier zweisprachiger Patienten (Patient 1: Niederländisch-Englisch, Patient 2: Spanisch-Englisch) veränderte. Die Patienten mussten 45 alltägliche Gegenstände benennen, die ihnen visuell mithilfe von Dias präsentiert wurden. Man fand heraus, dass die Stellen im Zentrum des Sprachbereichs jedes Patienten an beiden Sprachen beteiligt waren. In der Peripherie dieses Zentrums konnten sowohl im frontalen wie im parietalen Kortex Bereiche identifiziert werden, die nur bei der Produktion an einer der genannten Sprachen beteiligt waren. Man schloss daraus, dass jede Sprache bei jedem Patienten teilweise andere Hirnareale verwendete.

Die Sprachkartographierung bei zweisprachigen Patienten, die sich der corticalen Resektion aufgrund eines epileptischen Anfallleidens unterziehen mussten, unterliegt wesentlichen Einschränkungen: Die Auswirkungen epileptischer Anfälle in der Kindheit könnten zu einer unterschiedlichen Sprachlokalisation geführt haben. Im Gegensatz dazu bieten Erwachsene mit einem primären Hirntumor eine andere Möglichkeit, die zweisprachige corticale Repräsentation von Sprachstellen zu untersuchen, da das Gehirn in den ersten Lebensjahrzehnten von Epilepsie vermutlich nicht betroffen war. In jüngster Zeit präsentierten Walker et al. (2004) die Ergebnisse von 17 bilinguale Patienten, die im Rahmen eines chirurgischen Eingriffs zur Tumorresektion einer Sprachkartographierung unterzogen wurden. Mithilfe einer Objektbenennungsaufgabe führte man in jeder Sprache eine Stimulationskartographierung durch. Bei jeder Sprache wurde eine Stelle als wesentlich zur Objektbenennung eingestuft, wenn es bei mindestens zwei Dritteln aller Stimulationen dieser Stellen zu einer Unterbrechung des Benennens kam. Nur bei 5 von 17 Patienten identifizierte man einen für die Objektbenennung wesentlichen Bereich im freigelegten Kortex. 2 dieser 5 Patienten wiesen Wortfindungsstörungen in beiden Sprachen auf, zwei weitere hatten dieses Problem nur in einer Sprache, ein Patient zeigte in der einen Sprache Wortfindungsstörungen, in der anderen aber nur leichtes Zögern bei der Objektbenennung. Auch wenn bei der Mehrheit der Patienten kein Bereich identifiziert wurde, schlossen die Autoren daraus, dass jene Personen, bei denen ein Bereich identifiziert worden war, der Beweis dafür seien, dass bei zweisprachigen Patienten, die sich einer Tumorresektion unterzögen, ALLE Sprachen kartographiert werden sollten, bevor man entscheide, welche corticalen und subcorticalen Areale man bedenkenlos entfernen könne. In einer in jüngster Zeit durchgeführten Studie, die eine neue bildgebende Verfahrenstechnik verwendete, der Darstellung intrinsischer Signale (optical imaging of intrinsic signals, iOIS), ist im Einklang mit den Ergebnissen, dass die corticale Sprachrepräsentation bei zweisprachigen Personen sowohl überlappende als auch separate, eigenständige Strukturen beinhaltet.

Mit Hilfe funktioneller Kernspintomographien (fMRT) stellten Kim et al. (1997) fest, dass die Muttersprache im Broca-Areal lokalisiert ist und jede weitere erlernte Sprache in den vorderen Anteilen des Broca-Areals. Die zweite Sprache wies eine diffusere Repräsentation in der linken Hemisphäre auf als die Muttersprache (Dehaene et al., 1997). Außerdem wurde die These aufgestellt, der linke supramarginale Gyrus im Parietallappen steuere das „Umschalten“ von einer Sprache zu einer anderen (Price et al., 1999).

Pillai et al. (2003) untersuchten bei zweisprachigen Personen die Unterschiede in der regionalen fMRT-Aktivierungstopographie und Lateralisierung zwischen in Englisch und Spanisch durchgeführten semantischen und phonologischen Aufgaben. Acht zweisprachige Probanden (Spanisch-Englisch) sollten in der Muttersprache (Spanisch) und der Fremdsprache (Englisch) Substantiv-Verb-Assoziatons- und Reim-Aufgaben durchführen. Die Autoren verzeichneten in jenen vorderen Regionen, die von Interesse sind, also im Frontal- und im oberen Temporallappen, Hinweise auf eine signifikant stärkere Lateralisierung bei den semantischen Aufgaben im Vergleich zu den phonologischen Aufgaben. Bei einer Subtraktionsanalyse zeigte sich rechtshemisphärisch (unterer frontaler Gyrus und supramarginaler Gyrus) eine signifikant erhöhter Aktivierung bei den kombinierten phonologischen im Vergleich zu den kombinierten semantischen Aufgaben. Eine ausgeprägte rechtshemisphärische Aktivierung beobachtete man auch bei der englischen phonologisch-semantischen Subtraktion, doch zeigte die analoge spanische Subtraktionsaufgabe keine aufgabenbezogenen Unterschiede. Diese bei der Fremdsprache beobachtete Abweichung in der Aktivierungstopographie legt nahe, dass die zur phonologischen und semantischen Sprachverarbeitung in der Fremdsprache verwendeten neuronalen Netzwerke sich nicht so ähneln wie die in der eigenen Muttersprache.

Mithilfe von fMRT untersuchten Mahendra et al. (2003), ob die partielle Überlappung aktiver Voxel eine unterschiedliche Sprachlokalisation widerspiegelt oder lediglich die Schwankungen, die bei mehrfachem Durchführen derselben Aufgabe bekanntermaßen auftreten. Sie untersuchten zwei Gruppen zweisprachiger Testpersonen (die die Zweitsprache in einem früheren bzw. späteren Alter erlernt hatten), indem sie die Probanden in beiden Sprachen Wortflüssigkeits- und Satzbauaufgaben durchführen ließen. Dabei fanden sie heraus, dass diejenigen Probanden, die eine Zweitsprache in früher Kindheit erlernt hatten (early learners), bei beiden Aufgaben eine größere Zahl aktiver Voxel zeigten als die Probanden, die eine Zweitsprache erst zu einem späteren Zeitpunkt erlernt hatten (late learners). Dieser Effekt trat auf, obwohl es in der Verhaltensausführung keine Unterschiede zwischen den beiden Gruppen gab.

Sinai und Pratt (2003) zeichneten ereigniskorrelierte Hirnpotenziale (ERPs) auf, um die Phasen der linguistischen Verarbeitung von Sprache 1 (L1), Sprache 2 (L2) und Pseudowörtern zu bestimmen, während die Versuchsteilnehmer dabei mit einer anderen Aufgabe beschäftigt waren und nicht auf die Wörter achteten. Man präsentierte jungen Erwachsenen (n = 15) Paare auditorischer Stimuli, die aus Wörtern und Pseudowörtern in L1 und L2 bestanden, mit einer unterschiedlichen Zeit bis die Stimme einsetzt (Voice Onset Time, VOT), die zur Ablenkung bei einer kurzfristigen Gedächtnisaufgabe diente. 11 Kopfhautelektroden zeichneten ERPs auf. Die Verhaltensbefunde zeigten, dass die Aufmerksamkeit auf die primäre Aufgabe gelenkt war und sich nicht auf die Wortpräsentationen bezog. Dennoch war in den ERPs eine signifikante, darunter auch semantische, Verarbeitung der Wörter sichtbar, mit bedeutsamen Effekten in Bezug auf Sprache, Bedeutung und differentielle Aktivierung bestimmter zentralnervöser Strukturen(Priming). Man zog daraus den Schluss, dass sich die Gehirnprozesse auch dann zwischen L1 und L2 unterschieden und sich auf den Kontext der Stimuli bezogen, wenn keine bewusste Wahrnehmung der Stimuli vorhanden war.

Nakamura (2003) verfasste einen Übersichtsartikel zu japanischen Studien hinsichtlich Hirnverletzung und funktioneller Bildgebung, um die möglichen Unterschiede in den neuronalen Korrelaten zu besprechen, die man bei den beiden japanischen Schriftsystemen *Kanji*(chinesische Logogramme) und *Kana* (Silbenschrift) vermutet. Der Autor zog den Schluss, dass der fronto-parietale Schaltkreis, der die prämotorischen mit den hinteren parietalen Arealen in der linken Hemisphäre verknüpft, ein grundlegendes neuronales Substrat für die motorische Handlung des Schreibens darstellt. Es wurde argumentiert, dass das Schreiben der Kana-Silbenzeichen diese Strukturen zusammen mit dem linken perisylvanischen Areal für die gesprochene Sprache verwendet. Im Gegensatz dazu bedient sich das Schreiben der Kanji-Symbolzeichen zwar auch dieses Netzwerks der motorischen Ausführung, verwendet jedoch als zusätzliches Werkzeug für die Erzeugung motorischer Leistungen das linke basale temporale Areal. Die Befunde legen nahe, dass das Schreiben von Kanji als zusätzliche kognitive Anforderung den Abruf von visuo-räumlichen Informationen der Zeichen voraussetzt.

Besonders interessant ist die Frage, wie die Muttersprache den Erwerb weiterer Sprachen beeinflusst. Mithilfe von fMRT untersuchten Tan et al. (2003) bei Chinesisch-Englisch-Zweisprachigen die neuronalen Mechanismen des Lesens in einer Zweitsprache (L2). Chinesisch und Englisch sind zwei Schriftsprachen, die sich phonologisch und orthographisch sehr stark unterscheiden. Im Gegensatz zum Englischen (L2), das ein phonetisches Alphabet verwendet, arbeitet Chinesisch (L1) mit Logogrammen, d. h. einzelnen Schriftzeichen, die jeweils ein vollständiges grammatisches Wort darstellen. Die Autoren fanden heraus, dass die phonologische Verarbeitung chinesischer Zeichen ein neuronales System verwendet, an dem die linken mittleren frontalen und hinteren parietalen Gyri beteiligt sind, Hirnregionen, von denen bekannt sind, dass sie als zentrales ausführendes System zur räumlichen Informationsdarstellung, zum räumlichen Arbeitsgedächtnis und zur Koordination kognitiver Ressourcen beitragen. Wenn die zweisprachigen Probanden englische Wörter lasen, war dieses neuronale System interessanterweise am aktivsten, während jene Hirnareale, die die feinkörnige Lautanalyse bei einsprachigen Englischsprechern vermitteln, nur schwach aktiviert waren. Die Autoren folgerten, dass zweisprachige Versuchspersonen ihre L1-Strategien beim Lesen von L2 einsetzen. Anders gesagt, führt im Chinesischen das Fehlen einer Umwandlung von Zeichen in Laute dazu, dass ein Chinese beim Lesen weniger fähig ist, Englisch durch Rückgriff auf jenes analytische Lesesystem zu verarbeiten, dessen sich englische Einsprachige bedienen. Diese Befunde stützen den Gedanken, dass die Spracherfahrung den Kortex prägt.

Die äußerst wichtige Frage, wie die erste Sprache den Erwerb weiterer Sprachen beeinflusst, ist ein ziemlich schwieriger Forschungsgegenstand. Ein vielversprechender Ansatz ist die Studie von Franceschini, Nitsch und Mitarbeitern (2001), die Aufnahmen lokaler Hirnaktivierung während Produktion und Wahrnehmung von Sprache zu den Sprachprofilen einzelner Personen in Beziehung setzten. Die Sprachprofile erhielt man mithilfe sog. Sprachbiographien. Der Begriff Sprachbiographie bezeichnet eine mündliche autobiographische Erzählung, an einen Interviewpartner gerichtet, die sich thematisch auf die Erfahrungen des Informanten mit seiner/-n eigenen Sprache(n) im Verlauf seines Lebens bezieht (Schütze, 1987). Es wurde berichtet, dass Korrelationen existieren zwischen der Art des Spracherwerbs (frühe Zweisprachigkeit vs. späte Zweisprachigkeit einschl. Drittsprachen) und der durch fMRT erzielten Hirnaktivierung. Wattendorf et al. (2003a) zeigten, dass es im frühkindlichen Alter einen kritischen Zeitraum gibt, in dem der Kontakt zu ein oder zwei Sprachen die Beteiligung des frontalen Netzwerks an der Sprachverarbeitung dauerhaft beeinflusst und festlegt. Man fand heraus, dass die Aktivierung des frontalen Netzwerks bei frühen, jedoch nicht bei späten Mehrsprachigen auftritt. Zudem ist die frontale Aktivierung anders organisiert: Das Broca-Areal ist vor allem an der Verarbeitung von L1 (der frühen, ersten erlernten Sprache) und L3 (eine später erworbene Sprache) beteiligt. Im Gegensatz dazu zeigten der laterale präfrontale Kortex und der orbito-frontale Kortex eine relevante Aktivierung nur bei L1 (Wattendorf et al., 2003b). Natürlich hat dieser qualitativ und induktiv orientierte Ansatz seine Beschränkungen. Dennoch handelt es sich hier, so weit mir bekannt ist, um einen der ersten erfolgreichen systematischen Ansätze zur Überbrückung der Lücke zwischen Sprachbiographien und Hirnaufnahmen.

Unter Verwendung eines nonverbalen auditorischen Paradigmas fanden Wattendorf et al. (2002) bei Versuchspersonen, die vor dem dritten Lebensjahr zwei verschiedenen Sprachen ausgesetzt waren, eine ausgeprägte Aktivität im linken unteren parietalen Kortex und im Planum temporale. Man schloss daraus, dass eine sprachlich anregende Umgebung (enriched environment) zu einer Anpassung der Verarbeitungsstrategien in umschriebenen corticalen Bereichen führt.

5.3 Zweisprachige Enkodierung und zweisprachiger Abruf von Wortpaaren

In unserer PET-Studie befassten wir uns mit der Frage, ob die Erinnerungsverarbeitung bei zwei Sprachen, die zu verschiedenen Sprachgruppen zählen, gemeinsame neuronale Systeme verwendet. Für so unterschiedliche Sprachen wie Finnisch und Englisch suchten wir nach gemeinsamen und getrennten neuronalen Substraten bei einem Musterbeispiel für eine Wortpaarassoziation.

Wir verwendeten Wasserstoff-15-PET zur Untersuchung der Unterschiede in den Hirnaktivierungsmustern, die bei der verbalen Erinnerungsverarbeitung konkreter und abstrakter Wortpaare in der Muttersprache der Probanden (Finnisch) im Vergleich bei einer fließend beherrschten Fremdsprache (Englisch) involviert sind. Bei mehrsprachigen Versuchspersonen, die neben anderen Sprachen (s. u.) zwei Idiome aus ganz verschiedenen Sprachgruppen, nämlich Finnisch, eine nicht-indoeuropäische Sprache, und Englisch, eine indoeuropäische Sprache, fließend beherrschten, versuchten wir, die neuronalen Mechanismen des Codierens und Abrufens zu entwirren. Für so unterschiedliche Sprachen suchten wir nach gemeinsamen und getrennten neuronalen Substraten beim Wortpaarassoziationslernen.

An der Studie nahmen zehn Finnisch-Englisch-Mehrsprachige teil, die Englisch erst spät erlernt hatten. Ihre Muttersprache war Finnisch. Englisch hatten sie erst nach dem zehnten Lebensjahr als Zweitsprache in der Schule erworben. Zusätzlich haben alle Probanden Schwedisch-Unterricht an der Schule gehabt(Schwedisch ist offiziell die zweite Landessprache in Finnland). Zudem beherrschten alle Teilnehmer bis auf zwei noch eine dritte Fremdsprache: Deutsch, Russisch oder Französisch. Ein Proband hatte außerdem noch Kurse in Spanisch belegt. All unsere Versuchspersonen waren also mehrsprachig, wobei Englisch die erste und wichtigste Fremdsprache war. Die Probanden berichteten außerdem, sie würden bei alltäglichen Beschäftigungen (auf der Arbeit wie auch bei der Entspannung am Feierabend mit Musik, Filmen und Fernsehsendungen) immer wieder mit Englisch konfrontiert.

Bei den Versuchspersonen handelte es sich um rechtshändige Männer (Alter 27.3±5.1 Jahre, Mittelwert±S, Bandbreite 22-36 Jahre) ohne bekannte Vorgeschichte neurologischer oder psychiatrischer Erkrankungen. Mit einer Ausnahme hatten sich alle Teilnehmer einer MRI-Untersuchung (1.5 Tesla) ihres Gehirns unterzogen, bei der keinerlei strukturelle Abnormitäten festgestellt wurden. Der Proband, bei dem eine MRI-Untersuchung wegen Metallimplantaten im Gebiss nicht möglich war, wurde mit CT untersucht, ohne nennenswerte Befunde. Das Joint Ethical Committee der Universität und der Universitätsklinik Turku, Finnland, hatte das Forschungsprojekt genehmigt. Jeder Versuchsteilnehmer wurde über die Studie informiert und gab ein schriftliches Einverständnis seiner Teilnahme gemäß den Richtlinien der Erklärung von Helsinki.

Wir verwendeten ein „Within-Subject Design“ (Untersuchungsdesign mit Messwiederholung), bei dem sich jede Testperson einer Sitzung in der Muttersprache und einer auf Englisch unterzog. Die Probanden mussten vier Sets von 12 visuell dargebotenen Wortpaarassoziationen codieren und abrufen. Es handelte sich hier um zweisilbige finnische oder englische Wörter. Die Wortpaare hatten keinen semantischen Zusammenhang und waren darum nicht leicht zu assoziieren. Zur Erhöhung der mnestischen

Anforderungen (siehe Abbildung 1) verwendete man „harte“ Wortassoziationen (wie von Wechsler (1945) in seinem Wechsler'schen Gedächtnistest(Memory Scale), Subtest VII eingeführt).

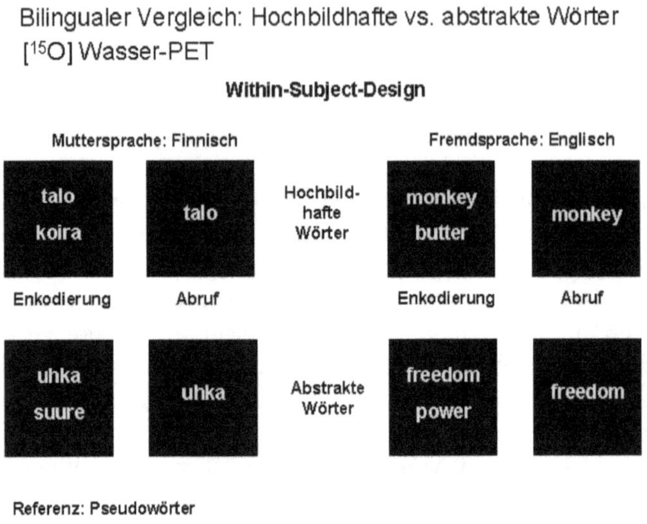

Abbildung 1: Überstellung des Versuchsaufbaus visuell präsentierter Wortpaarassoziationen in der Muttersprache (Finnisch)und in einer Fremdsprache (Englisch).

Dargeboten wurden die Stimulus-Wörter auf einem 21"-Computer-Monitor in einem Abstand von etwa 70 cm zu den Augen (Schrift: Times New Roman, Größe: 72 Punkte). Die Versuchspersonen wurden angewiesen, die Wörter laut zu lesen (Dauer der Präsentation 4 s, 1 s Zeitabstand) und die Wortpaarassoziationen zu lernen. Zur Vermeidung von Lateralisierungseffekten wurde das zweite Wort unter das erste geschrieben, in schwarzen Buchstaben vor einem weißen Hintergrund und zentriert. Zwischen den Kodierungs- und den Abruf-Scans wurden die gleichen Wortpaare in zufälliger Reihenfolge 1-3mal dargeboten, je nach der Zahl der Enkodierungswiederholungen, die zum Abruf von mindestens 80% der Wortpaarassoziationen notwendig waren. Während der Abruf-Scans zeigte man das erste Wortpaar. Die Probanden mussten das erste Wort laut lesen und dann das assoziierte Wort aus dem Gedächtnis abrufen und verbal ausdrücken. Die Referenzaufgabe war die Präsentation eines zweisilbigen bedeutungslosen Wortes, das nach den orthographischen Regeln der jeweiligen Sprache gebildet worden war, jedoch keine semantische Bedeutung hatte. Die Testpersonen mussten diese sinnlosen Wörter laut lesen, doch man bat sie nicht, sie sich einzuprägen. Einzelheiten zum experimentellen Paradigma von Wortpaarassoziations-Erinnerungen wurden an früherer Stelle beschrieben (Halsband et al., 2002).

Scans wurden an zwei verschiedenen Tagen durchgeführt. Beim ersten Scan-Durchgang mussten die Probanden Wortpaare in ihrer Muttersprache lernen und abrufen. Beim zweiten Durchgang scannte man das Erlernen von Wortpaarassoziationen in der Fremdsprache.

Session I (Finnisch): Jeder Proband durchlief zwölf Wasserstoff-15-PET-Scans. Zwei Wortpaar-Sets bestanden aus hochgradig konkreten Wörtern (z. B. POLKU - kleine Straße vs. KOIRA - Hund), zwei weitere Sets aus abstrakten (z.B. UHKA - Drohung vs. SUURE - Einheit). Ausgewählt wurden die Wörter anhand des finnischen Worthäufigkeitshandbuchs (Saukkonen et al., 1979).

Session II (Englisch): Die gleichen Versuchspersonen scannte man dann beim Erlernen und Abrufen englischer Wortpaare. Die technische Ausführung der PET-Aufnahmen und die Grundsätze des experimentellen Paradigmas waren die gleichen wie oben beschrieben, außer, dass es englische Wortpaare waren, die dargeboten wurden. Vor Beginn des PET-Experiments überprüfte man die englische Sprachkompetenz der Teilnehmer mit einem Ad-hoc-Fragebogen. Die Probanden mussten sich vier Sets von 12 englischen Wortpaaren einprägen und diese dann später abrufen. Ausgewählt hatte man die englischen Wörter gemäß Paivio et al. (1966, 1968), unabhängig von der Wahl der finnischen Stimulus-Wörter. Zur Vermeidung von Vertrautheitseffekten achtete man sorgfältig darauf, das gleiche Wort nicht zweimal in den beiden Sprachen zu verwenden. Benutzte man z. B. in der englischen Sitzung das Hochfrequenzwort „Affe“, dann enthielt die finnische Wortliste kein Substantiv, das sich auf diese oder eine ähnliche Spezies bezog, sondern stattdessen das Wort „koira“ (Hund).

Unter Einsatz eines GE Advance PET Scanners (General Motors Medical Systems, Milwaukee, Wisconsin, USA), ein schon früher beschriebenes Gerät (Lewellen et al., 1996), führte man bei jedem einzelnen Teilnehmer rCBF-Scans durch. Bei jeder kognitiven Aufgabe wurde der regionale zerebrale Blutflussanstieg (rCBF) gemessen durch Aufzeichnung der Verteilung der Radioaktivität im Gehirn nach einer intravenösen Injektion von 300 MBq Wasserstoff-15 (10 ml in 10-15 s) durch eine Unterarm-Kanüle. Während einer dreistündigen Sitzung wurden zwölf Aufgaben ausgeführt. Der Mindestzeitabstand zwischen den Wasserstoff-15-Injektionen betrug 10 min. Bei jedem der zwölf Scans wurde die kognitive Aufgabe 15 s vor Verabreichung des Wassersstoff-15 präsentiert. Emissionsdaten erhielt man auf dreidimensionale Weise für 90 s beginnend beim Eintreffen des Indikators im Gehirn, wofür das Kriterium die Schwelle von 15 000 counts/s übersteigende Koinzidenzrate war. Die Daten wurden in einen einzelnen statischen Rahmen von 90 s eingefasst (Van den Heuvel et al., 2003; Laine et al., 1994).

Mit einem speziell für diesen Zweck am Turku PET Centre entwickelten Konvertierungsprogramm wurden die Daten zuerst in das ANALYZE-Format tranformiert. Die quantitative Auswertung der 90-s-Aufnahmen wurde auf einer SPARC-20-Workstation (Sun Microsystems) mit dem Statistischen Parametrischen Mapping (SPM96) durchgeführt (The Wellcome Department of Cognitive Neurology, London, UK) (Friston et al., 1995a,b). Die Berechnungen führte man mit der Matlab Version 4.2c durch. Jeder rekonstruierte PET-Scan wurde der Kommissurenlinie entlang in einen stereotaktischen Raum entsprechend dem Talairach-Tournoux-Atlas (Talairach & Tournoux, 1988) angeordnet. Es wurden räumliche Transformationen durchgeführt, um die durch individuelle Unterschiede der Geometrie des Gehirns bedingte Inter-Subjekt-Variabilität auszugleichen und damit Analysen über Probandenpopulationen zu erlauben, die das individuelle Hirn in einen standardisierten anatomischen Raum überführen. Dieses Prozedere ermöglicht die Durchführung von Gruppenanalysen und die Ausgabe standardisierter räumlicher Koordinaten, was somit einer räumlichen Normalisierung entspricht. Die Transformationen der PET-Daten wurden mittels hoch aufgelöster anatomischer MRT-Aufnahmen durchgeführt. Eine Glättung der Bilddaten erfolgte, um Inter-Subjekt-Unterschiede zu kompensieren und das Signal/Rausch-Verhältnis zu erhöhen. Unterschiede im mittleren globalen Fluss wurden mittels einer Kovarianzanalyse (ANCOVA) auf einer Voxel-für-Voxel-Basis korrigiert, wobei die globale Zählrate als Kovariante der regionalen Blutflusswerte über alle Probanden für jeden Datensatz eingesetzt wurde. Die ANCOVA berechnet für jede Aktivierungsbedingung und für jeden Voxel im stereotaktischen Raum einen adjustierten mittleren regionalen cerebralen Blutflusswert (normalisiert auf einen mittleren cerebralen Blutfluss von 50 ml/ 100 g/ min) und einer adjustierten Varianz. Die ANCOVA beinhaltet t-Tests zwischen den Scans verschiedener Bedingungen und somit einen direkten Mittelwertsvergleich. Die statistischen Parameter wurden dann in einem Bild zusammengeführt, der SPM (Friston et al., 1995a).

Signifikant aktivierte Voxel wurden mit dem Allgemeinen Linearen Modell bestimmt (The Wellcome Department of Cognitive Neurology, London, UK). Es wurde eine Design-Matrix definiert, welche Kontraste für signifikante Aktivierungen beinhaltete zwischen den Lernbedingungen (Wachzustand vs Hypnose) und der Referenzbedingung I (Präsentation von Pseudo-Wort-Paaren) bzw. der Abfrage und der Referenzbedingung II (einzelne Pseudo-Wörter). Voxel wurden als signifikant betrachtet, wenn sie ein Signifikanzniveau von $Z = 3.72$ ($P < 0.0001$) überschritten und einer Mindestclustergrösse von 33 aktivierten Voxeln angehörten ($P < 0.05$, korrigiert für multiple Vergleiche) (Friston et al., 1994).

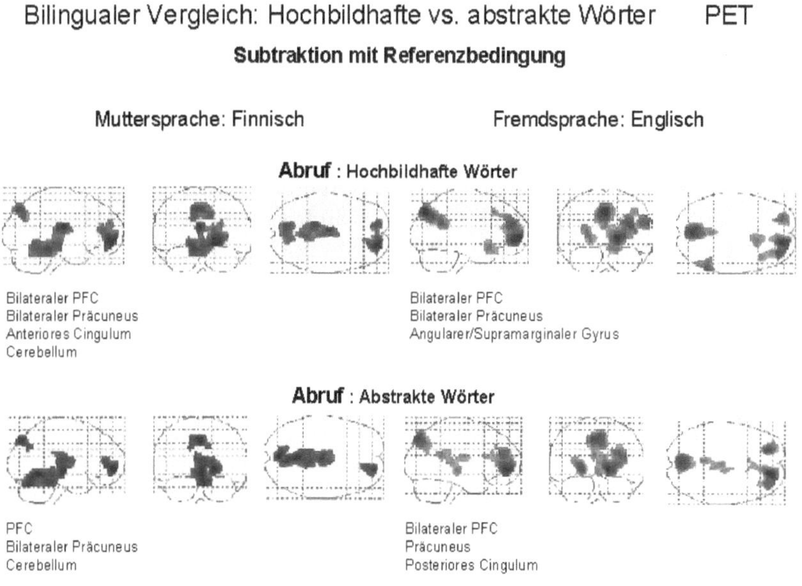

Abbildung 2: PET-Aktivierungen beim Abruf von Wortpaaren mit hoher Bildhaftigkeit (oben) und niedriger Bildhaftigkeit (unten) nach vorherigem Lernerwerb in der Muttersprache (Finnisch, links) und in einer Fremdsprache (Englisch, rechts).

Die Ergebnisse wurden analysiert, indem einerseits ein Vergleich mit der Referenz-Aufgabe gezogen, andererseits die Trancebedingung von der Wachbedingung subtrahiert wurde und vice versa. Letzteres Verfahren wird als kognitive Subtraktionsmethode bezeichnet.

Die Ergebnisse sind wie folgt:

Hochbildhafte Wortpaare: Enkodierung

Während der Enkodierungsphase in der Fremdsprache war der präfrontale Kortex (BA 10) auf beiden Seiten aktiviert (rechts: Z=4.46, links: Z=3.90), während der orbitofrontale Kortex (BA 11) nur auf der linken Seite (Z=4.03) signifikant aktiviert war. Die Hippocampus-Formation war beidseitig aktiviert (rechts: Z=3.44, links: Z=4.50). Des weiteren zeigten sich Aktivitäten im linken angularen/supramarginalen Gyrus (BA 39) auf der linken Seite aktiv (Z=3.95), der Präcuneus (BA 7) auf der rechten Seite (Z=3.68). Das Enkodieren hochbildhafter Wortpaare in der Muttersprache führte zu beidseitiger Hippocampus-Aktivierung (rechts: Z=3.44, links: Z=4.59) und überwiegend rechtsseitiger orbitofrontaler Aktivierung (BA 11) (Z=3.80) (Tabelle 1).

Talairach Koordinaten					
x	y	z	Z	BA	Region
Fremdsprache					
36	42	36	4.46	10	Präfrontaler Kortex (rechts)
-22	26	0	4.03	11	Orbitofrontaler Kortex (links)
-26	54	12	3.90	10	Präfrontaler Kortex (links)
20	-38	-28	3.44		Hippokampale Formation (rechts)
-14	-38	-20	4.50		Hippokampale Formation (links)
-46	-72	28	3.95	39	Angularer/supramarginaler Gyrus (links)
6	-78	52	3.68	7	Präcuneus (rechts)
Muttersprache					
8	26	-24	3.80	11	Orbitofrontaler Kortex (rechts)
32	-58	-4	3.44		Hippocampale Formation (rechts)
18	-36	-12	4.59		Hippocampale Formation (links)

Tabelle 1: Enkodieren der Wortpaare mit hoher Bildhaftigkeit MINUS Referenz in der Fremdsprache (oben) im Vergleich zur Muttersprache (unten). Koordinaten (x,y,z) nach dem Atlas von Tailarach & Tournoux (1988), die Regionen sind nach Brodmann (BA) benannt.

Hochbildhafte Wortpaare: Abruf

Der Abruf von Wortpaaren in der Fremd- wie in der Muttersprache führte zu einer beidseitigen rCBF-Zunahme im Präcuneus (Englisch: BA 7: bilateral Z=6.35; Finnisch: BA 7: rechts Z=3.94, links Z=4.84) und im präfrontalen Kortex (Englisch: BA 10: rechts Z=6.77, BA 10/11: links Z=4.54; Finnisch: BA 10/11: rechts Z=5.65, BA 10: links Z=4.75) (Abb. 2 und Tab. 2). In der Fremdsprache kam es zusätzlich zu einem signifikanten rCBF-Anstieg in den rechten angularen und im supramarginalen Gyri (BA 39/40: Z=4.83) (Tab. 2 und Abb. 2).

Talairach Koordinaten					
x	y	z	Z	BA	Region
Fremdsprache					
18	54	0	6.77	10	Präfrontaler Kortex (rechts)
14	16	-16	4.03	11	Präfrontaler Kortex (rechts)
-22	48	0	4.54	10/11	Präfrontaler Kortex (links)
60	-54	28	4.83	39/40	Angularer/supramarginaler Gyrus (rechts)
0	-78	44	6.35	7	Präcuneus (bilateral)
Muttersprache					
20	54	-4	5.65	10	Präfrontaler Kortex (rechts)
-14	56	-12	4.75	10/11	Präfrontaler Kortex (links)
-4	-14	20	5.50	25	Cingulärer Gyrus (links)
12	-72	36	3.94	7	Präcuneus (rechts)
-8	-76	48	4.84	7	Präcuneus (links)
-12	-36	-20	4.93		Cerebellum (links)

Tabelle 2: Abruf der Wortpaare mit hoher Bildhaftigkeit MINUS Referenz in der Fremdsprache (oben) im Vergleich zur Muttersprache (unten). Koordinaten (x,y,z) nach dem Atlas von Tailarach & Tournoux (1988), die Regionen sind nach Brodmann (BA) benannt.

Die kognitive Subtraktion „Fremdsprache minus Muttersprache" überwand das Signifikanzniveau knapp und zeigte (Tab. 5 und Abb. 3) eine rechtsseitige Aktivierung des unteren mittleren Temporalbereichs (BA 20, Z=3.76). Im Gegensatz dazu aktivierte der Abruf von Wörtern der Muttersprache den linken Gyrus cinguli (BA 25, Z=5.50) und das linke Cerebellum (Z=4.93) (Tabelle 3). Die kognitive Subtraktion „Muttersprache minus Fremdsprache" zeigte (Tab. 3 und Abb. 3) eine Aktivierung im Broca-Areal (BA 45: linke Aktivierung Z=4.50) und im Präcuneus auf der rechten Seite (BA 7: Z=3.84).

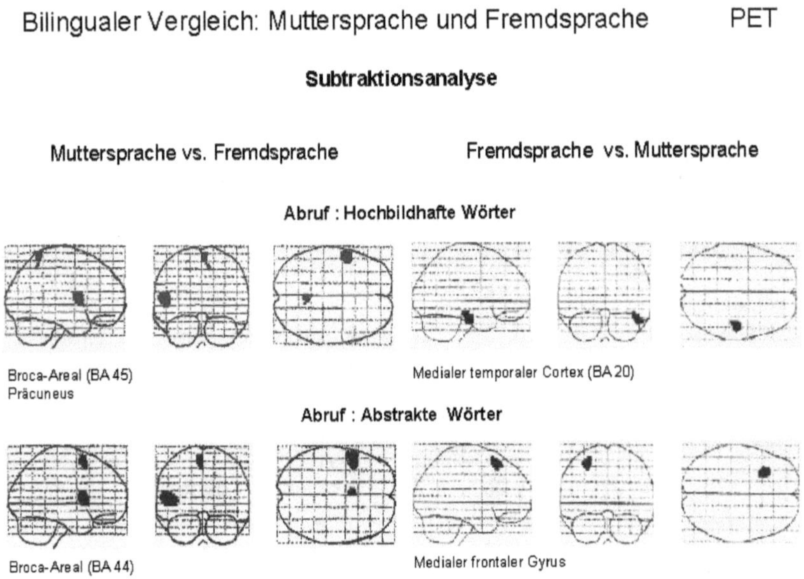

Abbildung 2: Subtraktion „Fremdsprache MINUS Muttersprache"(links) im Vergleich zur Subtraktion „Muttersprache MINUS Fremdsprache" (rechts).

Abstrakte Wortpaare: Enkodierung

Als gemeinsames neuronales Substrat der beiden Sprachen war der präfrontale Kortex (BA 10/47) beidseitig aktiviert (Englisch: BA 9/10, rechts: Z=4.37, links: Z=3.72; Finnisch: BA 10/47, rechts: Z=3.24, links: Z=3.50). Das Enkodieren der Wortpaare auf Englisch führte zu zusätzlichen Aktivierungen im linken Gyrus cinguli (BA 31) (Z=4.08) und im rechten Präcuneus (BA 7; Z=4.02). Im Gegensatz dazu waren der Vermis cerebelli (Z=3.53) und der rechte sekundäre visuelle Kortex (BA 19; Z=4.43) bei den Versuchsaufgaben in der Muttersprache aktiv (Tabelle 4).

Talairach Koordinaten x	y	z	Z	BA	Region
Fremdsprache					
18	52	-4	6.69	10/11	Präfrontaler Kortex (rechts)
-22	48	0	5.71	10	Präfrontaler Kortex (links)
-2	-44	20	4.13	29	Cingulärer Gyrus (links)
-2	-78	48	5.76	7	Präcuneus (links)
Muttersprache					
20	56	-4	4.95	10	Präfrontaler Kortex (rechts)
0	-80	44	5.16	7	Präcuneus (bilateral)
2	-54	-8	4.99		Cerebellum (rechts)

Tabelle 4: Abruf der Wortpaare mit niedriger Bildhaftigkeit MINUS Referenz in der Fremdsprache (oben) im Vergleich zur Muttersprache (unten). Koordinaten (x,y,z) nach dem Atlas von Tailarach & Tournoux (1988), die Regionen sind nach Brodmann (BA) benannt.

Abstrakte Wortpaare: Abruf

Präcuneus (Englisch: linker Präcuneus, BA 7: Z=5.76; Finnisch: BA 7, beidseitige Aktivierung, Z=5.16) und präfrontaler Kortex (Englisch: beidseitiger präfrontaler Kortex, BA 10/11: rechts, Z=6.69; BA 10: links, Z=5.71; Finnisch: rechter präfrontaler Kortex, BA 10: Z=4.95) dienen beim Abruf abstrakter Wortpaare in Mutter- und Fremdsprache als gemeinsame Struktur. Der Abruf fremdsprachlicher Wortpaare führte zu zusätzlicher Aktivierung im linken Gyrus cinguli (BA 29: Z=4.13). Die kognitive Subtraktion „Fremdsprache minus Muttersprache“ zeigte eine Aktivierung des linksseitigen medialen frontalen Gyrus (BA 8, Z=5.41). Im Gegensatz dazu aktivierte der Abruf von Wortpaaren in der Muttersprache das rechte Cerebellum (Z=4.99) (Tabelle 5 und Abbildung 3).

Die kognitive Subtraktion „Muttersprache minus Fremdsprache“ zeigte eine Aktivierung des Broca-Areals (BA 44: linke Aktivierung Z=4.42).

Die Ergebnisse unseres Enkodierungs-Paradigmas bestätigen frühere Befunde, die Rolle des präfrontalen Kortex und der Hippocampus-Formation hervorheben (Blaxton et al., 1996; Halsband et al., 1998; Kapur et al., 1994; Krause et al., 1999a,b; Squire et al., 1992). Die Schlüsselrolle des Hippocampus bei Gedächtnisprozessen ist ausführlich dokumentiert (Eldridge et al., 2000; Mellet et al., 2000; Schacter et al., 1999).

Talairach Koordinaten x	y	z	Z	BA	Region
Abruf von Wortpaaren mit hoher Bildhaftigkeit (Fremdsprache – Muttersprache)					
50	-16	-28	3.76	20	Untere mediale temporale Region (rechts)
Abruf von Wortpaaren mit niedriger Bildhaftigkeit (Fremdsprache – Muttersprache)					
-30	24	56	5.41	8	Medialer frontaler Gyrus (links)
Abruf von Wortpaaren mit hoher Bildhaftigkeit (Muttersprache – Fremdsprache)					
-54	4	12	4.50	45	Broca-Areal
4	-52	72	3.84	7	Präcuneus (rechts)
Abruf von Wortpaaren mit niedriger Bildhaftigkeit (Muttersprache – Fremdsprache)					
-54	8	8	4.42	44	Broca-Areal

Tabelle 5: Abruf von Wortpaaren, analysiert mit kognitiver Subtraktion.

Unsere Studie (Halsband et al., 2002) zeigte gemeinsame corticale Strukturen beim Abruf finnischer und englischer Wortpaare im (1) Präcuneus und im (2) präfrontalen Kortex. Für den Präcuneus unterstreichen diese Befunde die wichtige Rolle dieser Struktur als Modul, das dem verbalen Gedächtnis dient wie auch dem Abruf unabhängig von der verwendeten Sprache und der Bildhaftigkeit oder Abstraktheit des dargebotenen Materials. Die Befunde stützen die Hypothese von Fabbro (1999), derzufolge sich die corticalen Repräsentationen unterschiedlicher Sprachen bei zwei- oder mehrsprachigen Testpersonen teilweise überlagern. Dies schließt die Möglichkeit nicht aus, dass innerhalb desselben corticalen Bereichs unterschiedliche neuronale Schaltkreise unabhängig voneinander verschiedenen Sprachregistern dienen. Überlagerungsmechanismen stimmen auch mit den Befunden überein, die bei neurochirurgischen Eingriffen mithilfe von elektro-corticaler Stimulation erzielt wurden (Ojemann, 1991; Ojemann & Whitaker, 1978).

Außerdem fand man eine konsistente präfrontale Aktivierung beim Enkodieren und Abrufen in allen Versuchsanordnungen mit Ausnahme von einer: dem Enkodieren hochbildhafter Wörter auf Finnisch. Es ist unklar, warum unsere Befunde sich nur bei einer einzigen Versuchsanordnung als nicht signifikant erwiesen. In all unseren vorherigen Studien (z. B. Halsband et al., 1998; Krause et al., 1999a,b; Schmidt et al., 2001) und in 7/8 Versuchsanordnungen der gegenwärtigen Untersuchung war der präfrontale Kortex aktiv. Diese Befunde stimmen mit den vorliegenden Daten zu Menschen und Tieren überein (Buckner et al., 1995; Fuster, 1995; Goldman-Rakic, 1987, 1992; Halsband et al., 1998; Squire et al., 1992; Tulving et al., 1994a,b) wie auch mit neuropsychologischen Studien an hirngeschädigten Patienten (Milner et al., 1985; Moscovitch, 1992; Paradis, 1994; Schacter, 1987; Warrington & Weiskrantz, 1982). Der gemeinsame Nenner dieser Studien ist die Schlüsselrolle des präfrontalen Kortex hinsichtlich der deklarativen Gedächtnisprozesse.

Die Gehirnmechanismen der beiden Sprachen zeigten auch je nach verwendeter Sprache unterschiedliche Aktivierungen im Broca-Areal und im Cerebellum wie auch in den angularen/supramarginalen Gyri (s. u.)

Dorsolateraler präfrontaler Kortex

Unsere Befunde haben gezeigt, dass beidseitige Aktivitätsmuster in den präfrontalen Strukturen auftreten, mit einer Prädominanz in der nicht dominanten Hemisphäre. Die vorliegenden Befunde lassen sich nur teilweise mit dem Modell der hemisphärischen Enkodierungs-/Abruf-Asymmetrie (HERA) erklären. Das HERA-Modell (Tulving et al., 1994a) besagt, dass der linke und der rechte präfrontale Kortex nicht im gleichen Maße am Enkodieren und Abrufen episodischer Erinnerungen beteiligt sind. HERA zufolge hat der linke präfrontale Kortex einen größeren Anteil an der Enkodierung episodischer Erinnerungen als der rechte, während der rechte präfrontale Kortex beim Abruf episodischer Erinnerungen eine größere Rolle spielt. Die Befunde unserer Studie bestätigen die Schlussfolgerung von Fletcher und Henson (2001), derzufolge das HERA-Modell unzureichend ist, da es genügend Forschungsbefunde gibt, die zeigen, dass beim verbalen Abruf sowohl der linke wie auch der rechte frontale Kortex aktiv sind, oder sogar nur der linke fronatale Kortex. In einem weiteren Übersichtsartikel kamen Lee et al. (2000) zu er Schlussfolgerung, dass zwischen einem Drittel und der Hälfte aller Studien mit funktioneller Bildgebung der episodischen Gedächtnis-Enkodierung dem HERA-Muster nicht entsprechen.

Zu Recht bemerkte Owen (2003) kritisch, dass man diese Methode der doppelten Dissoziation häufiger anwenden müsse, als es gegenwärtig geschehe, wenn man feststellen wolle, wie spezifische frontale Regionen auf bestimmte Gedächtnis-Teilprozesse spezialisiert seien. Die Ergebnisse unserer Studie bestätigen die These, dass interhemisphärische Interaktionen eine entscheidende Rolle beim Abruf von Wortpaaren der Mutter- wie der Fremdsprache spielen. Unsere Befunde stimmen mit anderen Studien überein, denen zufolge das ursprüngliche HERA-Modell die Rolle des linken präfrontalen Kortex beim Abruf von Erinnerungen unterschätzt (z. B. Buckner, 1996; Halsband et al., 1998; Lepage et al., 2000). Dies zeigt, wie notwendig es ist, jene Aspekte des HERA-Modells, die sich mit dem Abruf befassen, einer Revision zu unterziehen.

Auch andere Studien berichten von kategorienbezogenen prämotorischen und präfrontalen Korrelaten lexikalischen Abrufs (z. B. Damasio et al., 1996; Grabowski et al., 1998; Martin, 1996). Was die präfrontale Verarbeitung zweisprachiger Wortpaare anbetrifft, so zeigte unsere Studie keinen signifikanten Unterschied zwischen den Kategorien „hochbildhafter Gehalt" und „geringbildhafter Gehalt". Dies gilt für die Mutter- wie für die Fremdsprache.

Broca-Areal

Die gefundenen Ergebnisse der kognitiven Subtraktion Muttersprache minus Fremdsprache zeigten beim Abruf konkreter wie abstrakter Wörter eine Aktivierung des Broca-Areals (BA 44, 45). Dieser Befund unterstreicht die Rolle des Broca-Areals beim Abruf muttersprachlicher Wörter, ungeachtet dessen, ob diese nun konkreter oder abstrakter Natur sind. In der vorliegenden Studie wurde beim Abruf fremdsprachlicher Wörter aus dem Gedächtnis keine Aktivierung des Broca-Areals festgestellt. Im Falle der Muttersprache bestätigen unsere Befunde die Studie von Kim et al. (1997), die mithilfe von fMRT zeigten, dass das Broca-Areal in der Muttersprache aktiviert wird. Andererseits zeigten Kim et al. (1997), dass Fremdsprachen, die im Erwachsenenalter erlernt werden, in den sprachempfindlichen Regionen des Frontallappens (Broca-Areal) räumlich von der Muttersprache getrennt werden. Der Unterschied zwischen unseren Befunden und denen von Kim et al. (1997) lässt sich vielleicht zum Teil dadurch erklären, dass die fMRT-Technologie eine größere räumliche Auflösung als PET aufweist. Des weiteren wurden unter Anwendung einer SPM-Analyse ausschließlich Gruppenanalysen durchgeführt und dargestellt. Diese Vorgehensweise reduziert eine effektive Auflösung, da individuelle Variationen bei der Lokalisierung der Sprachareale nicht angemessen berücksichtigt werden können. Ein weiterer wesentlicher Unterschied bestand darin, dass das von Kim et al. (1997) verwendete Paradigma auf einer internen Rede basierte, in der Ereignisse beschrieben wurden, die während eines bestimmten Zeitraums am Vortag aufgetreten waren. Im Gegensatz dazu wurde in der vorliegenden Studie der Abruf von Wortpaaren ohne Syntax untersucht. Man könnte argumentieren, die jeweils unterschiedliche Aktivierung des Broca-Areals bei der Mutter- wie bei der Fremdsprache sei eher durch die Verwendung unterschiedlicher syntaktischer Strukturen bedingt als durch die Verarbeitung der phonetischen Strukturen der einzelnen Sprachen. Diese Hypothese stimmt mit der funktionell bildgebenden Studie von Klein et al. (1995) überein, deren Ziel es war, die neuronalen Substrate zu untersuchen, die der phonologischen und semantischen Wortbildung bei zweisprachigen, Englisch und Französisch sprechenden Versuchspersonen zugrunde liegen. Die Befunde lassen darauf schließen, dass an der phonologischen und der semantischen Wortbildung gemeinsame neuronale Substrate beteiligt sind, unabhängig davon, ob die Probanden ihre Muttersprache oder eine Fremdsprache benutzten.

In der hiesigen Untersuchung zeigte die Subtraktionsanalyse der beiden Sprachen, dass Cerebellum und Broca-Areal bei Finnisch stärker aktiviert waren als bei Englisch. Dieser interessante Befund erfordert weitere Forschungen. Es ist unklar, ob die sprachlichen bzw. phonologischen Merkmale des Finnischen anspruchsvoller sind, oder ob man bei der Wortbildung in der Muttersprache im Allgemeinen elaboriertere Netzwerke verwendet. Zur Analyse der neurolinguistischen Aspekte dieser Sprachen sind weitere Studien nötig, die unter komplexeren Versuchsbedingungen die Verwendung ganzer Satzkonstruktionen untersuchen sollten.

Präcuneus

Dies ist die erste Studie, die beim Abruf von Wortpaaren in verschiedenen Sprachen und bei konkreten wie abstrakten Wörtern eine konsistente Aktivierung im Präcuneus zeigt. Unsere Befunde belegen in beiden Sprachen eine signifikante und größtenteils beidseitige Aktivierung des Präcuneus unter allen Versuchsbedingungen und unabhängig vom Grad der Bildhaftigkeit der Wortpaarassoziationen.

Diese Befunde stimmen mit früheren funktionell bildgebenden Studien überein, die beim Abruf verbaler Erinnerungen in der Muttersprache eine Präcuneus-Aktivierung zeigten (Fletcher et al., 1995a,b: Halsband et al., 1998; Krause et al., 1999b; Mottaghy et al., 1999; Shallice et al., 1994). Diese Präcuneus-Aktivierung trat bei konkreten wie abstrakten Wörtern auf und bei visueller wie bei akustischer Darbietung (Krause et al., 1999b). Unsere Befunde erweitern die vorhandenen Erkenntnisse und unterstreichen die Rolle des Präcuneus bei fremdsprachlichen wie muttersprachlichen Wortpaaren.

Obwohl umfangreiches Datenmaterial vorliegt über Läsionen des Parietallappens bei verschiedenen neurologischen Störungen, gibt es nur relativ wenige Informationen über spezifische Läsionen des Präcuneus (Cabeza et al., 1997; Ross, 1980). Es finden sich jedoch Hinweise auf eine anatomische Verbindung des Präcuneus mit präfrontalen Arealen (Goldman-Rakic, 1988; Petrides & Pandya, 1984), als auch mit temporalen, occipitalen und thalamischen Arealen (Blum et al., 1950; Pribram & Barry, 1956). Diese anatomische Vernetztheit bildet die Grundlage für die bedeutende Funktion des Präcuneus beim verbalen Abruf.

Angulare/supramarginale Gyri, cinguläre Areale

Die angularen und der supramarginalen Gyri werden nur beim Abruf fremdsprachlicher Wörter mit hoher Bildhaftigkeit aktiviert. Price et al. (1999) haben gezeigt, dass der Wechsel der Input-Sprache zu einer Aktivierung des supramarginalen Gyrus führt, der bei der kognitiven Steuerung der sprachlichen Vorgänge möglicherweise eine entscheidende Rolle spielt. Mithilfe von fMRT zeigten Yetkin et al. (1996), dass die Zahl der aktivierten Pixel am größten bei jener Sprache war, die die Versuchsperson am wenigsten fließend beherrschte. Beim Abruf muttersprachlicher konkreter und fremdsprachlich abstrakter Wörter werden die linken cingulären Areale aktiviert (BA 25 bei muttersprachlichen konkreten Wörtern, BA 29 bei fremdsprachlichen abstrakten Wörtern). Die funktionelle Bedeutung dieser Befunde ist noch unklar und sollte in zukünftigen Forschungsansätzen näher analysiert werden. Vor kurzem wurde gezeigt, dass die diesen Arealen benachbarten anterioren cingulären Areale an der Online-Bewertung der Aufgabenleistung und Fehlererkennung beteiligt sind (Carter et al., 1998; Ochsner et al., 2001).

Cerebellum

Nur beim Abruf konkreter und abstrakter muttersprachlicher Wortpaare ist eine nennenswerte Cerebellum-Aktivierung zu verzeichnen, während beim Abruf fremdsprachlicher Wörter keine Cerebellum-Aktivierung festzustellen war. Dies könnte mit den überlernten automatischen motorischen Mustern erklärt werden, die sich nur unter Verwendung der Muttersprache finden lassen. Die vorliegenden Ergebnisse stimmen mit unseren früheren Befunden überein, die eine cerebelläre Aktivierung beim Abruf visuell dargebotener Wortpaarassoziationen zeigten (Halsband et al., 1998). Klinische Läsionsstudien bestätigen die These, das Cerebellum spiele eine entscheidende Rolle bei höheren kognitiven Funktionen (Bracke-Tolkmitt et al., 1989; Fiez et al., 1992).

In der vorliegenden Studie besitzen die Hirnareale der beiden Sprachen gemeinsame Komponenten, auch wenn sich unterschiedliche Aktivierungsmuster im Broca-Areal, im Cerebellum und in den angularen und supramarginalen Gyri zeigten. Die in dieser Studie verwendeten Sprachen Finnisch und Englisch verkörpern ganz unterschiedliche Sprachgruppen: indoeuropäisch vs. nicht-indoeuropäisch. Zur Vermeidung der komplexen Morphologie des Finnischen, wo jedes Substantiv 14 verschiedene Fälle bildet (Laine et al., 1994), und zum Ausschluss unnötiger Variationen wurden die Wortpaare im Nominativ dargeboten. In ähnlicher Form führten Klein et al. (1999) eine PET-Studie über die cerebrale Organisation bei Chinesisch und Englisch sprechenden zweisprachigen Versuchspersonen durch. Selbst bei so gegensätzlichen Sprachen wie Mandarin-Chinesisch (nicht-indoeuropäisch) und Englisch (indoeuropäisch) gibt es, Klein et al. zufolge, gemeinsame neuronale Substrate.

Es gibt Hinweise darauf, dass corticale Zellverbände, die für Handlungsverben stehen, weitere Areale im motorischen und prämotorischen Kortex mit einschließen (Dehaene, 1995; Pulvermüller et al., 1999). In der vorliegenden Studie verwendeten wir neutrale, nicht-emotionale Substantive. Es ist jedoch nicht leicht, den emotionalen Gehalt von Wörtern zu bestimmen. Je nach ihren persönlichen Lebenserinnerungen reagieren Menschen ganz unterschiedlich auf ein und dasselbe Wort (Dolan et al., 2000).

6 Zusammenfassung

Zusammengefasst weisen unsere Befunde darauf hin, dass beim Abruf muttersprachlicher und fremdsprachlicher Wortpaare corticale Bereiche aktiviert werden, die sich zum großen Teil überlagern. Die Befunde erweitern unser Verständnis der neuronalen Repräsentation, die multiplen Sprachfunktionen zugrunde liegt. Zur Aufschlüsselung der neuronalen Mechanismen bi- und multilingualer Sprachverarbeitung sind weitere Studien nötig. Eine vielversprechende Perspektive für zukünftige multi-/bilinguale Forschungen ist ein integrativer Ansatz, der Studien mit funktioneller Bildgebung mit hoher räumlicher Auflösung wie fMRT mit Technologien kombiniert, die eine hohe zeitliche Auflösung haben, wie z. B. die Magnetenzephalographie (MEG).

Literatur

Albert, R. T., Albert, R. E. & Radsma, J. (2002) Relationships among bilingualism, critical thinking ability, and critical thinking disposition. *Journal of Professional Nursing 18,* 220 – 229

Balota, D. A. & Duchek, J. M. (1988) Age-related differences in lexical access, spreading activation, and simple pronunciation.*Psychology and Aging 3,* 84–93

Bellugi, U., Poizner, H. & Klima, E. S. (1989) Language, modality and the brain. *Trends in Neurosciences 12,* 380–388

Blaxton, T. A. et al. (1996) Functional mapping of human memory using PET: comparisons of conceptual and perceptual tasks. *Canadian Journal of Experimental Psychology 50,* 42–56

Blum, J. S., Chow, K. L. & Pribram, K. H. (1950) A behavioral analysis of the organization of the parieto-temporo-preoccipital cortex. *Journal of Comparative Neurolology 93,* 53–100

Borbely, K. et al. (2003) Speech activation of language dominant hemisphere: a single-photon emission computed tomography study. *NeuroImage 20,* 987–994.

Bracke-Tolkmitt, R. et al. (1989) The cerebellum contributes to mental skills. *Behavioral Neurosciences 103,* 442–446

Buckner, R. L. et al. (1995) Functional anatomical studies of explicit and implicit memory retrieval tasks. *Journal of Neuroscience 15,* 12–29

Buckner, R. (1996) Beyond HERA: Contributions of specific prefrontal brain areas to long-term memory retrieval. *Psychonomic Bulletin & Review 3,* 149–158.

Cabeza, R. et al. (1997) Brain regions differentially involved in remembering what and when: a PET study. *Neuron 19,* 863–870

Carter, C. S. et al. (1998) Anterior cingulate cortex, error detection, and the online monitoring of performance. *Science 280,* 747–749.

Casad, E. & Palmer, G. (2003). Cognitive linguistics and non-Indo-European languages. Berlin: Mouton de Gruyter.

Chikhi, L., Nichols, R. A., Barbujani, G. & Beaumont, M. A. (2002) Y genetic data support the neolithic demic diffusion model. *Proceedings of the National Academy of Sciences of the United States of America 99,* 11008–11013

Corina, D. P. (1999) On the nature of left hemisphere specialization for signed language. *Brain and Language 69,* 230–240

Damasio, H. et al. (1996) A neural basis for lexical retrieval. *Nature 380,* 499–505

Dehaene, S. (1995) Electrophysiological evidence for category-specific word processing in the normal human brain. *Neuroreport 6,* 2153–2157.

Dehaene, S. et al. (1997) Anatomical variability in the cortical representation of first and second language. *Neuroreport 8,* 3809–3815

Diamond, J. & Bellwood, P. (2003) Farmers and their languages: the first expansions. *Science 300,* 597–603.

Dolan, R. J., Lane, R., Chua, P. & Fletcher, P. (2000) Dissociable temporal lobe activations during emotional episodic memory retrieval. *NeuroImage 11,* 203–209

Eldridge, L. L. et al. (2000) Remembering episodes: a selective role for the hippocampus during retrieval. *Nature Neuroscience 3,* 1149–1152.

Ellis, N. (1994 ed.) *Implicit and explicit language learning.* London: Academic Press

Emmorey, K. et al. (2002) Neural systems underlying spatial language in American Sign Language. *NeuroImage 17,* 812–824

Fiez, J. A., Petersen, S. E., Cheney, M. K. & Raichle, M. E. (1992) Impaired non-motor learning and error detection associated with cerebellar damage. A single case study. *Brain 115,* 155–178

Fletcher, P. C., Dolan, R. J. & Frith, C. D. (1995) The functional anatomy of memory. *Experientia 51,* 1197–1207.

Fletcher, P. C. et al. (1995) Brain systems for encoding and retrieval of auditory-verbal memory. An in vivo study in humans. *Brain 118,* 401–416

Fletcher, P. C. & Henson, R. N. (2001) Frontal lobes and human memory: insights from functional neuroimaging. *Brain 124,* 849–881

Franceschini, R., Zappatore, D., Lüdi, G., Radü, E.-W., Wattendorf, E. & Nitsch, C. (2001) Learner acquistion strategies (LAS) in the course of life: a language biographic approach. Paper presented at the second International Conference on Third Language Acquisition and Trilingualism, Fryske Akademy, 13-15, September 2001

Friston, K. et al. (1995a) Spatial registration and normalization of images. *Human Brain Mapping 2,* 165–189

Friston, K. et al. (1995b) Statistical parametric mapping in functional imaging: a general linear approach. *Human Brain Mapping 2,* 189–210

Friston, K. et al. (1994) Assessing the significance of focal activations using their spatial extent. *Human Brain Mapping 1,* 210–220

Fuster, J. (1995). *Memory in the cerebral cortex.* Cambridge (MA): MIT Press

Goldman-Rakic, P. S. (1988) Topography of cognition: parallel distributed networks in primate association cortex. *Annual Review of Neuroscience 11,* 137–156

Goldman-Rakic, P. S., Lidow, M. S., Smiley, J. F. & Williams, M. S. (1992) The anatomy of dopamine in monkey and human prefrontal cortex. *Journal of Neural Transmission, Suppl. 36,* 163–177

Goldman-Rakic, P. (1987). Circuitry of primate prefrontal cortex and regulation of behaviour by representational memory. In: Mountcastle, V. B., Plum, F. & Geiger, S. R. (eds.), 373–417

Goldman-Rakic, P. S.(1987). Circuitry of primate prefrontal cortex and regulation of behaviour by representational memory. In V. B. Mountcastle, F. Plum & S.R. Geiger (Eds.) Handbook of Physiology: The nervous system, Sect I, Vol. 5, P 1 (pp. 373-417). Bethesda (MD): American Physiological Society.

Grabowski, T. J., Damasio, H. & Damasio, A. R. (1998). Premotor and prefrontal correlates of category-related lexical retrieval. *NeuroImage 7,* 232–243

Gray, R. & Atkinson, Q. (2003) Language-tree divergence times support the Anatolian theory of Indo-European origin. *Nature 426,* 435-439.

Halsband, U., Krause, B. J., Schmidt, D., Herzog, H., Tellmann, L. & Muller-Gartner, H. W. (1998) Encoding and retrieval in declarative learning: a positron emission tomography study. *Behavioral Brain Research 97,* 69–78

Halsband, U., Krause, B. J., Sipila, H., Teras, M. & Laihinen, A. (2002) PET studies on the memory processing of word pairs in bilingual Finnish-English subjects. *Behavioral Brain Research 132,* 47–57

Hickok, G., Bellugi, U. & Klima, E. S. (2001) Sign language in the brain. *Scientific American 284,* 58–65

Jankelowitz, D. L. & Bortz, M. A. (1996). The interaction of bilingualism and stuttering in an adult. *Journal of Communication Disorders 29,* 223–234

Jayaram, M. (1983) Phonetic influences on stuttering in monolingual and bilingual stutterers. *Journal of Commununication Disorders 16,* 287–297

Jones, T., Myers, R. et al. (1995 eds.) Quantification of brain function using PET. San Diego: Academic Press

Kapur, S. et al. (1994) Neuroanatomical correlates of encoding in episodic memory: levels of processing effect. *Proceedings of the National Academy of Sciences of the United States of America 91,* 2008–2011

Kim, K. H., Relkin, N. R., Lee, K. M. & Hirsch, J. (1997) Distinct cortical areas associated with native and second languages. *Nature 388,* 171–174

Klein, D. et al. (1995) The neural substrates underlying word generation: a bilingual functional-imaging study. *Proceedings of the National Academy of Sciences of the United States of America 93,* 2899–2903

Klein, D. et al. (1999) Cerebral organization in bilinguals: a PET study of Chinese-English verb generation. *Neuroreport 10,* 2841–2846

Klein, D. et al. (1994). Left putaminal activation when speaking a second language: evidence from PET. *Neuroreport 5,* 2295–2297

Krause, B. J., Horwitz, B., Taylor, J. G., Schmidt, D., Mottaghy, F. M., Herzog, H., Halsband, U. & Muller-Gartner, H. (1999) Network analysis in episodic encoding and retrieval of word-pair associates: a PET study. *European Journal of Neuroscience 11,* 3293–3301

Krause, B. J., Schmidt, D., Mottaghy, F. M., Taylor, J., Halsband, U., Herzog, H., Tellmann, L. & Muller-Gartner, H. W. (1999) Episodic retrieval activates the precuneus irrespective of the imagery content of word pair associates. A PET study. *Brain 122 (Pt 2),* 255–263

Laine, M. et al. (1984) A neurolinguistic analysis of morphological deficits in a Finnish-Swedish bilingual aphasic. *Clinical Linguistics and Phonetics 8,* 177–200

Lee, A. C., Robbins, T. W. & Owen, A. M. (2000) Episodic memory meets working memory in the frontal lobe: functional neuroimaging studies of encoding and retrieval. *Critical Reviews in Neurobiology14,* 165–197

Lepage, M., Ghaffar, O., Nyberg, L. & Tulving, E. (2000). Prefrontal cortex and episodic memory retrieval mode. *Proceedings of the National Academy of Sciences of the United States of America 97,* 506–511

MacWhinney, B. & Bates, E. (1989) *The crosslinguistic study of sentenceprocessing.* New York: Cambridge University Press

Mahendra, N. et al. (2003) fMRI variability and the localization of languages in the bilingual brain. *Neuroreport 14,* 1225–1228

Martin, A., Wiggs, C. L., Ungerleider, L. G. & Haxby, J. V. (1996). Neural correlates of category-specific knowledge. *Nature 379,* 649–652

Mellet, E. et al. (2000) Functional anatomy of high-resolution visual mental imagery. *Journal of Cognitive Neuroscience 12,* 98–109

Milner, B., Petrides, M. & Smith, M. L. (1985) Frontal lobes and the temporal organization of memory. *Human Neurobiology 4,* 137–142

Moscovitch, M. (1992) Memory and working-with-memory: a component process model based on modules and central systems. *Journal of Cognitive Neuroscience 4,* 257–267

Mottaghy, F. M. et al. (1999) Neuronal correlates of encoding and retrieval in episodic memory during a paired-word association learning task: a functional magnetic resonance imaging study. *Experimental Brain Research 128,* 332–342

Mountcastle, V., Plum, F. & Geiger, S. R. (1987 eds.) *Handbook of Physiology. Section I: The nervous system. Vol. 5, P. 1.* Bethesda/MD: American Physiological Society

Nakamura, K. & Kouider,S. (2003) Functional neuroanatomy of Japanese writing systems. *Aphasiology 17,* 667–683

Neville, H. J. et al. (1997) Neural systems mediating American sign language: effects of sensory experience and age of acquisition. *Brain and Language 57,* 285–308

Neville, H. J., Mills, D. L. & Lawson, D. S. (1992) Fractionating language: different neural subsystems with different sensitive periods. *Cerebral Cortex 2,* 244–258.

Ochsner, K. N. et al. (2001) Deficits in visual cognition and attention following bilateral anterior cingulotomy. *Neuropsychologia 39,* 219–230

Ojemann, G. A. (1991) Cortical organization of language. *Journal of Neuroscience 11,* 2281–2287

Ojemann, G. A. & Whitaker, H. A. (1978) The bilingual brain. *Archives of Neurology 35,* 409–412

Owen, A. M. (2003) HERA today, gone tomorrow? *Trends in Cognitive Sciences 7,* 383–384

Paivio, A., Yuille, J. C. & Madigan, S. A. (1968) Concreteness, imagery, and meaningfulness values for 925 nouns. *Journal of Experimental Psychology 76, Suppl,*1–25

Paivio, A., Yuille, J. C. & Smythe, P. C. (1966) Stimulus and response abstractness, imagery, and meaningfulness, and reported mediators in paired-associate learning. *Canadian Journal of Psychology 20,* 362–377

Paradis, M. (1994) Neurolinguistic aspects of implicit and explicit memory: implications for bilingualism and second language acquisition. In: Ellis, N. (ed.), 393–419

Peal, E. & Lambert, W. (1962) The relation of bilingualism to intelligence. *Psychological monographs 76,* 1–23

Perani, D. et al. (1996) Brain processing of native and foreign languages. *Neuroreport 7,* 2439–2444

Perani, D. et al. (1998) The bilingual brain. Proficiency and age of acquisition of the second language. *Brain 121 (Pt 10),* 1841–1852

Petrides, M. & Pandya, D. N. (1984) Projections to the frontal cortex from the posterior parietal region in the rhesus monkey. *Journal of Comparative Neurology 228,* 105–116

Pillai, J. J. et al. (2003) Functional MRI study of semantic and phonological language processing in bilingual subjects: preliminary findings. *NeuroImage 19,* 565–576

Pouratian, N. et al. (2000) Optical imaging of bilingual cortical representations. Case report. *Journal of Neurosurgery 93,* 676–681

Pribram, H. B. & Barry, J. (1956) Further behavioral analysis of parieto-temporo-preoccipital cortex. *Journal of Neurophysiology 19,* 99–106

Price, C. J., Green, D. W. & von Studnitz, R. (1999). A functional imaging study of translation and language switching. *Brain 122 (Pt 12),* 2221-2235.

Pulvermuller, F., Lutzenberger, W. & Preissl, H. (1999). Nouns and verbs in the intact brain: evidence from event-related potentials and high-frequency cortical responses. *Cerebral Cortex 9,* 497–506.

Richards, M. et al. (2000) Tracing European founder lineages in the Near Eastern mtDNA pool. *American Journal of Human Genetics 67,* 1251–1276.

Roberts, P. M. & Le Dorze, G. (1998) Bilingual aphasia: semantic organization, strategy use, and productivity in semantic verbal fluency. *Brain and Language 65,* 287–312

Ross, E. D. (1980) Left medial parietal lobe and receptive language functions: mixed transcortical aphasia after left anterior cerebral artery infarction. *Neurology 30,* 144–151.

Saukkonen, P., Haipus, M., Niemikorpi, A. & Sulkala, H. (1979) *Suomen kielen taajuussanasto (Frequency Dictionary of Finnish).* Porvoo: WSOY

Schacter, D. L. (1996) Illusory memories: a cognitive neuroscience analysis. *Proceedings of the National Academy of Sciences of the United States of America 93,* 13527–13533.

Schacter, D. L. et al. (1999) Medial temporal lobe activation during episodic encoding and retrieval: a PET study. *Hippocampus 9,* 575–581

Schmidt, D., Krause, B. J., Mottaghy, F. M., Halsband, U., Herzog, H., Tellmann, L. & Muller-Gartner, H. W. (2002) Brain systems engaged in encoding and retrieval of word-pair associates independent of their imagery content or presentation modalities. *Neuropsychologia 40,* 457– 470

Schütze, F. (1987) *Das narrative Interview in Interaktionsstudien.* Hagen: Fernuniversität Gesamthochschule Hagen.

Shallice, T. et al. (1994) Brain regions associated with acquisition and retrieval of verbal episodic memory. *Nature 368,* 633–635

Sinai, A. & Pratt, H. (2003) Semantic processing of unattended words and pseudowords in first and second language: an ERP study. *Journal of Basic and Clinical Physiology and Pharmacology 14,* 177–190

Squire, L. R. et al. (1992) Activation of the hippocampus in normal humans: a functional anatomical study of memory. *Proceedings of the National Academy of Sciences of the United States of America 89,* 1837–1841

Talairach, J. & Tournoux, P. (1988) *Co-planar stereotaxic atlas of the human brain. 3-dimensional proportional system: An approach to cerebral imaging.* Stuttgart: Thieme.

Tan, L. H. et al. (2003) Neural systems of second language reading are shaped by native language. *Human Brain Mapping 18,* 158–166

Tulving, E. et al. (1994a) Hemispheric encoding/retrieval asymmetry in episodic memory: positron emission tomography findings. *Proceedings of the National Academy of Sciences of the United States of America 91,* 2016–2020

Tulving, E., et al. (1994b) Neuroanatomical correlates of retrieval in episodic memory: auditory sentence recognition. *Proceedings of the National Academy of Sciences of the United States of America 91,* 2012–2015

Van den Heuvel, O. A. et al. (2003) Attenuation correction of PET activation studies in the presence of task-related motion. *NeuroImage 19,* 1501–1509

Walker, J. A., Quinones-Hinojosa, A. & Berger, M. S. (2004). Intraoperative speech mapping in 17 bilingual patients undergoing resection of a mass lesion. *Neurosurgery 54,* 113-118

Warrington, E. K. & Weiskrantz, L. (1982) Amnesia: a disconnection syndrome? *Neuropsychologia 20,* 233–248

Wattendorf, E., Westermann, B. & Radue, E.-W. (2002) Auditory non-speech and speech processing streams are modulated by language experience. EURESCO Conference, The Science of Aphasia – Functional Neuroimaging Studies of Language and its Impairment, Italy

Wattendorf, E., Westermann, B., Zappatore, D., Radue, E.-W., Luedi, G., Franceschini, R. & Nitsch, C. (2003b). Language experience determines functional organization of frontal language areas. 4th Science of Aphasia Conference: Aphasia - Cross-Disciplinary Aspects,Trieste, Italy, August, 2003

Wattendorf, E., Westermann, B., Zappatore, D., Radue, E.-W., Luedi, G., Franceschini, R. & Nitsch, C. (2003a) Language experience determines functional organization of prefrontal language areas. 35th Meeting of the European Brain and Behaviour Society (EBBS), Barcelona, Spain, September, 2003

Weber-Fox, C. & Neville, H. (1996) Maturational constraints on functional specializations for language processing: ERP and and behavioral evidence in bilingual speakers. *Journal of Cognitive Neuroscience 8,* 231–256

Wechsler, D. (1987) *WMS-R: Wechsler Memory Scale-Revised (Manual).* San Antonio: The Psychological Corporation

Yetkin, O., Zerrin Yetkin, F., Haughton, V. M. & Cox, R. W. (1996) Use of functional MR to map language in multilingual volunteers. *American Journal of Neuroradiology 17,* 473–477

Thomas Urbach

Apraxie oder Asymbolie?

Aphasie und die Verarbeitung von Gesten und Pantomimen

1 Einleitung

Das neurolinguistische Interesse an nonverbaler Kommunikation von Aphasikern hat zwei Hauptgründe. Zum einen ist bekannt, dass hirnorganische Schädigungen nur selten ausschließlich Sprachstörungen hervorrufen, sondern in der Regel von anderen neuropsychologischen Defiziten begleitet sind. Hier stellt sich die theoretische Frage, ob die zerebrale Schädigung, die eine Sprachstörung zur Folge hat, sich nicht immer auch auf mutmaßlich zugrunde liegende kognitive Prozesse, auf das Denken im allgemeinen und auf die nonverbale Verständigungsfähigkeit, etwa auf das Verstehen und Produzieren von Gesten und Mimik im besonderen, auswirken muss. Wenn dem nicht oder in doch dissoziierter Größenordnung so wäre, hätte dies weitreichende Implikationen, stünden Sprachtherapeuten in diesem Fall doch viel versprechende Mittel zur Behandlung von Patienten mit schweren Aphasien zur Verfügung, deren verbale Verständigungsfähigkeit oft extrem eingeschränkt und auch bei intensiver Therapie nicht verbesserbar erscheint. Die gemeinsame Frage ist also, ob Aphasiker überhaupt fähig sind, verbale Defizite nonverbal zu kompensieren und, wenn nicht, welche Gründe dies haben könnte. Die folgende Arbeit skizziert zunächst die grundlegenden theoretischen Überlegungen, die durch diese Fragestellung aufgeworfen wurden. Danach wird ein ausführliches Review der zum Thema vorgelegten Studien gegeben, anschließend werden einige kritische Überlegungen zu den verwendeten Forschungsparadigmen angestellt.

2 Asymbolie- und Unabhängigkeitshypothese

Das Problem der Verbindung von Aphasie und Denken wurde lange vor dem Einsetzen systematischer Aphasieforschung gesehen (vgl. Lebrun & Hoops, 1977) und bis heute ist die Debatte über diese Fragestellung stark historisch geprägt. Den Gelehrten, die sich im Gefolge Brocas wissenschaftlich mit Aphasien beschäftigten, entging es nicht, dass Sprachstörungen in der Regel von anderen Defiziten begleitet werden. Finkelnburg (1870) hatte allerhand nichtsprachliche Ausfälle bei fünf seiner Sprachpatienten beschrieben und in allen fünf Fällen auf eine defizitäre Gesten- und Gebärdenproduktion verwiesen:

> „Den zweiten Fall bot eine 48jährige, seit längerer Zeit herzleidende Tagelöhnerwittwe dar, welche im November 1860 nach einem heftigen Erkältungsleiden von leichten Zuckungen im rechten Arm befallen wurde und zugleich den Gebrauch der Sprache verlor. (...) Beim gemeinsamen Tischgebete machte sie, die als fromme Katholikin aufgewachsen war, nie aus eigenem Antriebe das Zeichen des Kreuzes, was sie in gesunden Tagen nie versäumt hatte: wenn die Umgebung sie dazu aufforderte, so griff sie unsicher tastend bald zum Halse, bald hinters Ohr. (...) Viel einfacher und richtiger erscheint es, von einer „Störung der symbolischen Gehirnfunction" zu reden oder den einheitlichen Ausdruck der „Asymbolie" zu wählen. „Asymbolie" wäre demnach diejenige krankhafte Funktionsstörung, bei welcher das Vermögen, sowohl Begriffe mittels erlernter Zeichen zu verstehen wie auch Begriffe durch erlernte Zeichen kundzugeben, theilweise oder gänzlich aufgehoben ist. Es kann also ein Taubstummer, ja ein Thier, welchem jede Möglichkeit der Wortbildung von jeher gefehlt, doch an Asymbolie erkranken."

Heute würde man im oben geschilderten Fall von einer Aphasie mit assoziierter (ideomotorischer) Apraxie sprechen; die von Finkelnburg vorgeschlagene Sichtweise konnte sich also offensichtlich – aus Gründen, die gleich näher betrachtet werden sollen – nicht durchsetzen. Er entscheidet sich dafür, die Störung des Gebrauchs sprachlicher Zeichen und die

Störung des Gebrauchs konventionalisierter gestischer Zeichen (wie das Schlagen des Kreuzzeichens), die er beobachtet hatte, als Symptome einer zugrundeliegenden „Störung der symbolischen Gehirnfunction“, die er als „Asymbolie“ bezeichnet wissen will, zu betrachten. Der Textausschnitt ist somit eine frühe Formulierung der sogenannten Asymbolie-Hypothese, nach der ein gemeinsames konzeptuell-symbolverarbeitendes System die Grundlage für sprachliche und nicht-sprachliche Leistungen ist.

Die Fallberichte Finkelnburgs griff Wernicke (1874) in seinem „Aphasischen Symptomenkomplex“ auf:

> „Der eine Kranke Finkelnburg's erkennt die ihm bekannten Personen und Orte nicht wieder; die andere zeigt Mangel an Verständnis für die gehörten Worte, sie macht beim Tischgebet nicht mehr das Kreuz, verwechselt Bewegungen, die sie ausführen soll. Der 3. Kranke verwechselte die Tasten und konnte nicht mehr nach Noten spielen. Der 4. zeichnet sich vor anderen Aphasischen durch Einbusse des Verständnisses für Münzen aus; dem 5. sind endlich die Symbole des Cultus, des Staatsdienstes, und die Ausdrucksregeln der gesellschaftlichen Conventionen fremd geworden. Asymbolie würde nach diesen Beispielen etwa als das Verkennen der Bedeutung eines Gegenstandes zu definiren sein. Besonders die Fälle 4 und 5 würden nichts Auffälliges haben, denn die Hälfte aller Geisteskranken in den Irrenanstalten zeigt dieselben Symptome. Diese Symptome selbst aber fallen zusammen mit einem Defekte der Intelligenz. Etwas schlimmeres könnte der Lehre von der Aphasie gar nicht begegnen, als daß man die dabei vorkommenden Störungen der Intelligenz - wie sie gelegentlich auch bei jeder anderen Heerderkrankung des Gehirns zu beobachten sind - als wesentlich zum Krankheitsbild gehörig auffasste. (...) Halten wir uns nur an die ersten Beispiele Finkelnburg's, so läßt sich ihnen allerdings eine günstigere Position entnehmen. Asymbolie würde dann gleichbedeutend sein mit dem Erlöschen des optischen Erinnerungsbildes eines Gegenstandes, oder mit dem Erlöschen irgendeines der für den Begriff wesentlichen Erinnerungsbilder eines Gegenstandes. Über die Intelligenzstörung kämen wir noch immer nicht hinweg, aber wir hätten wenigstens eine bisher noch nicht beobachtete Form von circumscriptem Intelligenzdefect damit gewonnen, welche, ebenso wie die Aphasie,

> die Diagnose auf eine Heerderkrankung des Gehirnes gestatten würde."

Eberhard Bay (1962a) hat Wernickes Arbeit die „Gründungsurkunde der klassischen Hirnpathologie" genannt; Wernickes Modellierung relativ autonomer Einzelfunktionen in „Zentren" führte dazu, dass Sprachfunktionen isoliert und möglichst unabhängig von anderen Defiziten untersucht wurden, statt sie als Symptom einer zugrunde liegenden Störung zu fassen, denn „etwas schlimmeres könnte der Lehre von der Aphasie gar nicht begegnen". Natürlich sieht Wernicke die Problematik einer strengen Trennung von Sprach- und allgemeinen kognitiven Defiziten vor allem bei vergleichsweise sprachnahen Leistungen (wie den ersten beiden Fällen Finkelnburgs, die nicht ohne weiteres als unangemessenes Verhalten interpretiert werden können). Seine elegante Auflösung der Asymbolie als „circumscriptem Intelligenzdefect", gleichbedeutend mit dem Erlöschen der für den Begriff wesentlichen Erinnerungsbilder, weist eine verblüffende Nähe zu modernen Modellierungen des semantischen Gedächtnisses auf. Wernicke hat, worauf Hermann & Reichle (1985) hinweisen, die Asymbolie dennoch „adoptirt", wie er es nannte, er funktionalisierte sie für sein System der aphasischen Symptomatik, indem er die Asymbolie als spezielle Teilleistungsstörung der sensorischen Aphasie zuwies, die später nach ihm benannt wurde. Ich halte dies für den Grundstein des sich in der Literatur hartnäckig haltenden Mythos, mit dem das gestische Verhalten von Wernicke-Aphasikern ihrer Sprachstörung angeglichen werden soll; dass sie nämlich zwar viele, aber referentiell ungenaue Gesten ausführen.

In der skizzierten Kontroverse sind alle Grundzüge der gegensätzlichen Positionen angelegt, die in den nächsten 150 Jahren in immer neuen Variationen formuliert worden sind: Asymbolie- und Unabhängigkeitshypothese. Die meisten Arbeiten zur Produktion oder zum Verstehen von Gesten und Pantomimen oder zum Zeichnen haben explizit zum Ziel, eine von beiden Hypothesen zu bestätigen bzw. die Ergebnisse lassen sich auf sie zurückführen. Die folgende Tabelle gibt dazu eine Zusammenstellung.

Asymbolie-Hypothese	Unabhängigkeits-Hypothese
Konzeptuelle Störung	Modalitätsspezifische Störung
Sprache und nonverbale Formen der Kommunikation teilen sich ein gemeinsames konzeptuell-symbolisches System. Aphasien bedingen Störungen in diesem symbolverarbeitenden Repräsentationssystem	Aphasie ist eine spezifische verbale Störung, die die nonverbale Verständigungsfähigkeit nicht in Mitleidenschaft zieht. Dissoziationen kommen auch bei schweren Aphasien vor
Störungen der nonverbalen Verarbeitung sind zwangsläufig mit bedingt	Defizite in der Produktion und Rezeption von Gesten sind assoziierten Defiziten (in der Regel der ideomotorischen Apraxie) zuzuschreiben.

Die Vertreter der Unabhängigkeitshypothese (Goodglass & Kaplan 1963, Hermann et. al 1985, 1989, 1988, 1991) sehen dabei in der Tradition Wernickes und Brocas[1] Aphasie als spezifisch verbale Störung, die also die nonverbale Verständigungsfähigkeit nicht notwendig in Mitleidenschaft zieht. Die Unabhängigkeitshypothese passt vorzüglich zu der Überzeugung, dass das Muster von Störung und Verschonung bei Aphasie systematischen Charakter hat und somit den inneren Aufbau des Sprachverarbeitungssystems widerspiegelt und zur Auffassung, dass gestörte Funktionen bei Aphasie nicht von neu gebildeten Subsystemen übernommen oder von intakten ersetzt werden können, beides Basisannahmen der kognitiven Neurolinguistik (Blanken 1988). Obwohl die Annahme bereichsspezifischer Defizite nicht unproblematisch ist (Caramazza 1984, 1989, Cohen et al. 1988), dominiert sie die gegenwärtige Forschungssituation, weil sie als Voraussetzung erscheint, um Rückschlüsse

[1] Bereits 1865 nahm Broca im Sinne der Unabhängigkeitshypothese Stellung „...la faculté de langage est entièrement indépendante des autres facultés cérébrales." Broca nahm jedoch insofern eine vermittelnde Position ein, als dass er einräumte: „chez la plupart des aphémiques il existe des lesions cérebrales plus ou moins étendues, qui, sans abolir l´intelligence, lui portent une atteinte notable. Lorsque la lesion est très circonscrite, il peut se faire que le langage seul soit atteint, et que l´intelligence reste intacte, autant du moins que nous pouvons en juger." Zitiert nach Lebrun & Hoops (1977).

auf die kognitiven Verarbeitungssysteme des gesunden Menschen ziehen zu können. Evidenzen für die Unabhängigkeitshypothese kommen einerseits aus der klinisch-therapeutischen Praxis, andererseits aus experimentellen Studien, bei denen Dissoziationen zugunsten nonverbaler Verarbeitung auch bei schweren Aphasien festgestellt wurden. Die gleichwohl festgestellten Defizite im gestischen Bereich werden anderen klinisch-neuropsychologischen Syndromen, vor allem der ideomotorischen Apraxie (Goodglass & Kaplan 1963), aber auch etwa visuellen Beeinträchtigungen, wie einer Art „Alexie für Pantomimen“ (Varney 1982) zugeschrieben.

Die entgegengesetzte Auffassung in der Tradition von Finkelnburg (1870), heute meist als Asymbolie-Hypothese bezeichnet, geht dahin, dass Aphasie letztlich als eine symbolische und begrifflich-konzeptuelle Beeinträchtigung aufgefasst wird, die neben sprachlichen auch nichtsprachliche Symbole (wie Gesten und Zeichnungen) beeinträchtigt. Sie geht von einer elementaren symbolischen Grundstörung aus, die sich im Bereich der Sprache als Aphasie, im Bereich allgemeiner perzeptiver Leistungen als Agnosie, im Bereich des Handelns als Apraxie ausdrückt und die bewusste Verarbeitung auch nonverbaler Information betrifft. Ein gemeinsames grundlegendes konzeptuell-symbolisches System hat sich danach aus Modalitäten wie Imitation, Gesten und Zeichnen heraus ontogenetisch hin zur komplexeren Form der Lautsprache entwickelt. Es ist aber nach wie vor für eine (modalitätsspezifische) Zuordnung von Bezeichnendem und Bezeichnetem verantwortlich. Aphasie wird als Störung in diesem symbolverarbeitenden Repräsentationssystem angesehen, womit automatisch Störungen der nonverbalen Verständigung mitbedingt sind.

Die symbolische Grundstörung erscheint unter unterschiedlicher Etikettierung: als „diminuation très marquée de la capacité intellectuelle en général“ bei Pierre Marie (1906), „Asymbolie“ bei Finkelnburg (1870), „Störung der abstrakten Einstellung“ bei Kurt Goldstein (1954), „disorders of concept formation“ bei Bay (1962a, 1962b) oder als konzeptuelle oder asymbolische Störung in der neueren Literatur (Duffy et al., 1975; Duffy & Duffy, 1981; Varney, 1978; vgl. auch Blunk, 1985, Lebrun & Hoops, 1977). Eine andere Hypothese, die Störungen in der nonverbalen Verarbeitung aphasischen Defiziten zuordnet, ist die Auffassung, dass für die Verarbeitung und Kontrolle nonverbaler Handlungen verbale Mediation erforderlich ist, etwa in dem Sinn, dass gestörte subvokale Enkodierungsprozesse sich zwar primär lautsprachlich auswirken, sekundär aber mit nonverbalen Verhaltensmustern interferieren, die von ihnen abhängen. (Gainotti & Lemmo 1976). Hier wird aber die Annahme einer grundlegenden „Konzeptstörung“ vermieden.

Der Frage, ob bei Aphasie Störungen der nonverbalen Verarbeitung mitbedingt sind, und wenn ja, in welchem Ausmaß, wird heute auch im Rahmen der Entscheidung zwischen zwei verschiedenen Lexikonmodellen nachgegangen. Hier lässt sich die Forschungssituation folgendermaßen skizzieren: Lexikalisch-semantische Beeinträchtigungen bei Aphasie werden meist darauf zurückgeführt, dass die mentalen Repräsentationen der Wortbedeutungen pathologisch verändert sind. Einzelne Konzepteinheiten sind zeitweilig nicht aktivierbar. (Die Patienten haben eine „gestörte Semantik“). Je nachdem, welches Lexikonmodell gewählt wird, sieht die Hypothese etwas anders aus. Bei einer konzeptuellen Störung werden Bedeutungsrepräsentationen von sprachlichen und von nichtsprachlichen Inhalten von ein- und demselben System geleistet. Neben lexikalisch-semantischen Beeinträchtigungen sind auch Beeinträchtigungen im Bereich nonverbaler Verarbeitung zu erwarten. Bei einer semantischen Störung sind Bedeutungen in einem auf Wörter spezialisierten Bereich repräsentiert. Die Beeinträchtigungen sollten hier auf Leistungen beschränkt bleiben, bei denen Wortbedeutungen eine Rolle spielen. Die Hypothesen unterscheiden sich vor allem in Bezug auf ihre Vorhersagen zum nonverbalen Leistungsbereich.[2] Am besten zur Prüfung geeignet erscheinen Aufgaben, die analog zu den üblichen Benenn- und Wortverständnisprüfungen konstruiert sind und lediglich anstelle einer verbalen Reaktion eine nonverbale Reaktion verlangen oder anstelle der verbalen Reize nonverbale Reize beinhalten.

[2] „Wenn bei einem Aphasiker eine konzeptuelle Störung vorliegt, sollte er bei einer nonverbalen Aufgabe, für deren Lösung eine intakte konzeptuelle Repräsentation der Reize nötig ist, genauso beeinträchtigt sein, wie bei Aufgaben, für deren Lösung eine intakte semantische Repräsentation der verbalen Stimuli notwendig ist. Eine semantische Störung (oder Zugangsstörung) kann nur bei Aufgaben zu Minderleistungen führen, bei denen lexikalisch-semantische Sprachverarbeitungsprozesse von Bedeutung sind.“(Kelter, 1990: 57f.)

3 Gestik und Aphasie

3.1 Studien zum Verstehen von Pantomimen und Gesten bei Aphasikern

Pantomimen, kodifizierte und indizierende Gestik können ohne die Hilfe von Lautsprache Handlungen, Eigenschaften von Objekten oder Personen und Beziehungen zwischen ihnen darstellen. Sie sind „symbolischer" als etwa der natürliche Gesichtsausdruck. Aus diesem Grund wurden – mit dem Ziel, die Asymbolie-Hypothese zu bestätigen oder zu widerlegen – die meisten Untersuchungen mit diesen Arten von nonverbaler Handlung durchgeführt.[3] Als inzwischen vielfach repliziertes und modifiziertes „Grundsetting" kann der Pantomime Recognition Test von Duffy et. al. (1975) gelten: Die 50 Teststimuli sind Bilder von Alltagsobjekten, deren Gebrauch vom Untersucher nacheinander gestisch-pantomimisch dargestellt wird, z. B. Trinkglas, Teekanne, Gabel oder Pistole. Die Patienten reagieren, indem sie auf eines von jeweils vier Bildern zeigen. Um Einflüssen schlechten auditiven Sprachverständnisses zu begegnen, sollen die Patienten nonverbal instruiert werden.

Die meisten einschlägigen Studien hatten zum Ergebnis, dass Aphasiker signifikant mehr Fehler beim Erkennen von Gesten/Pantomimen machten als Kontrollpersonen. Robert J. Duffy, der prominenteste Vertreter der Asymbolie-Hypothese, untersuchte mit seinen Mitarbeitern (1975) 44 Aphasiker, 26 rechtshirnig geschädigte Patienten ohne Aphasie und 30 Kontrollpersonen in drei verschiedenen Tests:

1. Ein Objektbild nach einer Pantomime unter drei anderen zeigen;

2. Test auf auditives Sprachverständnis mit demselben Setting;

3. Benennen der Karten.

Im Einklang mit der Asymbolie-Hypothese schnitten die Aphasiker in allen drei Aufgaben schlechter ab als die anderen Gruppen. Es bestand zudem eine hohe Korrelation zwischen den Leistungen Gesten/Pantomimen-Erkennen und auditives Sprachverständnis und dem Abschneiden im

[3]Ein Überblick über die Forschung zur Gestenverarbeitung bei Aphasie wird dadurch erschwert, dass eine Vielzahl von Referenz- und Klassifikationssystemen existieren. Wo im Folgenden nötig, wird deshalb die genaue Art der Aufgabenstellung bzw. Fehlleistung angegeben.

Porch Index of Communicative Ability. Diese Ergebnisse konnten in Duffy & Duffy (1981) repliziert werden. Zu ähnlichen Ergebnissen kamen auch Gainotti & Lemmo (1976), bei denen die Patienten das zu 10 vorher gezeigten Pantomimen passende Bild aus drei Möglichkeiten auswählen mussten. Auch diese Autoren fanden eine hohe Korrelation mit dem vorher getesteten Sprachverständnis. Insgesamt wird damit eine hohe Korrelation zwischen Aphasie und Beeinträchtigungen im gestischen Verstehen behauptet. Duffy & Duffy (1981) setzen diese Korrelation mit 0.80 an. Ferro, Mariano, Castro-Caldas und Santos (1980) behaupten, dass Broca- und Wernicke-Aphasiker sich in ihren Leistungen bei der Pantomimen-Interpretation nicht unterscheiden.

Allerdings variieren die Leistungen der beteiligten Aphasiker in Duffy et al. (1975) und Gainotti & Lemmo (1976) stark und – für sich betrachtet – erschienen die Beeinträchtigungen beim gestischen Verstehen eher schwach zu sein. Einige Aphasiker schnitten bei Duffy (1975) fehlerlos ab, während einige der rechtshirnig Geschädigten sehr schlechte Leistungen zeigten. Insgesamt kamen die Aphasiker auf 86% richtiger Antworten (93% für die Kontrollpersonen). Bei Gainotti & Lemmo (1976) absolvierten 20 der 53 Aphasiker den Test fehlerlos, weitere zehn machten nur einen Fehler und 57% schnitten besser ab als die schlechteste Kontrollperson. Diese Befunde passen nicht zur These von der generellen Asymbolie. Zudem gibt es Studien mit widersprechenden Ergebnissen. So fanden Daniloff et al. (1982), dass 15 Aphasiker, mit zum Teil schweren sprachlichen Beeinträchtigungen, die 24 Amerind-Zeichen zu erkennen hatten, bis auf eine Ausnahme etwa 90% korrekter Leistungen zeigten. In dieser Studie war eine klare Dissoziation zugunsten gestischer Leistungen zu erkennen.

Eine Reihe von Studien brach mit dem globalen, nicht mehr näher aufschlüsselbaren Paradigma von der aphasischen „Asymbolie“ und untersuchten Störungen der aphasischen Gestenrezeption mit verfeinertem Instrumentarium. Auf Daniloffs et al. (1982) Studie, in der eine relative Intaktheit des pantomimischen Verstehens von Aphasiker behauptet wird, antworteten Duffy & Watkins (1984). Sie argumentierten, dass die verwendeten Tests schlicht zu leicht seien, weil sie aus der Zuordnung von einfachen Darstellungen der Verwendung gebräuchlicher Dinge zu wenigen und eindeutigen Abbildungen bestünden – von der Schwierigkeit etwa dem Deuten auf Abbildungen einfacher unrelationierter, hochfrequenter Nomina bei der Testung des auditiven Sprachverständnisses vergleichbar. Elaboriertere Verfahren seien angebracht. Duffy & Watkins (1984) benutzten deshalb zwei Versionen eines Tests zum auditiven Sprachverständnis und zum Erkennen von Pantomime. Die erste Version enthielt Items, die mit dem Zielitem semantisch relationiert waren, die zweite – wie gehabt – unrelationierte. In allen Tests zeigten die Aphasiker signifikant schlechtere Leistungen als die Kontrollen. Die typischerweise gemachten Fehler sind konzeptuelle Verwechslungen: die Zuordnung der Pantomime zu einem Objekt, das dem tatsächlichen Referenten konzeptuell ähnlich ist (z.B. Pantomime des Zähneputzens zu „Kamm"). Bei Aufgaben, in denen alle Ablenker dem Refereten konzeptuell ähnlich waren, (z.B. Pantomime des Zähneputzens zu „Zahnbürste", „Kamm", „Bürste", „Rasierapparat") begingen Aphasiker mehr Fehler als Kontrollen, während bei Aufgaben, bei denen die Ablenker aus ganz anderen begrifflichen Kategorien stammten (z.B. Pantomime des Zähneputzens zu „Zahnbürste", „Bus", „Banane", „Stuhl"), die meisten Aphasiker keine wesentlich schlechteren Leistungen zeigten als KontrollprobandInnen. Die Darbietung von Ablenkern verschlechterte die Leistungen beim Erkennen von Pantomimen in eben dem Maß, wie sie auch die Leistungen beim Test des auditiven Sprachverständnisses verschlechterte. Diese Ergebnisse sind in der Tat in Einklang zu bringen mit einer „zentralen" Erklärung von gestörter gestischer Verarbeitung, weil konzeptuelle Verarbeitung ganz offensichtlich in verbalen als auch in nichtverbalen Modi in gleicher Weise beeinträchtigt sein kann.

Der Natur der verarbeiteten Stimuli bei der Rezeption (und Produktion) von Pantomimen galt die Studie von Netsu und Marquardt (1984). Wenn die Asymbolie-Hypothese zutrifft, argumentierten die Autoren, dann müssten die Art der Stimuli und die Form ihrer Darbietung auch Konsequenzen für die Verarbeitung der entsprechenden Pantomimen haben. Auch bei Benennaufgaben produzieren Aphasiker ein Wort schneller und korrekter, wenn der Referent sichtbar ist, als wenn er nur betastet, gerochen oder gehört werden kann. Bei visueller Darbietung werden Realobjekte, realistische Zeichnungen und Fotografien besser benannt als Strichzeichnungen oder von irrelevanten Strichen überlagerte Zeichnungen (Kelter 1990: 38). Die Autoren überprüften ihre These in einem Experiment, in dem die Aphasiker nach vorgeführter Pantomime entweder die Wahl zwischen Realobjekten, Handlungsbildern oder simplen Strichzeichnungen der entsprechenden Gegenstände hatten (oder aufgrund einer der gezeigten Stimulusklassen eine Pantomime zu produzieren hatten). Sowohl rezeptiv wie produktiv wurden hierbei bei Realgegenständen oder Handlungsbildern signifikant bessere Ergebnisse erzielt als mit den einfachen Strichzeichnungen. Netsu & Marquardt (1984) erklären diesen Befund für die Realgegenstände mit einer größeren Redundanz der verfügbaren Information (den Probanden war nämlich gestattet, die Gegenstände zusätzlich zu betasten). Die bessere Performanz im Falle von Handlungsbildern wird mit der zusätzlichen kontextuellen Information erklärt, die die Handlungsbilder bereitstellen und die die Vorstellung von Handlungsmustern befördern könnte. Dies sei möglicherweise eine intakte rechtshemisphärische Leistung. Das passt m. E. (gegen die Interpretation der Autoren) weniger zur These von der generellen Asymbolie, denn intakte symbolische Verarbeitung setzt auch die Zuordnung von Pantomimen zu Handlungsbildern voraus, sondern eher zur eingangs angedeuteten modalitätsspezifischen Encodierung von Information bei gestischen Handlungen: „pantomimes depict actions and are verbs rather than nouns. The contextual use of objects represented by the action pictures would seem to be a more iconic representation of these verbs than static pictures.“ (S. 44).

Varney (1978) hatte herausgefunden, dass Defizite in der Pantomimenverarbeitung bei Aphasikern signifikant häufig mit Störungen des Lesesinnverständnisses assoziiert waren, was ihm auf eine spezifischere Ursache als eine allgemeine „Asymbolie“ hinzudeuten schien. Die Korrelation zwischen dem Verstehen von Pantomimen und dem auditiven Sprachverständnis war signifikant schwächer. Varney (1982) fragte daher, ob vielleicht die visuelle oder auditive Mediation der gemeinsame Nenner bei im weitesten Sinn symbolischen Aufgaben sein könnte und untersuchte das Verhältnis zwischen Pantomimen-Erkennen und weiteren kognitiv-symbolischen Aufgaben; nämlich u.a. Töne/Geräusche-Erkennen und Buchstaben-Identifikation. Die Ergebnisse zeigten, dass Aphasiker mit gestörtem Pantomimen-Erkennen signifikant besser Töne und Geräusche erkennen und Buchstaben identifizieren können, was mit der These eines allgemeinen symbolischen Defizits schlecht zu vereinbaren ist. Varney (1982: 37) schlußfolgerte, dass „impaired pantomime recognition is symptomatic of a distinct type of aphasic alexia“. Zwar fand sich in seiner Studie eine signifikante Minderheit von Aphasikern, die überzufällig besser Pantomimen erkennen konnte, als sie beim Test des Lesesinnverständnisses abschnitt, aber kein Aphasiker erkannte Pantomimen signifikant schlechter, als er/sie bei der Testung des Lesesinnverständnisses abschnitt, was Voraussetzung für eine doppelte Dissoziation der beiden Fähigkeiten gewesen wäre.[4] Was Varney nicht in Erwägung zieht, ist die Möglichkeit des gemeinsamen Auftretens einer supralinguistischen Störung, die die nicht-verbalen Fähigkeiten beeinflusst und einer zusätzlichen, spezifisch linguistischen Störung, die speziell das Lesesinnverständnis beeinträchtigt. Zudem bleibt unklar, warum die Patienten zu konzeptuellen Verwechslungsfehlern tendieren.

Ein weiterer Bereich kann hier nur gestreift werden: die Decodierung von emotional getönter Prosodie und von verschiedenen Formen des Gesichtsausdrucks durch Aphasiker. Hier wurde im Gefolge von Critchley (1939) lange Zeit die Auffassung vertreten, Aphasiker seien zwar im propositionalen („bewussten") nonverbalen Verhalten beeinträchtigt, in der Verarbeitung „automatischer" Muster aber nicht auffällig. In anderen Studien konnte dies nicht bestätigt werden (ein Review geben Feyereisen & Seron, 1982a, 197–203). Hier treten natürlich erhebliche methodische Probleme auf, weil die experimentellen Bedingungen, unter denen diese Signale auftauchen, sich doch sehr von natürlicher Kommunikation unterscheiden. Immerhin konnte experimentell nicht bestätigt werden, dass „symbolische" Bewegungen schlechter rezipiert werden als natürlichere, wie nach der Asymbolie-Hypothese zu erwarten gewesen wäre.

Zusammenfassend ergibt sich folgendes Bild: Aphasiker sind bei der Rezeption von Gesten und Mimik beeinträchtigt. Verschiedene Ansichten herrschen aber einerseits über den Grad dieser Beeinträchtigung und andererseits über die Art und Weise, in der aphasische Beeinträchtigungen und Beeinträchtigungen des Verstehens von Gestik und Mimik miteinander interferieren. Die Asymbolie-Hypothese eignet sich als experimentelle Folie und erklärt überzeugend, warum die Patienten bei der Rezeption von Gesten und Pantomimen zu konzeptuellen Verwechslungen neigen, konnte aber in einigen ihrer Vorhersagen nicht bestätigt werden (etwa die schlechtere Rezeption von „symbolischen" gegenüber eher „natürlichen" Bewegungen). Auch die Unabhängigkeits-Hypothese konnte nicht bestätigt werden, weil signifikante Korrelationen zwischen sprachlichen und nichtsprachlichen Beeinträchtigungen bei Aphasie gezeigt werden konnten. Varney (1978) weist zwar auf die Korrelation mit

[4] Als spekulative Erklärung für diese Assoziation bietet Varney das Konzept der Präadaptation an, welches besagt, dass viele evolutionäre Fortschritte „involved the assumption of „new" functional capabilities by „old" morphological structures...understanding of gestural communication may have been preadaptive for reading." (Varney 1982: 38).

dem Lesesinnverständnis hin, andererseits schneiden in vielen Studien auch Patienten mit schwerer Aphasie relativ gut ab, und sind vor allem bei der Perzeption „natürlicher" Signale wie Gesichtsausdruck und paralinguistischen Mustern etwa rechtshirnig Geschädigten überlegen. Die Tatsache, dass in den wenigsten Arbeiten ein etwa über „severely impaired" hinausreichendes genaueres linguistisches Leistungsprofil der beteiligten Aphasiker gegeben wird, erschwert die Interpretation zusätzlich. Ungeklärt ist vor allem auch die Rolle des (natürlichen Gesprächs-) Kontextes beim Verstehen von Gestik, was, wie Feyereisen & Seron (1982a) zu Recht rügen, die ökologische Validität vieler Studien in Frage stellt. Hinzu kommt, dass über die genaue Verarbeitung von Gesten und Pantomimen auf verschiedenen Ebenen noch zu wenig bekannt ist.[5]

3.2 Studien zur Produktion von Gesten und Pantomimen bei Aphasikern

Einerseits entspricht es klinischer Erfahrung, dass gerade auch bei schweren Aphasien gelegentlich gestisch-pantomimische und vor allem mimische Ausdrucksmittel besser erhalten sind als der verbale Ausdruck. Andererseits reichen diese in vielen Fällen nicht zur Übermittlung kommunikativer Intentionen aus. Zweifellos gehen Aphasien oft mit Beeinträchtigungen in der Ausführung von Gesten und Pantomimen einher. Ihren klinischen Eindruck von den pantomimischen Fähigkeiten einer Gruppe schwerer Aphasiker beschreiben Goodglass & Kaplan in ihrer Pionierstudie von 1963 (Goodglass & Kaplan, 1963: 307: „We were impressed with the rarity with which such pantomime is comprehensible, and the frequency with which it consists in aimless waving which leaves the examiner guessing and the patient frustrated." Auch hier reicht die Debatte in die Frühzeit der Aphasiologie zurück. Klinische Beschreibungen der kompensatorischen Verwendung von Gesten gibt es seit dem frühen 19. Jahrhundert.[6] Demgegenüber stehen von Anfang an Berich-

[5]Vgl. Feyereisen & Seron (1982a: 208f.) „The complex processing of nonverbal signals leads one to believe that impairment should be observed at different levels, including perceptual discrimination (sensory analysis), memory (access to a specific code), recognition process (matching the actual stimulus and its coded internal representation), a signal versus a noise detection process, a specific system for social-communicative behavior (automatisized reactions) (...) and cognitive operations required by the task (pointing, naming, ranking etc.)."

[6]Etwa von Bouillaud (1825): „chez ces individues [pour qui „la parole est suspendue"], le langage du geste acquérait une grande activité, comme s´ils éforçaient

te von Patienten, die Gesten oder Pantomimen nicht angemessen ausdrücken konnten, was etwa zur der schon erwähnten Formulierung der Asymbolie-Hypothese durch Finkelnburg (1870) führte.

Bei der Untersuchung der Gestenproduktion von Aphasikern treten andere methodische Probleme als auf der rezeptiven Ebene auf. Zunächst ist die Elizitation von „normalen“ Gesten unter experimentellen Bedingungen nicht sehr natürlich. Von Taylor (1965) stammt die Unterscheidung zwischen einer „clinical performance“ und einer „functional performance“. Bei der „clinical performance“ soll ein bestimmtes Verhaltensmuster unter standardisierten Bedingungen hervorgerufen werden, die „functional performance“ orientiert sich an den Maßstäben der Alltagskommunikation[7] (vgl. Herrmann, 1991: 362). Das betrifft direkt die Art und Weise, in der nonverbales Verhalten elizitiert wird; ob im Experiment (auch: Werden verbale Anweisungen gegeben? Soll imitiert werden?), ob in affektiv markierten Situationen oder ob in der Alltagskommunikation. Natürliche Gesprächskontexte bieten hingegen erhebliche zusätzliche Kontextinformationen, die mit dem sprachlichen Input interagieren. Aphasiker kommunizieren in vertrauten Gesprächskontexten oft mit Personen mit vergleichbarer Wissensbasis, denen es leichter fällt, auf der Basis dieses Wissens auf das Gemeinte zu schließen. In den meisten klinischen Untersuchungen soll eben dieser Kontext ausgeschlossen werden: was interessiert, sind die (sprachlichen) Defizite, nicht die verbliebenen Fähigkeiten (Davis, 1983). Unterschiede in der Leistung zwischen Test- und natürlichen Gesprächssituationen sind gerade bei älteren Patienten oft besonders groß, die Tests nicht gewohnt sind (Whitbourne, 1976). Auf Studien, die den natürlichen Gesprächskontext berücksichtigen, also auf den tatsächlichen kommunikativen Wert des nonverbalen Verhaltens von Aphasikern abheben (Behrmann & Penn,

de suppléer par ce moyen d´expression celui qu´ils ont perdu c´est-à-dire la parole, laquelle est si j´ose parler ainsi une sorte de geste articulé.“ (Zitiert nach Feyereisen & Seron 1982b: 213)

[7]„The results of these tests, however, tell us nothing about what the patient does in his attemps to circumvent his verbal impairment. The test results can often be extremely misleading. A patient who may not respond to any of the formal test comprehension items may respond appropriately when casually asked a question.(...) Ideally, a functional measure of language usage in everyday life could be obtained, if one could follow a patient in the course of his everyday life and make firsthand observations of his verbal behavior.“ (Taylor 1965: 102f.)

1984, Herrmann et al., 1989), soll deshalb gesondert eingegangen werden.

Die wenigsten Studien berücksichtigen zudem die möglichen Effekte von Training. Gesten- und Pantomimenproduktion von Aphasikern lässt sich in oft wenigen Trainingseinheiten signifikant verbessern. Auch viele Nichtaphasiker sehen sich oft überfordert, aus dem Stegreif heraus „gute" Pantomimen zu produzieren. Schlanger & Freimann (1979: 35) weisen mit Recht darauf hin, dass die Patienten in vielen Studien „had no prior instruction in pantomime, and it is possible that their ability to comprehend and/or to construct pantomimes was not fully assessed". Das sollte bei der Interpretation experimenteller Studien, die nur eine einzige Testeinheit ohne Training umfaßten, bedacht werden. Smania et al. (2000) untersuchten die Effektivität eines Gesten(produktions)trainings bei Patienten mit Gliedmaßenapraxie. Die verwendeten Gesten waren sinnvoll oder sinnlos, objektbezogen oder nicht objektbezogen. Nach 35 Therapiesitzungen à 50 Minuten konnten signifikante Verbesserungen in Tests zur ideomotorischen und ideatorischen Apraxie verbucht werden. Gestenverstehen wurde dagegen nicht signifikant verbessert. Keinesfalls lässt sich aus Studien, die Training nicht berücksichtigen, jedoch ableiten, dass Gesten und Pantomimen nicht als kompensatorisches Mittel der Verständigung eingesetzt werden können. Eine erhebliche methodische Schwierigkeit besteht auch in einer gewissen individuellen Variabilität nonverbaler Produktion. Es scheint mir wichtig, auf ein weiteres Problem hinzuweisen, das natürlich genauso die Studien betrifft, die sich der Rezeption von Gesten und Pantomimen bei Aphasie widmen: Aphasie als kleinster gemeinsamer Nenner ist zu wenig. In vielen, auch neuesten Studien ist in der Tat nur von „aphasics" oder auch „severe aphasics" die Rede. Auch eine syndromorientierte Einteilung genügt nicht, weil daraus Schlüsse darüber, wie denn nun genau das Verständigungsverhalten der Patienten aussah, nicht möglich sind. Weiterhin finden sich über assoziierte neurologische Defizite (mit Ausnahme der Apraxie), wie Störungen von Gedächtnisleistungen, der Aufmerksamkeit, der Konzentrationsfähigkeit, des Visus etc. kaum jemals valide Angaben. Alle diese Faktoren beeinflussen aber in ihrem Zusammenwirken die Rezeption und Produktion von Gesten und Pantomimen, so dass die bloße Erhebung des Konzepts Aphasie nicht ausreichend ist.

Das „klassische" experimentelle Setting (etwa Duffy & Duffy, 1981) besteht in einem Gegenstück zum bereits vorgestellten Pantomimen/Gesten

-Erkennungstest: Die Patienten erhalten Bilder von Gegenständen oder Handlungen gezeigt, die sie gestisch oder pantomimisch darzustellen haben. Die Angemessenheit wird von Ratern eingeschätzt. Bei diesen Tests schnitten Aphasiker in der Regel schlechter ab als Hirngesunde oder rechtshirnig Geschädigte und linkshirnig geschädigte Probanden ohne Aphasie (Goodglass & Kaplan, 1963; Pickett, 1974; Duffy & Duffy, 1981; Feyereisen & Seron 1982b). Es gibt Hinweise darauf, dass der Schweregrad der Aphasie mit der gestisch-pantomimischen Behinderung korreliert ist (Pickett, 1974).[8] Ein signifikanter korrelativer Zusammenhang besteht mit Beeinträchtigungen des Sprachverständnisses und des Benennens (Kelter, 1990).

3.2.1 Erklärungsansätze für expressiv-gestische Beeinträchtigungen bei Aphasie

Die Erklärungen für die gestisch-mimischen Beeinträchtigungen bei dieser Art von Setting lassen sich in vier Ansätze gliedern:

1. Die nonverbalen (und die verbalen) Defizite bei Aphasie sind Ergebnisse einer allgemeinen intellektuellen Beeinträchtigung infolge der Hirnschädigung. Als Folge von Hirnschädigungen treten nicht nur Beeinträchtigungen einzelner psychischer Subsysteme auf, sondern ist auch von einer allgemeinen Leistungsminderung auszugehen und dies nicht nur bei umschriebenen Läsionen, die zu einer Aphasie führen, sondern bei jeder Art von Hirnschädigung. Aus diesem Grund werden Aphasiker bei vielen Untersuchungen nicht mit hirngesunden Kontrollprobanden verglichen, sondern mit hirngeschädigten Probanden ohne Aphasie. Ein

[8] Syndromorientierte Untersuchungen zur Gestenproduktion, bei denen bestimmte nonverbale Verhaltensmuster aphasischen Syndromen zugeordnet werden, sind in Folge des Paradigmenwechsels in der Neurolinguistik und der Verabschiedung des Syndrombegriffs aufgrund des unhaltbaren Begriffs von Supramodalität, der erheblichen Variabilität in den einzelnen Syndromgruppen, den inhomogenen und polytypischen Kriterien der Syndromklassifikation und schließlich der unsicheren Beziehung zwischen Standardsyndromen und spezifischen Hirnläsionen selten geworden. Die (wenigen) Befunde zur Frage: „Produzieren Broca-Aphasiker andere Gesten als Wernicke-Aphasiker?“ sind denn auch recht widersprüchlich. Cicone et al. (1979) legte nahe, dass die Qualität der Gesten den in der Spontansprache der einzelnen Syndrome zu beobachtenden Mustern entsprechen. Broca-Aphasiker produzierten weniger, einfachere und unelaboriertere Gesten als Wernicke-Aphasiker, dafür aber mit einem höheren Grad an Referenzialität und öfter sprachersetzend. Die Gesten von Wernicke-Aphasikern waren unklarer und wurden fast ausschließlich sprachbegleitend eingesetzt. Vgl. aber Goldblum (1978) und Feyereisen (1982) mit teilweise entgegengesetzten Befunden.

erhebliches methodisches Problem liegt jedoch darin, dass bei schlechterem Abschneiden aphasischer Patienten nicht klar ist, ob dies auf die aphasischen Defizite zurückzuführen ist oder ob Aphasiker ein größeres generelles Defizit aufweisen, weil es kein valides Maß für die allgemeine Beeinträchtigung gibt und weil, selbst wenn man in diesem Punkt Vergleichbarkeit voraussetzen könnte, Minderleistungen auch durch verschiedenene spezifische Störungen verursacht sein könnten (Cohen et al., 1988).

Dieser Argumentation wurde theoretisch durch die Einführung nonverbaler Intelligenztests (Raven, 1956; Raven, 1962) weitgehend der Boden entzogen. Der Raven-Test zeigt eine hohe Korrelation mit anderen Intelligenztests und ist nicht mit Sprachverständnis korreliert. Aphasiker zeigen in diesem oder ähnlichen Tests keine signifikanten Beeinträchtigungen, solange keine globale Aphasie vorlag. Das heißt, dass sich eine starke Korrelation mit dem Schweregrad der Aphasie ergibt. (vgl. Wyke, 1988). Bei der Untersuchung von Fragestellungen wie der nonverbalen Performanz von Aphasikern werden im allgemeinen schlechte Ergebnisse im Raven-Test als Ausschlusskriterium benutzt. Duffy & Duffy (1981: 81) finden „no support, that nonverbal deficits in aphasia are the result of a general intellectual deficit".

2. Eine immer wieder auftauchende Hypothese (Bloor, 1977; Fuson, 1979), die gestische Defizite der Aphasie zuordnet, ist die der verbalen Mediation. Die primär verbalsprachliche Beeinträchtigung könnte gestische Beeinträchtigungen hervorrufen, weil Gestik subvokale verbale Vermittlung voraussetzen würde.[9] Die These ist verlockend, weil es in der Tat experimentelle Belege dafür gibt, dass Gestik und verbale Encodierung zusammenhängen (z. B. Butterworth & Beattie, 1987; Butterworth & Hadar, 1989). Nur: Man weiß im Moment noch zuwenig über die Implementierung pantomimisch-motorischer Prozesse einerseits und phonologisch-verbaler Prozesse andererseits (vgl. Ziegler, 1989: 21ff.), um diese These experimentell verifizieren zu können. Vielleicht spricht die klinische Erfahrung, dass Sprechapraxie und ideomotorische Apraxie dissoziieren können, eher gegen sie. Der einzige Bereich, in dem empirische Eviden-

[9] Gelegentlich (Duffy & Duffy, 1981) wird für diese verbale Vermittlung Vygotskis Begriff der „inneren Sprache" fälschlich synonym verwendet, denn Vygotski bezog sich ausdrücklich auf eine präverbale Konzeptualisierungskomponente (vgl. etwa Vygotski, 2002).

zen für innere verbale Mediationsprozesse vorliegen, ist die Forschung zum Kurzzeitgedächtnis (Kelter, 1990: 58)

Der Löwenanteil der einschlägigen Literatur in den letzten drei Jahrzehnten beschäftigte sich mit der Verifikation der letzten beiden Ansätze: Ob nämlich

3. Aphasie keine rein verbale Störung ist und gestisch-expressive Defizite als korrelierter Aspekt aphasischer Störungen folglich auch nicht, sondern ob es eine grundlegende symbolisch-konzeptuelle Verarbeitung gibt, deren Störung in verbalem wie nonverbalem Verhalten zum Ausdruck kommt („Asymbolie-Hypothese"), oder ob

4. Gestisch-expressive Störungen das Ergebnis ideomotorischer Apraxie sind, einer mit Aphasie zwar häufig assoziierten, aber unabhängigen Störung.[10] Als Ursache der Beeinträchtigungen wird zumeist die Störung eines Zentrums für die motorischen Programme oder eines „Bewegungsgedächtnisses" angesetzt (Jason, 1983 a,b).

3.2.2 Gestik, Apraxie und Asymbolie

Schwierigkeiten im Umgang mit Gesten sind häufig Folgen einer Störung, die gewöhnlich nach linksseitiger Hirnschädigung gefunden und seit den Arbeiten von Hugo Liepmann (z. B. 1908) als Apraxie bezeichnet wird. Unter einer Apraxie wird eine Störung in der Ausführung gelernter, sinnvoller Bewegungen auf Aufforderung hin bzw. Störungen in der Imitation solcher Bewegungen außerhalb ihres natürlichen Kontextes verstanden, die nicht grundlegenden motorischen (Paresen/ Paralysen) oder sensorischen (Sensibilitätsstörungen) Defiziten, Störungen der Bewegungskoordination (Dysmetrien), beeinträchtigtem auditiven Sprachverständnis, Unkooperativität oder allgemeinem intellektuellem Abbau zuzuschreiben ist. Die Störung betrifft dabei selektiv die Planung oder Ausführung von motorischen Aktionen und bei einseitigen Läsionen immer auch die zur Läsion ipsilaterale Körperseite, ist also in der Regel bilateral. Apraxien sind nicht auf bestimmte Extremitäten beschränkt, sondern umfassen Hände wie Füße.

Apraxien sind oft mit Aphasien assoziiert; bei Rechtshändern gehen Aphasie und Apraxie in der Regel mit linksseitiger Hirnschädigung einher. Von vielen Autoren werden signifikante Korrelationen zwischen Apra-

[10] Kertesz et al. (1984) fanden apraktische Störungen bei 53 von 57 schweren Aphasien, aber nur bei 30 von 86 mittelschweren bis leichten.

xie und auditivem Sprachverständnis beschrieben (Goodglass & Kaplan, 1963; Wang & Goodglass, 1992; Schnider et al., 1997). Papagno et al. (1993) untersuchten 699 Patienten mit linksseitig-vaskulärer Hirnschädigung und fanden darunter 10, welche apraktisch, aber nicht aphasisch waren und 149, die aphasisch waren, ohne apraktisch zu sein. Für diese Dissoziation gibt es grundsätzlich zwei mögliche Ursachen: zum einen, dass bei Rechtshändern die Praxie eher als sprachliche Funktionen linkshemisphärisch repräsentiert ist, zum anderen, dass das mit sprachlichen Funktionen befasste linkshemisphärische neurale Netzwerk umfassender oder eher im Versorgungsbereich der A. cerebri media repräsentiert ist als das für Praxie verantwortliche. Foundas et al. (1995a) untersuchten Apraxie bei 9 Rechtshändern mit selektiver Anästhesie der linken Hemisphäre (Wada-Test). Bei allen Untersuchten war Sprache linkshemisphärisch repräsentiert, bei 7 davon auch die Praxie. Bei den anderen zwei fand sich eine beidseitige Repräsentation der Praxie, woraus die Autoren schließen, dass Praxie eher zwischen den Hemisphären aufgeteilt ist als Sprache. Foundas et al. (1995b) konnten zeigen, dass linkshemisphärisch geschädigte Patienten mit Aphasie und Apraxie, die aber nicht hemiplegisch waren, im Gegensatz zu Kontrollen, die eindeutig rechtshändige Gesten im Gespräch bevorzugten, diese gleich wahrscheinlich mit der linken Hand oder beidhändig ausführten. Aphasie und Apraxie sind also voneinander prinzipiell dissoziierbare Symptome, was sich auch darin zeigt, dass sie in ihrer Rückbildung wenig korrelieren (Mimura et al., 1996). Ebenfalls seit Liepmann (1908) wird die ideomotorische Apraxie als eine Störung der Auswahl und korrekter zeitlicher Sequenzierung von Einzelbewegungen von der ideatorischen Apraxie als Störung bei der Ausführung von Handlungsfolgen unterschieden. In dieser bis in die Gegenwart vertretenen Sicht trifft man die Differenzierung so, daß bei der ideatorischen Apraxie der Plan der Bewegung fehlt (womit man die ideatorische Apraxie als höhere, auf der Konzeptebene angesiedelte Störung faßt), bei ideomotorische Apraxie sieht man die Umsetzung eines Bewegungsplans in motorische Aktionen gestört. Ideomotorische Apraxie tritt in der Regel nur bei gezielter Untersuchung in Erscheinung, bei denen Patienten Bewegungen auf verbale Aufforderung hin ausführen oder imitieren sollen. Dementsprechend stellt die ideomotorische Apraxie ein Haupthindernis beim Erwerb eines sprachersetzenden Gesteninventars dar. Die Patienten werden dann auch im Alltag auffällig, wenn sie versuchen, die erlernten Bewegungskomponenten in Verständigungssituationen einzusetzen. Betroffen sind also neu zu erwerbende Bewegungsabläufe, beispielsweise solche mit der linken Hand bei rechtsseitiger Parese. Hierher gehören auch die im Selbsthilfetraining neu zu erlernenden Bewegungen beim Ankleiden, der Körperhygiene oder der Nahrungsaufnahme, sowie der Erwerb linkshändigen Schreibens im Rahmen der Ergo- oder Sprachtherapie.

Die Diskussion um die Gestenproduktion von Aphasikern unterscheidet sich von der Erforschung des Gestenverstehens also vor allem dadurch, dass die Frage nach dem Einfluß der ideomotorischen Apraxie ins Blickfeld gerät (vgl. z. B. Roy et al., 1998). Der Gegensatz mag etwas künstlich erscheinen, weil das (nichtimitatorische) Ausführen von Gesten oder Pantomimen ja offensichtlich beides verlangt: das Vorliegen eines Konzepts wie Planung und Ausführung einer sinnvollen und gesteuerten Bewegung. Gerade die ältere Forschung ist jedoch durch eine gewisse Vorliebe für reduktionistische Erklärungsansätze ausgezeichnet. Die Asymbolie-Hypothese, nachdrücklich etwa von Duffy & Duffy (1981) vertreten, will für Defizite in der Gestenproduktion aphasische Störungen in Form einer gestörten Symbolverarbeitung verantwortlich machen. Duffy & Duffy unterzogen nichtflüssige, zum großen Teil globale Aphasiker einem Pantomimen-Erkennungstest, einem Pantomimen-Ausdrucks-Test, einem Test auf Apraxie (Wiederholen bedeutungsvoller und nicht bedeutungsvoller Bewegungen) und einem Aphasietest (dem PICA[11]; Porch, 1971). Das Ergebnis: Defizite in Pantomimenproduktion und -Rezeption korrelierten stark mit der Aphasie, aber nicht mit der ideomotorischen Apraxie, erschienen also unabhängig von der motorischen Ausführung. Pantomimische Aufgaben seien, weil sie auf Symbolverarbeitung beruhen, stark mit aphasischen Störungen korreliert, während die motorische Ausführung an der symbolischen Komponente keinerlei Anteil hat und deshalb auch nicht mit dem Schweregrad korreliert ist. Gegen eine Argumentation in dieser Richtung wurde schon früh eingewandt (zuerst von Dee et al., 1970), dass die Patienten auch dann schlechter als die Kontrollen abschnitten, wenn der Gebrauch eines Gegenstands pantomimisch vorgeführt wird und der Proband die Pantomime nur nachzuahmen hat: dies spreche gegen die Asymbolie-Hypothese. Gegen eine solche Argumentation meldet Kelter (1990: 79) zu Recht Bedenken an: „Wenn ein Patient den Gegenstand, um den es bei der Pantomime des Versuchs-

[11]PICA = Porch Index of Communicative Ability, der, wenn seine Ergebnisse den Resultaten aus non-verbalen Tests (Pantomime wie allgemein motorische Tests) in Relation gesetzt werden, den methodischen Schönheitsfehler hat, dass er selber non-verbale Performanz berücksichtigt; es besteht die Gefahr von Artefakten.

leiters geht, nicht oder nur ungenügend begrifflich erfaßt, ist kaum zu erwarten, dass er die Bewegungssequenzen des Versuchsleiters mühelos im Gedächtnis behält und in allen ihren Einzelheiten korrekt nachahmen kann.“ (Kelter 1990: 79)

Die Gegenposition setzt Defizite bei der Verarbeitung von Pantomime/Gesten mit Störungen in der Kontrolle und/oder Ausführung zielgerichteter Bewegungen unabhängig von deren kommunikativem Inhalt gleich. Behauptet wird, dass zwischen den Minderleistungen, die Aphasiker bei der Verarbeitung von Gesten und Pantomimen zeigen und den sprachlichen Beeinträchtigungen kein funktioneller Zusammenhang bestehen muss, sondern dass die Assoziationen nur hirnanatomisch bedingt sind. Im Versuch der Widerlegung der These einer allgemein symbolischen Störung untersuchten Goodglass & Kaplan (1963) in der ersten experimentellen Arbeit zur nonverbalen Verständigung bei Aphasie 20 leicht bis mittelschwer gestörte Aphasiker. Diese schnitten bei der Pantomimenproduktion zwar schlechter ab, aber es ergab sich nur eine geringe Korrelation zwischen dem Schweregrad der Aphasie und mimisch-gestischer Kompetenz. Zudem ließ sich keine Dissoziation zwischen dem Ausführen bedeutungsloser Bewegungen (Imitation) und dem Ausführen bedeutungsvoller Gesten oder Pantomimen feststellen, was nach der Asymbolie-Hypothese zu erwarten gewesen wäre. Die gestischen Defizite ließen sich deshalb als Folge einer Bewegungsstörung erklären. Dazu passen auch die Befunde von Smania et. al. (2000), die zeigen konnten, dass sich die Gestenproduktion apraktischer Aphasiker durch Training signifikant verbessern ließ, ohne dass dies Auswirkungen auf die Leistungen in einem Gestenrezeptionstest hatte. Dies lässt sich nur schwer mit der Idee einer zugrunde liegenden Symbolstörung vereinbaren.

Dieser Ansatz wurde vor allem von der kanadischen Neuropsychologin Doreen Kimura (Kimura, 1976, 1982) weiterverfolgt, die die These vertrat, dass die linke Hirnhälfte alle motorisch-sequentielle Aktivität – und zwar verbale wie nonverbale – kontrolliert. Ihre Argumentation stützt sich auf die enge Assoziation zwischen Lateralisation der Sprache und Händigkeit, die häufige Assoziation von Aphasie und ideomotorischer Apraxie und die (negativen) Auswirkungen eines linkshemisphärischen Hirnschadens auf das Erlernen von Handzeichensprachen bei Taubstummen (vgl. Feyereisen & Seron 1982b: 216). Kimura & Archibald (1974)berichten von ähnlichen Defiziten bei der Ausführung von bedeutungsvollen wie bedeutungslosen Bewegungen durch linkshirnige Patienten, mit oder ohne Aphasie.

Neuere Arbeiten verwenden dieselben experimentellen Parameter, gehen aber differenzierter vor. Vor allem die Vermischung diskreter Faktoren wird hier für experimentelle Ergebnisse verantwortlich gemacht, die zu so unterschiedlichen Auffassungen wie den oben dargelegten führen. So untersuchen Wang und Goodglass (1992) nicht einen global verstandenen Begriff von „language impairment" (der allzu oft auf das zu erwartende „symbolic impairment" ausgerichtet gewesen war), sondern drei autonome Aspekte von Sprache: auditives Sprachverständnis, Lesesinnverständnis und Benennen als diskrete Faktoren. Wie in den vorangegangenen Studien auch verwenden Wang & Goodglass (1992) die Leistungen bei der Imitation von Bewegungen als Kriterium für motorische Fähigkeiten. Bedeutungsvolle und bedeutungslose Bewegungen wurden jedoch getrennt. Das Ergebnis der differenzierten Studie von Wang & Goodglass (1992), bei der 30 Aphasiker aller Syndromkategorien und 20 Kontrollen untersucht wurden, ergab, dass sowohl Aphasie als auch Apraxie einen Einfluß auf die gestisch-pantomimischen Fähigkeiten haben. Apraktische Störungen korrelierten mehr als sprachliche Faktoren mit der Ausführung von Gesten und Pantomimen. Unerwartet war die starke Korrelation zwischen Apraxie und dem Verständnis von Pantomimen und Gesten, die zeigte, dass apraktische Störungen sowohl die Produktion als auch das Verstehen von Pantomimen und von Gesten beeinflussen können. Beides kann aufgrund individueller Varianz in verschiedenem Ausmaß betroffen sein. Von den explizit aufgeführten linguistischen Faktoren war nur das auditive Sprachverständnis stark mit der gestisch-pantomimischen Performanz korreliert, Benennen nur leicht, das Lesesinnverständnis gar nicht. Wie lassen sich diese Befunde erklären? Ein erster, allen getesteten sprachlichen Teilleistungen und der Produktion von Pantomimen gemeinsamer Faktor vermittelt zwischen Konzept und einer modalitätsspezifischen Repräsentation und er wäre noch am ehesten als „symbolisch" anzusprechen. Wang & Goodglass (1992) sehen diese Komponente vor allem in der Korrelation zwischen auditivem Sprachverständnis und gestisch-pantomimischen Aufgaben (nicht aber bedeutungslosen Bewegungen) repräsentiert. Die modalitätsspezifischen Einflüsse der einzelnen Teilleistungen sind schwerer abzuschätzen, je nachdem, welche kognitiven Anforderungen in Betracht kommen. Benennleistungen beinhalten sowohl den Zugriff auf eine semantische und eine phonologische Form als auch die motorische Ausführung durch das artikulatorische System; Lesen das (späterworbene) visuelle Gruppieren und Identifizieren von Buchstaben und den Abruf einer zugeordneten Bedeutung. Den Faktor mit der geringsten Varianz bezüglich Symbolverarbeitung sehen Wang & Goodglass (1992: 416f.) im auditiven Sprachverständnis: „we suggest, that the common symbolic factor was able to manifest itself in a correlation between auditory comprehension and all of the pantomime-related measures. The specialized skills involved in reading could have introduced so much unrelated variance as to completely obscure the common effect of this symbolic factor.“ Diese Befunde sind durchaus vereinbar mit älteren Erklärungsansätzen, wie etwa der salomonischen Lösung, die Harold Goodglass zusammen mit Edith Kaplan (1963) fast 30 Jahre früher formulierte: nämlich Störungen der pantomimisch-gestischen Verarbeitung mit signifikanten Defiziten im Sprachverständnis einem generellen Defizit in der symbolischen Verarbeitung zuzuschreiben, solche hingegen ohne Verstehensdefizite der Apraxie.

Ein Prüfstein jeder Theorie nach dem zugrundeliegenden Defizit bei apraktischen Störungen ist die Frage, warum apraktische Patienten bei manchen Handlungen fehlerhafte Bewegungsmuster ausführen und bei anderen Aktionen mit ganz ähnlichen Bewegungsmustern unbeeinträchtigt sind, was primär motorische Störungen bei der Ausführung von Zielbewegungen sowie Störungen der Feinmotorik ausschließt.

Einen völlig neuartigen Ansatz zur Beantwortung dieser Frage stellen die Arbeiten des Münchner Neuropsychologen Georg Goldenberg dar (Goldenberg, 1996a, 1996b, 1998, 2003, Goldenberg et al., 2003), der die Apraxie als zum Teil semantische Störung auffasst. Danach enthält das semantische Gedächtnis eine Sammlung von Gebrauchsanweisungen, die die Verwendung von Werkzeugen und Gegenständen festlegt. Das Erkennen des Gegenstandes aktiviert diese Gebrauchsanweisung. Die Bewertung der Brauchbarkeit eines Gegenstandes (z. B. eines Hammers) erfolgt anhand funktioneller Details (Schwere und Form der Schlagfläche, Stiel etc.), die auch festlegen, wie man einen Hammer richtig anfaßt und bewegt und zwar unabhängig vom restlichen Wissen über den Hammer (Kategorisierung als Werkzeug etc.). Viele apraktische Fehler können so interpretiert werden, dass funktionell wichtige Details mißachtet werden. Ein Patient, der einen Bleistift verkehrt herum in die Hand nimmt und damit verzweifelt aufs Papier drückt, berücksichtigt nicht das funktionelle Detail, dass bei einem Bleistift die Seite mit der gespitzten Mine gut, die andere hingegen nur schlecht schreibt, wiewohl seine Handlung erkennen läßt, dass er genau weiß, wozu der Gegenstand dient.

Als mögliches Gegenargument erscheint die Tatsache, dass apraktische Patienten auch Fehler beim Imitieren von Bewegungen ohne Objekt machen und zwar nicht nur von Gesten, sondern auch von bedeutungslosen Bewegungen. Auch hier erfolgen die Reaktionen zögernd, oft fehlerhaft und mit suchenden Korrekturbewegungen, bei denen der Bewegungungsablauf immer wieder mit dem des Untersuchers abgeglichen wird. Die Schwierigkeiten beim Imitieren (das kein sinnbezogenes Erfassen einer Bewegung als Voraussetzung hat) galten traditionell als Beweis dafür, daß der Apraxie ganz sicher keine Konzeptstörung zugrundeliegt, im Kern ist die ganze Asymboliedebatte darauf aufgebaut. Goldenberg (1998: 98f.) hält dagegen:

> „Das Nachmachen einer vorgezeigten Bewegung erscheint bei oberflächlicher Betrachtung als eine sehr einfache Aufgabe. Das Bewegungsziel wird vorgegeben, die Bewegung muß nur noch ausgeführt werden. Diese Analyse übersieht aber, dass die Person, die die Bewegung vormacht, eine andere ist als die, die sie nachmacht. Das Bewegungsziel ist wohl in Bezug auf einen Körper definiert, aber nicht auf den eigenen. Um die Bewegung zu imitieren, muß ihre Endposition von einem fremden Körper auf den eigenen übertragen werden. Dazu muß die Endposition der Körperteile genau aufgefaßt und analysiert werden. Wenn die Hand senkrecht unter das Kinn gehalten werden soll (...) muß man erfassen, dass die Handkante und nicht der Handrücken nach vorne zeigen soll und dass die Berührung unter dem Kinn und nicht vor dem Mund stattfindet. Handkante und Handrücken, Kinn und Mund sind funktionell wichtige Details des menschlichen Körpers. Man könnte darin einen Sonderfall der funktionell wichtigen Details sehen, die auch beim Objektgebrauch den Bewegungsablauf bestimmen."

Die bei vielen Apraxieprüfungen (z.B. Hartje & Poeck, 1997) übliche Differenzierung in sinnvolle und bedeutungslose Bewegungen erreicht ihren Zweck also möglicherweise gar nicht: Schnider et al. (1997) fanden keinen Unterschied in der Ausführung bedeutungsloser und sinnvoller Bewegungen. Die Schwierigkeiten könnten in beiden Fällen das richtige

Erfassen des Bewegungsziels betreffen, weil die Patienten nicht mehr in der Lage sind, die Beziehungen zwischen den beteiligten Körperteilen zu erfassen. Fehler beim Imitieren werden nicht nur am eigenen Körper gemacht, sondern konnten von Goldenberg (1996a) bei apraktischen Patienten auch außerhalb des eigenen Körpers beim Manipulieren einer Puppe festgestellt werden. Goldenberg (1996b) stellte fest, dass apraktischen Patienten die Imitation von Fingerstellungen (z. B. einen Ring mit Mittelfinger und Daumen bilden) leichter fällt als die Imitation von Handstellungen (z. B. die Hand flach unter das Kinn halten). Kontrollen und rechtshirnig Geschädigte machen dagegen bei den Fingerstellungen mehr Fehler. Dieses Ergebnis kann damit erklärt werden, dass die eigene Hand mit ihren Fingern in ähnlicher Weise wahrgenommen wird wie fremde Hände (die Imitation also eine geringere Umsetzungsarbeit erfordert), während bei Handstellungen die eigene Hand in Bezug auf Körperteile (Kopf, Hals etc.) positioniert werden muß, die nur indirekt erschlossen werden können. Das Bewegungsziel muß vom Körper des Gegenübers ins eigene Körperschema übertragen werden.

In Goldenberg (2003) und Goldenberg et al. (2003) wird dafür argumentiert, dass weder Asymbolie- noch Unabhängigkeitshypothese und auch keine Kombination der Defizite, die sich aus diesen beiden Hypothesen ableiten ließe, für die charakteristischen Leistungsmuster von Aphasikern beim Lösen nonverbaler Aufgabenstellungen verantwortlich zu machen sind. Goldenberg sieht die zugrunde liegende Störung vielmehr in einer Unfähigkeit, distinktive Muster von Objekten und Handlungen zu selektieren und zu kombinieren, die nach Läsionen der linken Hemisphäre auftreten kann. Die Motorprogramme, so argumentieren die Autoren, die wirkliches Trinken aus einem Glas und die dazugehörige Pantomime kontrollieren, haben vermutlich nicht viel miteinander zu tun. Für die Pantomime ist zusätzlicher kognitiver Aufwand erforderlich. Zunächst muss ein mentales Bild der Handlung entworfen werden, das das Glas mit der Hand, die es zum Mund führt, in einem Bewegungsbild abbildet. Um dieses in eine Pantomime zu überführen, müssen aus diesem Bild Form und Gewicht des Glases, Bewegung und Position der ausführenden Hand entnommen werden. Die Schwierigkeit, einzelne Aspekte einer Handlung auszuwählen und umzusetzen, macht Pantomimen des Objektgebrauchs so schwierig. Die Pantomime kann nicht aus der zugrunde liegenden Handlung abgeleitet werden, sondern muss generiert werden. Eine Unfähigkeit, Pantomimen auszuführen, kann in dieser Sicht insofern als apraktisch bezeichnet werden, als dass die Abwesenheit eines handlungsleitenden Objektes die Ausführung erschwert. Der entscheidende Unterschied ist jedoch, dass diese Schwierigkeit eher in den konzeptuellen Bereich als in den der motorischen Ausführung verortet wird.

3.3 Aphasiker kommunizieren besser als sie sprechen (Holland, 1977)

Warum nun dissoziieren die Eindrücke von Klinikern, die zum Teil auch auf Gesten basierende Therapieprogramme entwickelt haben (wie etwa Schlanger, 1979, Balick, 1976, oder Stuart-Smith & Wilks 1979), was die gestisch-pantomimischen Fähigkeiten von Aphasikern angeht, so häufig von den experimentellen Befunden? Ich sehe zwei Ursachen dafür, die miteinander in Verbindung stehen.

1. Die weit überwiegende Anzahl von Untersuchungen zur Gestenproduktion von Aphasikern beschränkt sich auf beschreibende oder kodifizierte Gestik und auf die Produktion von Pantomimen. Diese Formen fügen sich besser in standardisierte Parameter ein und sind auch leichter zu erheben. Sehr viel weniger Studien widmen sich der Erforschung der für die Verständigung ebenfalls sehr wichtigen spontanen coverbalen, gestischen (vor allem Handbewegungen) und mimischen Produktion von Aphasikern.

Schon Critchley (1939) hatte unterschiedliche Beeinträchtigungen von propositionalem und nonpropositionalem (automatischem) Verhalten auch für Gesten und Mimik von Aphasikern beobachtet und diese Dissoziation zwischen automatischem („vorprogrammiertem“) und willkürlichem Verhalten und entsprechender motorischer Planung findet sich auch in neueren Modellen zur Gestenproduktion (vgl. Wang & Goodglass, 1992). Die Hypothese lautet: Diese spontane Aktivität könnte bei Aphasikern vergleichsweise ungestört und somit ein wichtiges Mittel zur Verständigung sein, weil sie trotz ihrer Unspezifität Information übermitteln kann und so den Gesprächspartner im Rahmen der Verständigungssicherung mit wichtigen Informationen innerhalb der Verständigungssicherung versorgen.

Eine ganze Reihe von Studien (Katz et al., 1978; Duffy & Buck, 1979; Buck & Duffy, 1980; Feyereisen & Seron, 1982b; Mammucari et al., 1988; Weddell et al., 1990) legt den Schluß nahe, dass der mimische Ausdruck bei Aphasie nicht beeinträchtigt ist. Duffy & Buck (1979) zeigten etwa ihren Patienten verschieden affektiv getönte Dias. Die Patienten wurden beim Betrachten gefilmt und die Angemessenheit des Gesichtsausdrucks wurde über unabhängige Rater ermittelt, die von diesem auf die Natur der gezeigten Aufnahmen zu schließen hatten. Dabei ergaben sich keine Unterschied zwischen Aphasikern und anderen Gruppen.[12] Uneinheitlicher sind die Ergebnisse, was spontane (sprachbegleitende) Gesten angeht. Als gesichert kann gelten, dass Aphasiker unabhängig von der Symptomatik mehr spontane Gesten pro Zeiteinheit produzieren als Gesunde, dass also verbale Flüssigkeit keine Rolle spielt. In der Literatur besteht weitgehend Einhelligkeit darüber, dass Aphasiker bei der Produktion spontaner Gesten beeinträchtigt sind und die kommunikative Qualität dieser Gesten mit der Sprachstörung in Verbindung steht. Dennoch treten gerade bei verbal schwer beeinträchtigten Patienten Dissoziationen zugunsten des gestischen Ausdrucks auf, die in der Verständigung von Nutzen sind. Dazu trägt bei, dass die Funktion von Gesten nicht auf eine sprachähnliche Übermittlung von Informationen (anstelle der Sprachhandlung oder sie unterstützend) beschränkt werden kann. Duncan & Fiske (1977) haben auf die wichtige soziale Funktion von Gestik bei der Regulierung von Sprecherwechseln in der Konversation hingewiesen. Fortgesetzte Gestik des Sprechers verhindert Sprecherwechsel, Beendigung der Gestik signalisiert seine Möglichkeit. Diese soziale Kompetenz scheint bei Aphasie intakt.

2. Bei jeder Art von nonverbaler (und verbaler) Verständigung spielt der situative Kontext eine große Rolle. Hinzu kommt das Problem, dass etwa ein- und diesselbe Geste in Abhängigkeit vom verbalen, situativen und Handlungskontext ganz verschiedene Funktionen erfüllen und z.B. immer auch metakommunikativ eingesetzt werden kann, so dass die Interpretation einer Geste als konventionell selbst schon eine Deutung vor dem Hintergrund des Kontextes darstellt (Blunk, 1985: 182). Auf das methodische Problem, dass viele experimentelle Befunde unter kontrollierten und standardisierten Testbedingungen erhoben wurden, die keinen natürlichen Kontext von Verständigung darstellen, wurde bereits hingewiesen. Ob und in welchem Umfang Aphasiker Gesten und Pantomimen unter den Bedingungen natürlicher Verständigung einset-

[12] Auf verschiedene methodische Schwierigkeiten bei der Beurteilung affektiven Verhaltens, vor allem der, dass eine Modifikation der emotionalen Befindlichkeit durch die Aphasie selbst verursacht wird, weisen Feyereisen & Seron (1982b: 227) hin.

zen und/oder diese zur Kompensation von verbalen Defiziten eingesetzt werden, läßt sich aus diesen Ergebnissen nicht ableiten. In der Aphasiologie gibt es nur wenige diagnostische Werkzeuge, die sich an einer generellen Verständigungsfähigkeit orientieren[13] und eher die Art und Weise berücksichtigen, in der Aphasiker mit ihren Schwierigkeiten in der Verständigung umgehen, anstatt die Rest-Sprachfähigkeiten nur zu quantifizieren. Das nonverbale Verhalten von Aphasikern in natürlichen Gesprächssituationen als dem relevantesten Kontext hat noch weniger Aufmerksamkeit erfahren; soweit ich sehe, gibt es nur wenige einschlägige Studien, bei denen die Verwendung nonverbaler Muster durch Aphasiker wirklich Thema ist.[14]Bereits Holland (1982) konnte zeigen, dass auch sprachlich schwer beeinträchtigte Aphasiker in natürlichen Gesprächssituationen häufig und erfolgreich auf nonverbale Mittel zurückgreifen. Behrmann & Penn (1984) untersuchten 4 flüssige, 4 nicht-flüssige und 3 „gemischte" Aphasiker und berücksichtigten eine Vielzahl nonverbaler Verhaltensmuster, die von paralinguistischen Mustern bis zur Einbeziehung der Distanz zwischen Patient und Untersucherin reichte.

Bei flüssigen und „gemischten" Aphasien spielte die sprachunterstützende Funktion nonverbalen Verhaltens eine so wichtige Rolle, dass die anderen Funktionen fast zu vernachlässigen sind. Bei nicht flüssigen Aphasien dagegen traten häufig auch nonverbale Handlungen für eine Sprechhandlung ein oder boten doch zusätzliche Information. Das läßt den Schluß zu, dass nicht-flüssige Aphasiker nonverbales Verhalten aktiver bei der Vermittlung von Information einsetzen, wobei Gesten, Pantomimen und mimischer Ausdruck etwa gleich häufig eingesetzt werden. Insgesamt fanden Behrmann & Penn keine Korrelation zwischen dem erfolgreichen Einsatz von Gesten und standardisierten Aphasietests. In Einzelfällen schien eher der Aphasietyp (flüssig/ nichtflüssig) mit der kompensatorischen Verwendung von Gesten korreliert zu sein als der Schweregrad.[15] Die Studie von Ahlsen (1991) bestätigt allerdings die

[13]Etwa Hollands (1980) Communicative Abilities in Daily Living (CADL). Im deutschsprachigen Raum findet sich nichts Vergleichbares. Auch der mit Spannung erwartete ANELT (Blomert & Buslach 1997), der – anders als der Aachener Aphasie-Test – ja ausdrücklich beansprucht, einen Indikator für die Verständigungsfähigkeit darzustellen, berücksichtigt keine nonverbale Performanz!

[14]Etwa Holland (1982), Behrmann & Penn (1984), Herrmann et al. (1988 und 1989).

[15]Zu diesem Ergebnis waren auch Cicone et al. (1979) gekommen, die Spontansprachinterviews mit Patienten mit anteriorer und posteriorer Läsion, erhoben hatten. Wenn sie allerdings aus ihrer Beobachtung, dass Gesten- und Sprachprodukti-

klinische Erfahrung, dass auch Wernicke-Aphasiker sehr wohl referenzielle Gestik in sprachersetzender Funktion einzusetzen vermögen. Ahlsen beschreibt den Fall einer chronischen Wernicke-Aphasie. Der Patient entwickelte referenzielle Gestik von sich aus und griff in dem Maß seltener darauf zurück, in dem sich verbalsprachliche Funktionen erholten.

Der Ansatz von Behrmann & Penn (1984) wurde von Herrmann et al. (1988 und 1989) weiterverfolgt. Hermann et al. (1988) hat zum Kontext nicht nur die natürliche Gesprächssituation, sondern auch Gesprächspartner aus der Lebenswelt der Patienten: nämlich deren Angehörige. Die Patienten waren alle als schwere Broca- oder Globalaphasiker eingestuft. Berücksichtigt wurden nur Arm-, Kopf- und Körperbewegungen.

Das Ergebnis: die Aphasiker setzten häufiger und länger Gestik ein als ihre Angehörigen. Interessanterweise aber benutzten auch die Angehörigen einen (für Sprachgesunde) ungewöhnlich hohen Anteil an kodifizierter und auch deskriptiver Gestik; sie haben also ihr nonverbales Verhalten geändert, um die Verständigung zu erleichtern. Diese beiden Gestentypen erschienen Hermann et al. als prädestiniert zur Kompensation verbaler Defizite (Pantomime wurde von beiden Seiten kaum eingesetzt). Auch wenn, wie Hermann et al. einräumen, Nicken, Kopfschütteln und Schulterzucken (um Verstehens- oder Ausdrucksprobleme zu vermitteln) einen großen Teil der kodifizierten Gestik ausmachen, sollte deren kommunikativer Wert nicht unterschätzt werden.[16] In Hermann et al. (1989) wurde der Ansatz weiterverfolgt. Die Autoren standen vor dem Problem, einen adäquaten Beurteilungsmodus für die Kommunikation deutschsprachiger Aphasiker zu finden, wie er für den anglophonen Raum etwa im Functional Communication Profile (FCP, Sarno 1969), dem Porch Index

on bei den beiden großen Syndromtypen parallelisiert sind (die Gesten von Broca-Aphasikern sind referenzieller und klarer und umgekehrt), auf die Unfähigkeit von Wernicke-Aphasikern schließen. Allerdings ist die Zahl der geäußerten Einheiten bei Wernicke-Aphasikern auch höher, demzufolge auch die Zahl sprachbegleitender Gesten mit niedriger Referenzialität. Der Schluss, Wernicke-Aphasiker könnten generell schlechter gestisch referieren, ist aus diesen Ergebnissen nicht ableitbar. Vgl. auch Ahlsen (1991).

[16]Ich sehe einen Mangel der Studien von Herrmann et al. darin, dass lediglich die Konstituenten von Verständigung quantifiziert werden, aber auf die Umstände und Gründe, wie und warum in den einzelnen Fällen Verständigung gescheitert oder geglückt ist und welche Rollen die Gesprächspartner dabei einnahmen, nicht eingegangen wird. Es ist wenig hilfreich, eine Geste von einem unabhängigen Rater als „angemessen“ klassifiziert zu wissen, ohne zu erfahren, ob (und wie) sie denn erfolgreich eingesetzt worden ist.

of Communicative Abilities (PICA; Porch, 1967), den Communicative Abilities in Daily Living (CADL; Holland, 1980) oder dem Communicative Competence Evaluation Instrument (CCEI; Houghton, Pettit & Towey, 1982) existiert. Die Grundzüge lassen sich wie folgt skizzieren.

1. Es werden keine standardisierten oder semistandardisierten Interviews/Gespräche geführt, sondern in der Kommunikationssituation soll Neues verhandelt werden. Den Patienten wird versichert, daß jegliche Art, eine Botschaft zu übermitteln, willkommen sei.

2. Die Themen sind für die Patienten relevant. Wallace und Canter (1985) konnten zeigen, daß die Verwendung persönlich relevanten Materials leistungssteigernd wirkt.

3. Neben den Hauptbeurteilungskriterien Verständlichkeit (phonologische/lexikalische oder gestische Identifizierbarkeit, Verständlichkeit des Inhalts der Botschaft) und Angemessenheit (in Bezug auf Thema und situativen Kontext) wird der interaktive Aspekt miteinbezogen: die Strategien. Zeigen die Patienten verbal oder nonverbal ihre Kommunikationsbereitschaft an? Betreiben sie Verständigungssicherung? Bitten sie im Falle von Verstehensschwierigkeiten um Hilfe? Können sie damit auch etwas anfangen? Benutzen sie spontan nonverbale kompensatorische Mittel für den Fall, daß rein verbale Verständigung scheitert?

Als häufigste Strategien stellten sich heraus: Verständigungssicherung und die Kompensation verbaler Defizite. Sie zeigten sich als eng korreliert mit der Effizienz der Verständigung (Angemessenheit und Verständlichkeit). Effektive Basisstrategien bei schwerer Aphasie bestehen also keineswegs nur darin, Kommunikationsbereitschaft überhaupt anzuzeigen, sondern auch darin, um Hilfe zu bitten, sich diese nutzbar zu machen und – darüber hinaus – selbst Botschaften zu formulieren. Es ist diese interaktive Dimension, die Aphasietests in der Regel nicht berücksichtigen. Ein interessantes Ergebnis ist weiter die Korrelation der solcherart erhobenen kommunikativen Fähigkeiten mit dem Tokentest, der als bester Einzelindikator des Schweregrads aphasischer Beeinträchtigungen angesehen wird (Huber, Poeck & Weniger, 1982). Erwartungsgemäß korrelieren gute Ergebnisse beim Token-Test mit gut erhaltenen kommunikativen Fähigkeiten. Aber: Aus einem Versagen im Token-Test ist ein Schluß auf das Maß, in dem Gestik erfolgreich eingesetzt wird, nicht zulässig. Mit anderen Worten fanden Hermann et al. (1989) keine Anzeichen für eine Korrelation zwischen neurolinguistischen und kommunikativen Beeinträchtigungen. Herrmann et al. (1989: 52) kommen also zu Ergebnissen, die die kompensatorische Potenz von Gestik betonen und mit Einschränkungen auch gegen die Asymbolie-Hypothese sprechen: „In summary, our data indicate that even severe aphasics use the symbolic signs of descriptive and codified gesture in natural conversation settings as means of compensation for their verbal deficits . Our aphasic patients in their communication with their partners obviously switch from one severely impaired channel of communication to one less affected."

Goodwin et al. (2002) lieferten einen Fallbericht des Patienten CG, einen globalen Aphasikers, dessen gesamtes Vokabular sich auf yes, no und and beschränkte. Die Autoren betrachten CG trotz dieser immensen Einschränkungen als recht elaborierten Gesprächspartner. CG moduliert sein Restvokabular und Silben wie „di da di" mittels Gestik, Intonation, Lautstärke und der Semiotik des ihn umgebenden Raumes. CG benötigt dazu jedoch wesentlich mehr Turns als Sprachgesunde. Bedingt durch die linear-sequenzielle Organisation von Sprache vermag CG an sich bedeutungslose Silben in die semantische Struktur der Beiträge seiner Gesprächspartner zu implementieren und so auch differenzierte Bedeutungen auszudrücken.

Erfolgreiche Verständigung mit Aphasikern über Gesten setzt also auch auf der Seite der Sprachgesunden ein gewisses Einfühlungsvermögen voraus, wie auch die Bereitschaft, auf kommunikative Zeichen einzugehen, die in der Konversation zwischen Sprachgesunden den Diskurs nicht dominieren. Hierzu existiert eine umfangreiche, am ethnomethodologischen Paradigma orientierte und von der pragmatischen Wende in der Linguistik beeinflusste Literatur. (vgl. etwa Milroy & Perkins, 1992; Lesser & Milroy, 1993; Perkins & Milroy, 1997). In diesen Studien werden Gespräche mit Aphasikern oder von Aphasikern untereinander mit Hilfe von Video- und Tonbandaufnahmen detailliert untersucht. Die Analyse orientiert sich dabei an der Interpretation von Redebeiträgen durch die Gesprächspartner selbst. An einigen interessanten Befunden sei das exemplarisch illustriert. Sacks, Schegloff & Jefferson (1974) zufolge werden bei Aphasie im Allgemeinen die Regeln des turn-taking, die in der normalen Konversation gelten, nicht verletzt. Unter diesem Gesichtspunkt ist es wichtig, dass die Übernahme der Sprecherrolle in einer Konversation durchaus kompetitive Züge tragen kann: dann nämlich, wenn der aktuelle Sprecher den Sprecherwechsel nicht explizit einleitet. Aphasiker können Schwierigkeiten damit haben, die Sprecherrolle zu beanspruchen oder zu behalten. Perkins & Lesser (1993) zitieren eine Anzahl von Studien, die belegen, dass Aphasiker nonverbale Strategien benutzen, wenn sie die Sprecherrolle beanspruchen. So fand etwa Ahlsen (1985), dass eine weitverbreitete aphasische Strategie im Heben der Hand besteht, um eine Unterbrechung einzufordern, die zur Übernahme der Sprecherrolle genutzt werden kann, das Sinkenlassen der Hand signalisiere die Beendigung des turns. Befunde wie diese in Verbindung mit dem der Konversationsanalyse entlehnten methodischen Zug, Konversation als „collaborative achievement" (Schegloff 1982) zu betrachten, zu dem in geteilter Verantwortung sprachgestörte und nicht sprachgestörte Gesprächspartner gemeinsam beitragen, hat direkte therapeutische Konsequenzen: die nämlich, auch die Angehörigen ins therapeutische Setting miteinzubeziehen.

Die Arbeiten von Behrmann & Penn (1984) und Hermann et al. (1988, 1989) brachten empirische Belege dafür, dass der Eindruck einer besseren Verständigungsleistung aphasischer Patienten in natürlichen Gesprächssituationen zum Teil auf die Nutzung nonverbaler Muster zurückzuführen ist. Das spricht gegen Befunde wie die von Cicone et al. (1979) oder Blunk (1985), die diesen Eindruck teils für ein Artefakt (aufgrund einer weiteren gemeinsamen Wissensbasis in natürlichen Gesprächen als in der experimentellen Situation), teils für ein Ergebnis der Ausnutzung weiterer pragmatischer Information hielten. Dass diese in der Tat dazu beiträgt, Verständigung in natürlichen Kontexten zu erleichtern, soll gar nicht bestritten werden. An erster Stelle der Faktoren, die hier zum Tragen kommen, steht das sogenannte Situationsverständnis, ein Sammelbegriff für Verständigungsleistungen, die nicht identisch mit empirisch evaluierbaren Teilleistungen sind und auf Interaktionen zwischen verbalen, nonverbalen Mustern und Weltwissen beruhen. Nachgewiesen wurde auch ein stützender Einfluß des linguistischen Kontexts. Aphasiker z.B. deuten metaphorische Ausdrücke richtig, wenn der linguistische Kontext die nicht-wörtliche Bedeutung nahelegt (Stachowiak et al., 1979). Er trägt dazu bei, dass korrekte Sprechakte trotz Defiziten beim Verstehen kontextloser Begriffe richtig eingeschätzt werden können Wilcox (1986) ließ Aphasiker die Angemessenheit von Handlungen eines „Hörers" (auf einem Videofilm) beurteilen, der auf einen indirekten Sprechakt reagierte. Die Leistungen waren weit besser als bei einer Testung des Sprachverständnisses auf Einzelwortebene. Wir können jedoch festhalten, dass der Einsatz von Gesten dazu beitragen kann und dies gerade bei schweren Aphasien im Kontext natürlicher Gespräche in der Regel auch tut, Verständigung zu ermöglichen bzw. zu sichern.

4 Zusammenfassung

Aphasiker sind auch bei der Produktion von Gesten und Pantomimen beeinträchtigt. Verallgemeinernde und monokausale Erklärungen hierfür, wie die Annahme einer allgemeinen symbolischen Störung oder eines motorischen Defizits, greifen aber zu kurz. Die Asymboliehypothese konnte in einigen Punkten nicht bestätigt werden. Apraktische Störungen korrelieren mehr als sprachliche Beeinträchtigungen mit der Ausführung von Gesten oder Pantomimen. Von den explizit linguistischen Faktoren ist vor allem das auditive Sprachverständnis eng mit gestisch-expressiven Störungen korreliert. Eine grobe Annäherung an diesen Sachverhalt bietet die alte Faustformel von Goodglass & Kaplan (1963): Störungen der pantomimisch-gestischen Verarbeitung ohne signifikante Defizite im Sprachverständnis haben apraktische Ursachen. Es gibt Hinweise darauf, dass eher automatisiert produzierte Gesten wie etwa sprachbegleitende Handlungen oder emotionaler (Gesichts-)ausdruck bei Aphasiker weniger beeinträchtigt sind. Es gibt weiterhin Hinweise auf eine defekter Gestenproduktion zugrunde liegende Störung, die in einer Unfähigkeit, distinktive Muster von Objekten und Handlungen zu selektieren und zu kombinieren, besteht. Diese korrespondiert eher mit dem konzeptuellen Anteil der Praxie beim Ausführen von Gesten und Pantomimen als mit den entsprechenden Motorprogrammen.

Viele experimentelle Befunde berücksichtigen nicht den situativen und persönlichen Kontext, in dem nonverbale Verständigung stattfindet, weil sie unter Bedingungen gewonnen wurden, die mit der normalen Alltagsverständigung der Aphasiker nichts zu tun haben und oft reduktionistisch und defizitorientiert vorgehen. In einer Reihe von Studien konnte gezeigt werden, dass auch verbal schwer beeinträchtigte Aphasiker in natürlichen Verständigungssituationen, wie zum Beispiel der Verständigung mit Angehörigen, sich mit Hilfe nonverbaler Mittel verständigen können und hier mehr verstehen und mehr vermitteln können, als es nach Maßgabe ihrer linguistischen Fähigkeiten der Fall sein dürfte.

5 Literatur

Ahlsén, E. (1985) *Discourse patterns in aphasia.* Göteborg: Univ., Dept. of Linguistics

Ahlsén, E. (1991) Body communication as compensation for speech in a Wernicke's aphasic: A longitudinal study. *Journal of Communication Disorders 24.* 1–12

Balick, S., Spiegel, D. & Greene, G. (1976) Mime in language therapy and clinician training. *Archives of Physical Medicine and Rehabilitation 57,* 35–38

Bay, E. (1962a) Aphasia and non-verbal disorders of language. *Brain 85,* 411–427

Bay, E. (1962b) Present concepts of aphasia. *Geriatrics 19,* 319–331

Behrmann, M. & Penn, C. (1984) Non-verbal communication of aphasic patients. *British Journal of Disorders of Communication 19,* 155–168

Blanken, G. (1988) Methodologie der Kognitiven Neurolinguistik. *Neurolinguistik 2,* 127–147

Blanken, G. (1991 Hg.) *Einführung in die linguistische Aphasiologie.* Freiburg (Breisgau): HochschulVerlag

Bloor, D. (1977) The regulatory function of language, an analysis and contribution to the current controversy over the soviet theory. In: Morton, J. & Marschall, J. C. (eds.)

Blunk, R (1985): Möglichkeiten und Grenzen mimisch-pantomimischer Kommunikationshilfen bei Aphasie. In: Springer, L. & Kattenbeck, G. (eds.), 177–208

Bouillaud, J.-B (1825): Recherches cliniques propres à démontrer que la perte de la parole correspond à la lésion des lobules antérieurs du cerveau et à confirmer l´opinion de M. Gall sur le siège de l´organe du langage articulé. *Archives générales de Médecine 8,* 24–45. Zit. b. Lebrun & Hoops (1977)

Brookshire, R. H. (1982 ed.) *Clinical aphasiology. Proceedings of the conference 1982.* Minneapolis/MN: BRK Publ.

Buck, R. & Duffy, R. J. (1980) Nonverbal communication of affect in brain-damaged patients. *Cortex 16,* 351–362

Butterworth, B. & Beattie, G. W. (1978) Gestures and silence as indicators of planning in speech. In: Campbell, R. N. & Smith, P. T. (eds.), 347–360

Butterworth, B. & Hadar, U. (1989) Gesture, speech and computational stages. A reply to McNeill. *Psychological Review 96,* 168–174

Campbell, R. N. & Smith, P. T. (1978 eds.) *Recent advances in the psychology of language. Formal and experimental approaches.* New York, London: Plenum Press

Caramazza, A. (1984) The logic of neuropsychological research and the problem of patient classification in aphasia. *Brain & Language 21,* 9–20

Caramazza, A. (1989): Cognitive neuropsychology and rehabilitation: An unfulfilled promise? In: Seron, X. & Deloche, G. (eds.), 383–398

Cicone, M., Wapner, W., Foldi, N., Zurif, E. & Gardner, H. (1979): The relation between gesture and language in aphasic communication. *Brain and Language 8,* 324–349

Cohen, R., Kelter, S., Koemeda-Lutz, M. & Meier, E. (1988) Sprache und Denken. Beiträge aus der Aphasieforschung. In: Stechow, A. von & Schepping, M. T. (Hg.), 79-112

Critchley, M. (1939): *The language of gesture.* London: Arnold

Daniloff, J. K., Noll, J. D., Fristoe, M. & Lloyd, L. L. (1982) Gesture recognition in patients with aphasia. *Journal of Speech and Hearing Disorders 47,* 43–39

Davis, G. A. (1983) *A survey of adult aphasia.* Englewood Cliffs, NJ: Prentice-Hall

Dee, H. L. (1970) Visuoconstrictive and visuoperceptive deficit in patients with unilateral cerebral lesions. *Neuropsychologia 8,* 305–314

Duffy, R. J. & Duffy, J. R. (1981) Three studies of deficits in pantomimic expression and pantomimic recognition in aphasia. *Journal of Speech and Hearing Research 46,*70–84

Duffy, R. J., Duffy, J. R. & Pearson, K. L. (1975): Pantomime recognition in aphasics. *Journal of Speech and Hearing Research 18,* 115–132

Duffy, R. J. & Buck, R. W. (1979) A study on the relationship between propositional (pantomime) and subpropositional (facial expression) extraverbal behavior in aphasics. *Folia Phoniatrica 31,* 129–136

Duffy, J. R. & Watkins, L. B. (1984) The effect of choice relatedness on pantomime and verbal recognition ability in aphasic patients. *Brain and Language 21,* 291–306

Duncan, S. & Fiske, D. W. (1977) *Face-to-face interaction: Research, methods and theory.* Hillsdale/NJ: Lawrence Erlbaum

Ferro, J. M., Mariano, M. G., Castro-Caldas, A. & Santos, M. E. (1980) Gesture recognition in aphasia: A recovery study. *Journal of Clinical Neuropsychology 2,* 277–292

Feyereisen, P. & Seron, X. (1982a) Non-verbal communication and aphasia: A review. I. Comprehension. *Brain and Language 16,* 191–212

Feyereisen, P. & Seron, X. (1982b) Non-verbal communication and aphasia: A review. II. Expression. *Brain and Language 16,* 213– 236

Finkelnburg, D. C. (1870) Niederrheinische Gesellschaft, Sitzung vom 21. März 1870 in Bonn. *Berliner Klinische Wochenschrift 7,* 449–450; 460–462

Ford, C. E., Fox, B. A. & Thompson, A. S. (2002 eds.): *The Language of Turn and Sequence.* New York u.a. : Oxford Univ. Press

Foundas, A. L, Henchey, R., Gilmore, R.L., Fennell, E. B. & Heilman, K. M. (1995a) Apraxia during Wada Testing. *Neurology 45,* 1379–1383

Foundas, A. L., Macauley, B. L., Raymer, A. M., Maher, L. M., Heilman, K. M. & Rothi, L. J. (1995b) Gesture laterality in aphasic and apractic stroke patients. *Brain and Cognition 29,*204–213

Fuson, K. C. (1979): The development of self-regulating aspects of speech: A review. In: Zivin, G. (ed.), 135–217

Gainotti, G. & Lemmo, M. A. (1976) Comprehension of symbolic gestures in aphasia. *Brain and Language 3,* 451–460

Goldblum, M. C. (1978) Les troubles des gestes d'accompagnement du langage au cours de lésions corticales unilaterales. In: Hécaen, H. & Jeannerot, M. (eds.), 383–395

Goldenberg, G. (1998): *Neuropsychologie.* Stuttgart u.a.: Fischer

Goldenberg, G. (1996a): Imitation of gestures and manipulating a mannikin – the representation of the human body in ideomotor apraxia. *Neuropsychologia 33,* 63–72

Goldenberg, G. (1996b) Defective imitations of gestures in patients with damage in the left or right hemisphere. *Journal of Neurology, Neurosurgery and Psychiatry 61,* 176–180

Goldenberg, G. (2003) Pantomime of object use: A challenge to cerebral localization of cognitive function. *Neuroimage 20,* 102–106

Goldenberg, G., Hartmann, K. & Schlott, I. (2003) Defective pantomime of object use in left brain damage: apraxia or asymbolia? *Neuropsychologia 41,* 1565–1573.

Goldstein, E. (1954) Bemerkungen zum Problem „Sprechen und Denken" auf Grund hirnpathologischer Erfahrungen. In: Révész, G. (ed.), 175–196

Goodglass, H. & Kaplan, E. (1963) Disturbance of gesture and pantomime in aphasia. *Brain 86,* 703–720

Goodwin, C., Goodwin, M. H. & Olsher, D. (2002) Producing sense with nonsense syllables. In: Ford, C. E., Fox, B. A. & Thompson, A. S. (2002 eds.)

Hanlon, R. E., Mattson, D., Demery, J. A. & Dromerick, A. W. (1998) Axial movements are relatively preserved with respect to limb movements in apraxic patients. *Cortex 34,*731–741

Hartje, W. & Poeck, K. (1994 Hg.) *Klinische Neuropsychologie.* Stuttgart.

Hécaen, H. & Jeannerot, M. (1978 eds.) *Du contrôle moteur à l´organisation du geste.* Paris: Masson

Herrmann, M., Koch, U., Johannsen-Horbach, H. & Wallesch, C. W. (1989) Communicative skills in chronic and severe nonfluent aphasia. *Brain and Language 37,* 339–352

Herrmann, M., Reichle, T., Lucius-Hoene, G., Wallesch, C. W. & Johannsen-Horbach, H. (1988): Nonverbal communication as a compensative strategy for severely nonfluent aphasics? – A quantitative approach. *Brain and Language 33,* 41–54

Herrmann, M. (1991): Nonverbale Kommunikation bei Aphasie. In: Blanken, G. (Hg.), 349–380.

Herrmann, M. & Reichle, T. (1985) *Nonverbale Kommunikation und Aphasie. Eine empirische Untersuchung zur Analyse der nonverbalen Kommunikation zwischen schwer expressiv behinderten Aphasikern und deren Partnern.* Diplomarbeit. Freiburg (Breisgau)

Holland, A. L. (1991): Pragmatic aspects of intervention in aphasia. *Journal of Neurolinguistics 6,* 197–211

Holland, A. L. (1982) Observing functional communication of aphasic adults. *Journal of Speech and Hearing Disorders 47,* 50–56

Holland, A. L. (1980) *CADL communicative abilities in daily living. A test of functional communication for aphasic adults.* Baltimore: University Park Press

Houghton, P. M., Pettit, J. M. & Towey, M. P. (1982) Measuring communicative competence in global aphasia. In: Brookshire, R. H. (ed.)

Huber, W., Poeck, K. & Weniger, D. (1982): Aphasie. In: Poeck, K. (ed.)

Jason, G. W. (1983a): Hemispheric asymmetries in motor function: I. Left-hemisphere specialisation for memory but not performance. *Neuropsychologia 21,* 35–45

Jason G. W. (1983b): Hemispheric asymmetries in motor function: II. Ordering does not contribute or left-hemisphere specialisation. *Neuropsychologia 21,* 47–58

Katz, R, La Pointe, L & Markel, N. (1978): Coverbal behavior and aphasic speakers. Clinical Aphasiology Conference Proceedings: 164-173

Kelter, S. (1990) *Aphasien. Hirnorganisch bedingte Sprachstörungen und kognitive Wissenschaft.* Stuttgart: Kohlhammer

Kertesz, A., Ferro, J. M. & Shewan, C. M. (1984) Apraxia and aphasia: The functional anatomic basis for their dissociation. *Neurology 30,* 40–47

Kimura, D. & Archibald, Y. (1974) Motor function of the left hemisphere. *Brain 97,* 337–350

Kimura D (1976): The neural basis of language qua gesture. In: Whitaker, H. & Whitaker, H. A. (1976 eds.), 145–156

Kimura D (1982): Left-hemisphere control of oral and bracial movements and their relation to communication. *Philosophical Transactions of the Royal Society of London, B, 298,* 135–149

Lebrun, Y. & Hoops, R. (1974 eds.) *Intelligence and Aphasia.* Amsterdam: Swets & Zeitlinger

Lesser, R. & Milroy, L. (1993) Linguistics and aphasia. Psycholinguistic and pragmatic aspects of intervention. London, New York: Longman

Liepmann, H. (1908) Drei Aufsätze aus dem Apraxiegebiet. Berlin

Mammucari, A. et al. (1988) Spontaneous facial expression of emotions in brain-damaged patients. *Cortex 24,* 521–533

Marie, P. (1906) Que faut-il penser des aphasies sous-corticales? *Semaine Médicale 26,* 493–500. Zit. n. Lebrun & Hoops (1977).

Milroy, L. & Perkins, L. (1992) Repair strategies in aphasic discourse. Towards a collaborative model. *Clinical Linguistics and Phonetics 6,* 27–40

Mimura, M., Fitzpatrick, P. M. & Albert, M. L. (1996) Long-term recovery from ideomotor apraxia. *Neuropsychiatry, Neuropsychology & Behavioral Neurology 9,*127–132

Morton, J. & Marschall J. C. (1977 eds.) *Psycholinguistic Series, 1. Developmental and pathological.* London: Elek Science

Netsu, R. & Marquardt, T. P. (1984) Pantomime in aphasia: effects of stimulus characteristics. *Journal of Communication Disorders 17,* 37–46

Papagno, C., Della Sala, S. & Basso, A. (1993) Ideomotor apraxia without aphasia and aphasia without apraxia: the anatomical support for a double dissociation. *Journal of Neurology, Neurosurgery and Psychiatry 56,* 286–289

Paradis, M. (1993 ed.) *Foundations of aphasia rehabilitation.* Oxford u. a.: Pergamon Press

Perkins, L. & Lesser, R. (1993) Pragmatics applied to aphasia rehabilitation. In: Paradis, M. (ed.), 211–246

Perkins, L. & Milroy, L. (1997) Sharing the communicative burden. A conversation-analytic account of aphasic/non-aphasic interaction. *Multilingua 16,* 199–215

Pickett, L. W. (1974) An assessment of gestural and pantomimic deficits in aphasic patients. *Acta symbolica 5,* 69–86

Poeck, K. (1982 ed.) *Klinische Neuropsychologie.* Stuttgart: Thieme

Porch, B. E. (1971): *Porch index of communicative ability.* Palo Alto/CA: Consulting Psychologists Press

Raven, J. C. (1956): Standard progressive matrices. London

Raven, J. C.(1962): Coloured progressive matrices. London u.a.

Révész G (1954 ed.) *Thinking and speaking.* Amsterdam: North-Holland Publishing Co.

Rose, F. C. (1988 ed.) Aphasia. London: Whurr

Roy, E. A., Black, S. E., Blair, N. & Dimeck, P. T. (1998) Analyses of deficits in gestural pantomime. *Journal of Clinical and Experimental Neuropsychology 20,* 628–634

Sacks, H., Schegloff, E. & Jefferson, G. (1977) The preference for self-correction in the organisation of repair in conversation. *Language 53,* 361–382

Sarno, M. (1969) The functional communication profile: manual of directions. New York

Schegloff, E. (1982): Discourse as an interactional achievement: Some uses of 'uh huh' and other things that come between sentences. *Georgetown University Roundtable on Language and Linguistics 93,* 71–93

Schlanger, P. H. & Freimann, R. (1979) Pantomime therapy with aphasics. *Aphasia – Apraxia – Agnosia 1,* 34–39

Schnider, A., Hanlon, R. E., Alexander, D. N. & Benson, D. F. (1997) Ideomotor apraxia: behavioral dimensions and neuroanatomical basis. *Brain and Language 58,* 125–136

Seron, X. & Deloche, G. (1989) *Cognitive approaches in neuropsychological rehabilitation.* Hillsdale, NJ: Erlbaum

Seron, X, Van der Kaa, M. A., Remits, A. & Vanderlinden, M. (1979) Pantomime interpretation and aphasia. *Neuropsychologia 17,* 661–668

Smania, N., Girardi, F., Domenicali, C., Lora, E. & Aglioti, S. (2000) The rehabilitation of limb apraxia: a study in left-brain-damaged patients. *Archives of Physical and Medical Rehabilitation 81,* 379–388

Springer, L. & Kattenbeck, G. (1985 Hg.) *Aphasie.* 2., korr. Aufl. München: tuduv-Verlag

Stachowiak, F. J., Huber, W., Kerschensteiner, M., Poeck, K. & Weniger, D. (1977) Die Globale Aphasie. *Journal of Neurology 214,* 75–78

Stechow, A. von & Schepping, M. T. (1988 Hg.) *Fortschritte in der Semantik.* Weinheim: VCH

Stuart-Smith, V. G. & Wilks, V. (1979) Gesture programm. A supplement to verbal communication for severe aphasics. *Australian Journal of Communication Disorders 7,* 37–50

Taylor, M. L. (1965) A measurement of functional communication in aphasia. *Archives of Physical and Medical Rehabilitation 46,* 101–109

Varney, N. (1978) Linguistic correlates of pantomime recognition in aphasic patients. *Journal of Neurology, Neurosurgery and Psychiatry 41,* 564–568

Varney, N. (1982) Pantomime recognition defect in aphasia. Implications for the concept of asymbolia. *Brain and Language 15,* 32–39

Vygotskij, L. S. (2002): Denken und Sprechen. Psychologische Untersuchungen. Weinheim, Basel: Beltz

Wallace, G. J. & Canter, G. J. (1985) Effects of personally relevant language materials on the performance of severely aphasiv individuals. *Journal of speech and Hearing Disorders 50,* 385–390

Wang, L. & Goodglass, H. (1992): Pantomime, praxis, and aphasia. *Brain and Language 42,* 402–418

Weddell, R. A, Miller, J. D. & Trevarthen, C. (1990) Voluntary emotional facial expression in patients with focal cerebral lesions. *Neuropsychologia 28,* 49–60

Whitaker, H. & Whitaker, H. A. (1976 eds.) *Studies in neurolinguistics.* Vol. 2. New York, London: Acad. Press

Whitbourne, S. K. (1976) Test anxiety in elderly and younger adults. *International Journal of Aging and Human Development 7,* 201–210

Wyke, M. A. (1988): The assessment of non-verbal abilities in aphasic Subjects. In: Rose, F. C. (ed.)

Zivin, G. (1979 ed.) *The development of self regulation through private speech.* New York: Wiley

Birgit Nitt, Thomas Hentrich-Hesse, Raija Kuckuk, Matthias Zabel, Elke Schumann

Hyperpriming bei Alzheimer-Demenz? Eine Reinterpretation

1 Priming-Studien

In Priming-Aufgaben werden visuelle oder/und auditive Sequenzen von Stimuli dargeboten und die Reaktionszeiten auf die gestellten Aufgaben gemessen. Ein klassisches Priming-Paradigma ist die lexikalische Entscheidungsfrage „Ist das (zweite) Wort ein Wort der deutschen Sprache?“, auf die per Knopfdruck reagiert werden soll. In kurzen Abständen wird je ein Wort, z. B. „Tiger“ – „Löwe“ auf einem Bildschirm präsentiert und die Reaktionszeit von der Präsentation des zweiten Stimulus bis zur Beantwortung der Frage gemessen. Die Beobachtung, dass bestimmte Stimulusfolgen unterschiedliche Reaktionsgeschwindigkeiten nach sich ziehen, wird dahingehend interpretiert, dass es unterschiedliche Verbindungen zwischen den Einträgen im mentalen Lexikon gibt. Relativ kürzere Reaktionszeiten deuten auf einen Erleichterungseffekt (facilitation), längere auf einen hemmenden Effekt (inhibition) hin. Aus der Beobachtung von kürzeren Reaktionszeiten bei semantisch nahe verwandten Stimuli, vgl. „Tiger“ – „Löwe“ versus „Tiger“ – „Stuhl“, wird auf eine starke Verbindung oder nahe Lokalisierung in der physiologischen Organisation geschlossen. Systematische Vergleiche der Kombinationen von *Prime* (Bahnungswort) und *Target* (Zielwort), *Target-Sets* genannt, sollen Aufschluss darüber geben, wie stark sich ein gegebener Kontext, der durch den Prime aufgebaut wird, auswirkt. Deshalb werden semantisch nahe verwandte Wörter semantisch nicht verwandten/neutralen gegenübergestellt, innerhalb der semantisch relationierten Bedingung auch sub- und superordinierte mit koordinierten *Items* verglichen.

Seit der ersten Studie von Meyer & Schvaneveldt (1971) werden auf diese Weise Anstrengungen unternommen, der Struktur des semantischen Gedächtnisses näher zu kommen. Zahlreiche Untersuchungen vergleichen auch das Priming-Verhalten bei verschiedenen pathologischen Zuständen oder Prozessen mit den Leistungen Gesunder.

2 Priming-Experimente bei Alzheimer-Krankheit

Der Abbau des semantischen Gedächtnisses im Verlauf der Alzheimer-Krankheit wird von Chan et al. (1997) als Ergebnis des Abbaus der neokortikalen Assoziationsareale, die mit der Einspeicherung semantischer Repräsentationen assoziiert sind, beschrieben. Priming-Experimente sollen die Untersuchung des mentalen Lexikons im Rahmen eines behavioralen Studiendesigns ermöglichen. Degenerative Veränderungen durch die Alzheimer-Krankheit sollen in Priming-Studien erfasst werden.

Das Thema Priming mit Alzheimer-Patienten wird in der Forschungsliteratur aufgrund der heterogenen Datenlage kontrovers diskutiert.

Beim Sichten der Literatur fällt die enorme Bandbreite der Ergebnisse auf. So wird von „normalen“ Priming-Effekten bei Alzheimer-Demenz berichtet, das heißt Priming-Verhalten wie bei gesunden Probanden, aber auch von übermäßigen oder nicht nachweisbaren Effekten oder von mehreren unterschiedlichen in Kombination miteinander.

Ergebnisse von Priming-Studien mit Patienten mit der Alzheimer-Krankheit:

- Hypopriming bei AD (z. B. Ober & Shenaut, 1988; Salmon et al., 1988; Silveri et al., 1996);
- Äquivalentes Priming von NC und AD (z. B. Nebes et al., 1984; Ober et al., 1991);
- Hyperpriming bei AD (z. B. Chertkow et al., 1989, 1994; Nebes et al., 1989; Balota and Duchek, 1991; Hartman, 1991; Balota et al., 1999; Bell et al., 2001).

Studien mit kombinierten Ergebnissen:

- Kein Priming und intaktes Priming bei AD (z. B. Albert and Milberg, 1989; Bushell and Martin, 1997; Glosser et al., 1998)

- Intaktes Priming und Hyperpriming bei AD (z. B. Margolin et al., 1996; Shenaut and Ober, 1996; Giffard et al., 2001)

Bei derartig divergierenden Ergebnissen liegt es nahe, die Parameter der Studien zu vergleichen. Zunächst zur Studienpopulation: Gerade bei einer degenerativen Krankheit wie der Alzheimer'schen stellt der Versuch eine homogene Gruppe bezüglich der kognitiven Leistungen zusammenzustellen geradezu eine Herausforderung dar: DSM-IV und ICD-10 fordern zur (Differenzial)diagnostik einer Demenz vom Alzheimer-Typ neben Gedächtnisdefiziten (nur) mindestens einen weiteren betroffenen Leistungsbereich: Defizite in der Sprache oder in der räumlichen Orientierung. Bei früh diagnostizierten Patienten äußern sich kognitive Defizite also hoch selektiv, das heißt, die beobachtbaren Leistungsprofile divergieren extrem. Ein vorwiegend im verbalen Bereich beeinträchtigter Patient gibt phänomenologisch ein anderes Bild ab als ein Patient mit Orientierungsschwierigkeiten. Und innerhalb der verbalen Defizite sind nur wenige Alzheimer-spezifische Probleme so bekannt (z. B. verbale Flüssigkeit, Benennen), dass sie bereits Eingang in die gängigen Screening-Manuale (z. B. CERAD, DemTect, ADAScog) gefunden haben. Häufig in Studien zu findende Angaben zur Studienpopulation wie „DAT-Patienten in frühen und mittleren Stadien“ umfassen folglich Gruppen mit einem weiten Spektrum kognitiver Leistungen bzw. Leistungsdefizite.

Auch die verwendeten Modalitäten spielen eine Rolle in Bezug auf die Vergleichbarkeit der Ergebnisse. Es gibt unimodale Stimuluspräsentationen, die nur eine Sinnesmodalität betreffen, den visuellen Kanal oder den auditiven, aber auch cross-modale Techniken, bei denen beispielsweise der Prime auditiv und der Target visuell geboten werden. Weitere Variablen sind die Länge des Inter-Stimulus-Intervalls (ISI) sowie die Stimulus-Onset-Asynchronie (SOA), die sich vom Beginn des Primes bis zum Beginn des Targets erstreckt (Ober & Shennaut, 1995, errechneten in einer Metaanalyse einen Zusammenhang von langen SOAs und Hyperpriming-Effekten). Außerdem wird die Fehlerquote bei der Beantwortung der Entscheidungsfrage ermittelt.

Das Phänomen des Primings wird also in einer breiten Variabilität verfolgt, was für Vergleichsstudien eine entsprechend große Differenzierung nach den einzelnen Parametern bedeutet. Fleischman & Gabrieli (1998) bieten eine Metaanalyse für den Bereich „Repetition Priming" bei gesunden Älteren und bei Alzheimer-Krankheit, in die sie einschlägige Publikationen ab 1980 mit einbeziehen. Am Ende ihrer Analyse kommen sie – unter Berücksichtigung der unterschiedlichen Studiendesigns – zu dem Schluss, dass die Alzheimer-Krankheit einen substantiellen Einfluss auf das Priming-Verhalten ausübt. Davon soll im Folgenden ausgegangen werden. Als Beispiel für Priming-Studien bei der Alzheimer Krankheit wird hier die Studie von Giffard et al. (2002) herangezogen.

3 Hyperpriming bei Giffard et al. (2002)

In ihrer Studie von 2002 beschreiben Giffard et al. für ein bestimmtes Krankheitsstadium einen Hyperpriming-Effekt. Der für die Beschreibung dieses Phänomens relevante Ausschnitt aus der Studie wird hier kurz zusammengefasst und näher beleuchtet.

Ausgangspunkt der Studie des französischen Forscherteams um Bénédicte Giffard ist der fortschreitende Verfall des semantischen Gedächtnisses im Verlauf der Alzheimer-Krankheit. Untersucht werden sollte der Zusammenhang von Priming-Effekten und semantischen Gedächtnisdefiziten.

Als theoretische Grundlage dient die Modellvorstellung einer hierarchischen Organisation des semantischen Wissens (Collins and Quillian,1969). Dieses besteht aus unterschiedlichen semantischen Levels, wobei Oberbegriffe höher angesiedelt sind als Attribute. Für die Alzheimer-Krankheit mit ihrem degenerativen Charakter wird ein stufenartiger Abbau angenommen. Dabei sind zuerst untergeordnete Ebenen betroffen, übergeordnete folgen mit fortschreitender Krankheit (Warrington, 1975). Giffard et al. (2002) berücksichtigten den Faktor Degeneration indem sie die Tests über einen längeren Zeitraum hinweg durchführten.

Giffard et al. (2002) untersuchten 44 Personen, davon 24 Alzheimer-Patienten, die zu Beginn der Studie einen MMS-Punktewert von 22,5 (Mittelwert) hatten, und 20 gesunde Probanden als Kontrollgruppe. Alle Probanden wurden einer lexikalischen Entscheidungsaufgabe („Ist 'Löwe' ein Wort der französischen Sprache?", – der Muttersprache!) und einem semantischen Wissenstest, bestehend aus Bildbenennung und kategorischem und attributivem Wissen, unterzogen. Aufgrund ihrer Leistung im semantischen Wissenstest wurden die Patienten in zwei Gruppen eingeteilt: A als unbeeinträchtigte, B als beeinträchtigte Gruppe. Die Testungen der Patienten wurden dreimal in halbjährlichen Abständen wiederholt, so dass vier Testungen über 18 Monate dokumentiert sind. Die Kontrollgruppe wurde einmal getestet. Innerhalb der lexikalischen Entscheidungsaufgabe gab es zwei Bedingungen: Prime und Target waren entweder semantisch nicht verwandt (80%) oder semantisch verwandt (20%), wobei innerhalb der zweiten Bedingung nach koordinativen Konzepten (TIGER - LÖWE) und einem attributiven Konzepteverhältnis (TIGER - STREIFEN) unterschieden wurde.

Im Folgenden werden die für die Beschreibung des Hyperpriming-Effekts relevanten Ergebnisse aufgeführt:

- Insgesamt zeigten die Alzheimer-Patienten ein langsameres Antwortverhalten im Vergleich zur gesunden Kontrollgruppe.
- Beide Gruppen reagierten schneller auf semantisch verwandte Wörter als auf nicht verwandte.
- In den ersten beiden Sitzungen gab es einen signifikanten Effekt für die Interaktion von Gruppe und Bedingung: Die Antwortzeiten der Patienten waren in der attributiven Bedingung länger als in der koordinativen Bedingung, während die Kontrollen das entgegen gesetzte Verhalten aufwiesen.

Zum Überblick folgt eine Tabelle mit den Reaktionszeiten in den ersten beiden Testungen in der koordinativen Bedingung der lexikalischen Entscheidungsaufgabe, den Phasen, für die Giffard et al. (2002) den Hyperpriming-Effekt bei Alzheimer-Patienten beschreiben:

	NC	AD (A)		AD (B)	
		1. Test	**2. Test**	**1. Test**	2. Test
semantisch relationiert (koordinative Bedingung)	648,0	837,4	**794,0**	**796,7**	826,8
semantisch unrelationiert	697,1	924,3	**893,6**	**920,9**	927,8

Tabelle 1: Reaktionszeiten der Gruppen (Mittelwerte) in ms. NC (Normal Controls) = gesunde Kontrollgruppe, AD = Gruppe von Probanden mit Alzheimer-Krankheit. Nach Giffard et al. (2002:2051).

Ein Vergleich zwischen den Reaktionszeiten in der semantisch nicht verwandten Bedingung mit denen der verwandten, hier koordinativen Bedingung, ergibt folgende Differenzwerte:

- In der Kontrollgruppe beträgt der zeitliche Unterschied 49,1 ms.
- Die Untergruppe A der Patienten zeigt in der ersten Testung eine Differenz von 86,9 ms, in der zweiten von 99,6 ms.
- Die Differenzwerte der Subgruppe B sind in der ersten Testsitzung 124,2 ms und in der zweiten 101,0 ms.

Giffard et al. (2002) beschreiben einen Hyperpriming-Effekt für die Subgruppe B in der ersten und für die Gruppe A in der zweiten Testsitzung (Fettdruck in der Tabelle), das heißt, dass im Vergleich semantisch nicht verwandter Stimuli zu semantisch verwandten bei letzteren ein zeitlicher Gewinn erzielt wird, der signifikant über das bei gesunden Probanden beobachtbare Verhalten hinausgeht (vgl. 49,1 ms Differenz zwischen beiden Bedingungen bei der Kontrollgruppe).

Welche Erklärungen bietet das Forscherteam für das beschriebene Phänomen an?

Wie schon in ihrer Veröffentlichung ein Jahr zuvor (Giffard et al., 2001) interpretieren sie Hyperpriming nicht als Artefakt einer generellen Verlangsamung bei erhaltenem semantischen Gedächtnis (vgl. Nebes et al., 1989; zum *general slowing effect* siehe auch Balota et al., 1999) oder als Ausdruck von gestörten Aufmerksamkeitsprozessen sondern als unmittelbare Konsequenz zerstörter semantischer Repräsentationen.

Die theoretische Fundierung von Giffard et al. (2002) erfolgt in Anlehnung an Martin & Fedio (1983) und Martin (1992): Hyperpriming spiegelt demnach eine Zerstörung des semantischen Gedächtnisses wider und, genauer, eine Such- oder Zugangsstörung zu spezifischer Attribut-Information, die auf hierarchisch niedrigeren Ebenen repräsentiert ist. Im Verlauf der Krankheit gehen zuerst unterscheidende Attribute (z. B. STREIFEN des TIGERS oder MÄHNE des LÖWEN) verloren, bei noch erhaltenem „general knowledge“ (TIGER und LÖWE sind beides WILDE TIERE). Koordinative Konzepte nähern sich somit einander an – ohne dabei exakt gleich zu sein. Die Reaktionszeiten der Alzheimer-Patienten, die, im Vergleich zu denen Gesunder, bei semantisch verwandten Stimuli kürzer sind, werden als ein Verlust von Nervenzellen interpretiert, der zunächst unterscheidende Merkmale von Konzepten betrifft. Diese nähern sich inhaltlich einander an und, wenn nacheinander zwei ähnliche Konzepte aufgerufen werden sollen, entspricht das Ergebnis der Wirkung einer Aufgabenstellung, bei der zweimal dasselbe Konzept aktiviert wird (*repetition priming*). Beim Repetition Priming wird zweimal der gleiche Stimulus präsentiert, als Prime und als Target. Das Ergebnis ist eine kürzere Reaktionszeit als bei unterschiedlichen Target-Sets. Als Erklärung für dieses Phänomen gilt die Theorie der *automatic spreading activation* (Collins and Loftus, 1975): Dieses Modell geht davon aus, dass die spreading activation wie eine Art Vorwärmeffekt im semantischen Netz wirkt. Die Präsentation eines Primes aktiviert sein *Node* (Knotenpunkt im Netz) im Gedächtnis und diese Aktivierung verbreitet sich automatisch auf semantisch verwandte Nodes, was deren momentane Zugänglichkeit erhöht. Der Effekt nimmt mit größerem Abstand zum aktivierten Node ab. Wenn beispielsweise das Node für SPATZ näher an VOGEL als an MOTOR ist, wird SPATZ bei einer Aktivierung von VOGEL stärker betroffen als bei einer Aktivierung von MOTOR. Der stärkste Vorwärmeffekt gilt dann für das bereits aktivierte Konzept selbst, womit die kürzesten Reaktionszeiten für die Stimuluswiederholungen erklärt werden.

Giffard et al. (2002) nehmen als Ursache der von ihnen gemessenen Hyperpriming-Effekte ein Krankheitsstadium an, in dem attributives Konzeptwissen bereits zerstört ist. Die semantisch komplexeren Konzepte der höher gelegenen Konzeptebene werden nicht mehr entsprechend differenziert verarbeitet. Reaktionszeiten bei semantisch verwandten, koordinativen Konzepten nähern sich den von Repetition Priming-Experimenten bekannten Zeiten an.

4 Kritik an Giffard et al. (2002)

Giffard et al. (2002) verwendeten als Priming-Methode eine lexikalische Entscheidungsaufgabe. Die Probanden mussten visuell präsentierte Wörter lesen und per Knopfdruck entscheiden, ob es sich um ein Wort ihrer Muttersprache handelte. In ihrer Argumentation berufen sie sich, wie oben erläutert, auf eine Studie von Martin (1992). Bei Martin wurden Bilder von real existierenden Objekten und von nicht existierenden präsentiert (*object decision task*).

Welche kognitiven Leistungen werden hier verlangt? Für das Erkennen eines Objektes muss sein Konzept aufgerufen werden können. Zur Entscheidung über die Existenz des visuell präsentierten Objekts ist ein Musterabgleich mit vorhandenen mentalen Repräsentationen nötig. Dabei ist es nicht notwendig, das Objekt benennen zu können, Konzeptualisieren bedeutet bei Objekten, sie z. B. ihrer Funktion nach zu identifizieren.

Vergleicht man diese Anforderung mit derjenigen in Giffards Experiment, muss man sich den Prozess des (leisen) Lesens vor Augen führen, der in dieser Aufgabe zentral ist. Wir wissen, dass wir beim Lesen nicht „buchstabieren", d. h. einzelne Buchstaben aneinander hängen, um schließlich zum ganzen Wort zu gelangen, außer beim Lesenlernen. Wir haben gelernt, Wörter ganz zu erfassen. Das zeigt sich z. B. in Leseexperimenten, bei denen Wörter erkannt werden sollen, von denen nur die obere Hälfte sichtbar ist, oder von fehlerhaften Wörtern, bei denen Buchstaben weggelassen, verdreht, oder zusätzliche eingefügt sind. Beim Lesen kommt es also zunächst darauf an, das Wort als Ganzes zu erkennen. Erst danach spielt der Inhalt eine Rolle. Stark vereinfacht heißt das, dass beim Lesen zuerst visuell die Form erfasst wird und anschließend die kognitive Verarbeitung des Inhalts erfolgt.

Giffards Aufgabe für die Probanden ist, zu entscheiden, ob es sich um ein Wort des Französischen handelt, und so schnell wie möglich auf einen Knopf zu drücken. An welcher Stelle des Leseprozesses kann diese Frage beantwortet werden? Bereits nach Erkennen der Form, der Ausdrucksseite des Wortes. Ein Proband, der Wörter (Worte und Wörter) erwartet, muss sich nicht mit der Inhaltsseite der Stimuli beschäftigen, zumal die Aufgabe zusätzlich den Faktor Zeit beinhaltet. Die Semantik spielt für die Beantwortung der Frage keine Rolle. Zwar laufen automatisch Verarbeitungsprozesse zum Gehalt des Wortes an, aber die Aufgabe des Probanden besteht in einem Musterabgleich des Target mit einem möglichen Lexikoneintrag, ein kognitiver Verarbeitungsschritt, der vor der Semantikverarbeitung stattfindet. Die semantische Komponente des Wortes wird zur erfolgreichen Lösung der Aufgabe nicht benötigt.

Die Anforderungen der beiden Priming-Aufgaben divergieren demnach. Während bei Giffard et al. (2002) die Verarbeitung der Ausdrucksseite des Wortes genügt, muss in der Objekterkennungsaufgabe bei Martin (1992) auch die semantische Ebene mit einbezogen werden.

Giffards Anlehnung an Martin (1992) ist also aufgrund der unterschiedlichen kognitiven Anforderungen nicht konstruktiv, da die Objekterkennung einerseits und die Leseaufgabe andererseits keine äquivalenten Aufgabentypen sind.

Wie werden die auffälligen Reaktionszeiten erklärt? Giffard et al. (2002) interpretieren die großen zeitlichen Unterschiede für ein bestimmtes Krankheitsstadium als Ausdruck einer Zerstörung des semantischen Gedächtnisses, das zur Annäherung von Konzepten gleicher Kategorien führt. Wenn in obigem Beispiel TIGER und LÖWE für Patienten nicht mehr zu unterscheiden sind, entsteht ein Effekt wie beim Repetition Priming: kürzere Reaktionszeiten bei identischem Stimulusmaterial. Die semantische Ebene wird aber bei dem von Giffard et al. verwendeten Testdesign gar nicht gebraucht. Die Erklärung kann also so nicht richtig sein. Außerdem kann bezweifelt werden, ob Spreading Activation zur Erklärung so großer Zeitdifferenzen herangezogen werden kann, wie sie hier beobachtet worden sind

5 Eine alternative Erklärung

In Ermangelung schlüssiger Erklärungen für die vorliegenden Daten soll hier das Konzept des Primings im Hinblick auf die Alzheimer-Krankheit hinterfragt werden.

Der Priming-Effekt an sich wird üblicherweise als Leistungssteigerung interpretiert, wenn mit einem relationierten Target-Set schnellere Reaktionszeiten einhergehen als mit einem unrelationierten. In dem hier vorgestellten Ansatz sollen sozusagen die Vorzeichen umgedreht werden: Ausgangspunkt der Überlegungen ist die Annahme, dass wir uns im Alltag überwiegend Folgen von Sinneseindrücken ausgesetzt sehen, die wir als grundlegend sinnstiftend wahrnehmen bzw. interpretieren. In einem Priming-Experiment entspricht einem stimmigen Alltagskontext eine Prime-Target-Folge von zwei semantisch verwandten Items. Dieser Fall stellt die ungestörte Verarbeitung dar. Eine semantisch unrelationierte Sequenz ist komplexer und sollte mit einer höheren Verarbeitungsleistung einhergehen. Ein Beispiel: In einer Sequenz wie „Tiger“ – „Stuhl“ kann der zweite Stimulus nicht ad hoc auf den durch den ersten aufgebauten Kontext bezogen werden (anders z. B. „Tiger“ – „Löwe“). Kann ein kohärenter Zusammenhang nicht unmittelbar hergestellt werden, erfolgt automatisch, top-down, eine Inkohärenzreaktion und ein neuer Kontext muss aufgebaut werden. Dieser Mehraufwand ist für längere Antwortzeiten bei semantisch nicht verwandten Items verantwortlich.

Ein Vergleich der Reaktionszeiten von Patienten und Gesunden aus Giffards Studie: Gesunde Probanden verlieren 49,1 ms bei der Verarbeitung unrelationierter Stimuli verglichen mit einer semantisch relationierten Prime-Target-Kombination, die Subgruppe A der Patienten verliert 86,9 ms! Die Differenz dieser Ergebnisse zwischen Gesunden und Patienten ist enorm und nicht mehr ein gradueller Gruppenunterschied, wie es ein Vergleich der Reaktionszeiten von Gesunden und Patienten in der semantisch verwandten, koordinierten Bedingung ist. Stattdessen handelt es sich beim Vergleich der Bedingungen um einen zeitlichen Sprung. Wie kann dieser Sprung erklärt werden?

Insgesamt zeigen die Patienten ein verlangsamtes Reaktionsverhalten, das heißt, sie verbrauchen schon für einfache Aufgaben wie die semantisch relationierte Bedingung mehr Verarbeitungskapazität als die Gesunden (vgl. Messungen erhöhter Aktivität durch bildgebende Verfahren). Schwierige Aufgaben sollten umso höhere Leistungen von Alzheimer-Patienten erfordern. Diesen Fall repräsentieren im Experiment semantisch unrelationierte Target-Sets. Die langen Latenzen entstehen durch pathologisch bedingte Verlangsamungsphänomene bei Verarbeitungsleistungen, die einen Kontextwechsel erfordern (Kochendörfer, 1998).

Nach diesem Ansatz können die Daten ohne die Vorstellung eines Repetition Priming-Phänomens interpretiert werden.

6 Zusammenfassung

In der hier vorgestellten Interpretation von Priming-Ergebnissen bei Alzheimer-Patienten werden, bildlich gesprochen, die Vorzeichen für die Interpretation der Daten bzw. Ermittlung der Priming-Effekte umgekehrt. Reaktionszeiten auf inhaltlich verwandte Stimulussequenzen werden als normale Verarbeitungsgeschwindigkeit betrachtet. Daran gemessen werden Aufgaben, die einen Kontextwechsel provozieren. Diese erfordern höhere Verarbeitungsleistungen als Aufgaben ohne Kontextwechsel. Ein Kontextwechsel führt ganz allgemein zu längeren Verarbeitungszeiten.

Alzheimer-Patienten profitieren nicht wie bisher angenommen übermäßig von semantisch verwandten Target-Sets, sondern zeigen im Gegenteil besonders lange Verarbeitungszeiten bei Aufgaben mit neutralen Stimuli, weil die Verarbeitung von Aufgaben mit Kontextwechsel bei ihnen verlangsamt ist.

Aus diesem Ansatz ergeben sich einige Vorteile. Zum einen können die Daten, die von Giffard et al. (2002) als Hyperpriming-Effekt interpretiert wurden, in einer Weise interpretiert werden, die unmittelbar einleuchtet. Der starke Leistungsabfall von Patienten bei komplexeren Anforderungen ist bekannt, die Studie von Giffard et al. (2002) bietet eine geeignete Methodik zur Gewinnung entsprechender Daten. Ein weiterer Vorteil ergibt sich dadurch, dass die umstrittene Modellvorstellung der hierarchischen Organisation des semantischen Gedächtnisses nicht benötigt wird. Damit entfallen auch die mit dieser Vorstellung verbundenen Unklarheiten (Giffard et al., 2002: 2054).

Weiterführendes kritisches Hinterfragen der bisherigen theoretischen Präsuppositionen für Priming-Phänomene bei der Alzheimer-Krankheit und darüber hinaus wären wünschenswert.

Literatur

Albert, M. & Milberg, W. (1989) Semantic processing in patients with Alzheimer's disease. *Brain and Language 37,* 163–171

American Psychiatric Association (1994) Diagnostic and statistical manual of mental disorders (4th ed.). Washington, DC: American Psychiatric Association

Balota, D. A. & Duchek, J. M. (1991) Semantic priming effects, lexical repetition effects, and contextual disambiguation effects in healthy aged individuals and individuals with senile dementia of the Alzheimer's type. *Brain and Language 40,* 181–201

Balota, D. A, Watson, J. M., Duchek, J. M., Ferraro, F. R. (1999) Cross-modal semantic and homograph priming in healthy young, healthy old, an in Alzheimer's disease individuals. *Journal of the International Neuropsychological Society 5*, 626–640

Bell, E. E., Chenery, H. J. & Ingram, J. C. L. (2001) Semantic priming in Alzheimer's dementia : evidence for dissociation of automatic and attentional processes. *Brain and Language 76,* 130–144

Bushell, C. M. & Martin, A. (1997) Automatic semantic priming of nouns and verbs in patient's with Alzheimer's disease. *Neuropsychologia 35,* 1059–1067

CERAD - The consortium to Establish a Registry for Alzheimer's Disease (Neuropsychologische Testbatterie). Deutsche Fassung Basel 1987, überarbeitete Fassung Basel 1997, letzte Fassung Basel 2002

Chan, A. S., Butters, N. & Salmon, D. P. (1997) The deterioration of semantic networks in patients with Alzheimer's disease: a cross-sectional study. *Neuropsychologia 35,* 241–248

Chertkow, H., Bub, D. & Seidenberg, M. (1989) Priming and semantic memory loss in Alzheimer's disease. *Brain and Language 36,* 420–446

Chertkow, H. et al. (1994) Increased semantic priming in patients with dementia of the Alzheimer's type. *Journal of Clinical and Experimental Neuropsychology 16,* 608–622

Collins, A. M. & Loftus, E. F. (1975) A spreading-activation theory of semantic processing. *Psychological Review 82,* 407–428

Collins, A. M. & Quillian, M. R. (1969) Retrieval time from semantic memory. *Journal of Verbal Learning and Verbal Behavior 8,* 240–247

Dorn, M. (1998) Priming-Effekte bei unterschiedlich assoziierten Wortpaaren. Untersuchungen zum Status von Assoziationserhebungen und verschiedenen semantischen Relationen im Leseprozeß. Freiburg: IIG-Berichte 98, 2

Fleischman, D. A. & Gabrieli J. D. E. (1998) Repetition priming in normal aging and Alzheimer's disease: a review of findings and theories. *Psychology and Aging 13,* 88–119

Folstein, M. F., Folstein, S. E., & McHugh, P. R. (1975) "Mini-mental state." A practical method for grading the cognitive state of patients for the clinician. *Journal of Psychiatric Research 12,* 189–198

Glosser, G. et al. (1998) Lexical semantic and associative priming in Alzheimer's disease. *Neuropsychology 12,* 218–224

Giffard, B. et al. (2001) The nature of semantic memory deficits in Alzheimer's disease. New insights from hyperpriming effects. *Brain 124,* 1522–1523

Giffard, B., Desgranges, B. & Nore-Mary, F. (2002) The dynamic time course of semantic memory impairment in Alzheimer's disease: clues from hyperpriming and hypopriming effects. *Brain 125,* 2044–2057

Hartman, M. (1991) The use of semantic knowledge in Alzheimer's disease: evidence for impairments of attention. *Neuropsychologia 29,* 213–228

Hock, C., Hüll, M. & Schecker, M. (2000) *Die Alzheimer-Krankheit.* Tübingen: Narr

Kessler, J. et al. (2003) DemTect: Final English version of a new cognitive screening test for mild cognitive impairment and early dementia. *European Neuropsychopharmacology 13,* 403–404

Kleiber, G., Kochendörfer, G., Riegel, M. & Schecker, M. (1999) *Kognitive Linguistik und Neurowissenschaften.* Tübingen: Narr

Kochendörfer, G. (1998) *Sprachverarbeitung bei Alzheimer-Demenz: Hypothesen aus neuronalen Modellen.* Tübingen: Narr

Kochendörfer, G. (1999) *Gedächtnisformen in neuronalen Modellen der Sprachverarbeitung.* Tübingen: Narr

Kochendörfer, G. (2000) *Simulation neuronaler Strukturen der Sprache.* Tübingen: Narr

Kochendörfer, G. (2000) Vertiefung des Verständnisses von Alzheimer-Demenzen durch Computersimulationen. In: Hock, C., Hüll, M. & Schecker, M. (Hg.), 145–160

Kochendörfer, G. (2002) *Kortikale Linguistik Teil 1: Wissenschaftstheoretische Voraussetzungen.* Website: http://www.cortical-linguistics.de

LaVoie, D., Light, L. L. (1994) Adult age differences in repetition priming: A meta-analysis. *Psychology and Aging 9,*539–553

Margolin, D. I., Pate, D. S. & Friedrich, F. J. (1996) Lexical priming by pictures and words in normal aging and in dementia of the Alzheimer's type. *Brain and Language 54,* 275–301

McKhann, G. et al. (1984) Clinical diagnosis of Alzheimer's disease: Report of the NINCDS-ADRDA Work Group under the auspices of Department of Health and Human Services Task Force on Alzheimer's Disease. *Neurology 34,* 939–944

Meyer, D. E. & Schvaneveldt, R. W. (1971) Facilitation in recognizing words: Evidence of a dependence upon retrieval operations. *Journal of Experimental Psychology 90,* 227–234

Morris, J. et al. (1988) Consortium to establish a registry for Alzheimer's disease (CERAD) clinical and neuropsychological assessment of Alzheimer's disease. *Psychopharmacology Bulletin 24,* 641–652

Nebes, R. D., Martin, D. C. & Horn, L. C. (1984) Sparing of semantic memory in Alzheimer's disease. *Journal of Abnormal Psychology 93,* 321–330

Nebes, R. D., Brady, C. B. & Huff, F. J. (1989) Automatic and attentional mechanisms of semantic priming in Alzheimer's disease. *Journal of Clinical and Experimental Neuropsychology 11,* 219–230

Ober, B. A., Shenaut, G. K., Jagust, W. J. & Stillman, R. C. (1991) Automatic semantic priming with various category relations in Alzheimer's disease and normal aging. *Psychology and Aging 6,* 647–660

Ober, B. A. & Shenaut, G. K. (1988) Lexical decision and priming in Alzheimer's disease. *Neuropsychologia 26,* 273–286

Rosen, W. G. et al. (1993) ADAS: Alzheimer's Disease Assessment Scale. Hogrefe

Salmon, D. P., Shimamura, A. P., Butters, N. & Smith, S. (1988) Lexical and semantic priming deficits in patients with Alzheimer's disease. *Journal of Clinical and Experimental Neuropsychology 10,* 477–494

Sonnenstuhl-Henning, I. (2003) *Deutsche Plurale im mentalen Lexikon. Experimentelle Untersuchungen zum Verhältnis von Speicherung und Dekomposition.* Tübingen: Niemeyer

Schecker, M. (1999) Wortfindung und verbale Flüssigkeit in frühen Stadien der Alzheimer Krankheit. In: Kleiber, G., Kochendörfer, G., Riegel, M. & Schecker, M. (Hg.), 129–150

Schecker, M. (2000) Sprachverarbeitung und Kommunikationsverhalten bei früher Alzheimer-Krankheit. In: Hock, C., Hüll, M. & Schecker, M. (Hg.), 43–66

Schecker M (2000a) Die Alzheimer-Krankheit – ein Desynchronisationssyndrom? In: Hock, C., Hüll, M. & Schecker, M. (Hg.), 91–104

Shenaut, G. K. & Ober, B. A. (1996) Methodological control of semantic priming in Alzheimer's disease. *Psychology and Aging 11,* 443–448

Silveri, M. C., Monteleone, D., Burani, C. & Tabossi, P. (1996) Automatic semantic facilitation in Alzheimer's disease. *Journal of Clinical and Experimental Neuropsychology 18,* 371–382

Warrington, E. K. (1975) The selective impairment of semantic memory. *Qarterly Journal of Experimental Psychology 27,* 635-657

World Health Organization (1993) *ICD-10 Classification of mental and behavioural disorders: Diagnostic criteria for research.* Geneva: WHO

Klaus Hennighausen, Verena Maas & Tanja Rinker

Von „zentralauditiven Verarbeitungsstörungen“ zum „Dysgrammatismus“: Zur Entfaltung „spezifischer Sprachentwicklungsstörungen“

1 Zur Epidemiologie

Kindliche Sprachentwicklungsstörungen gehören zu einer Gruppe von Krankheitsbildern, die – wohl weil Kinder betroffen sind – in der Öffentlichkeit immer wieder hitzige Debatten auslösen. Hat sich die Zahl sprachentwicklungsverzögerter oder dann sprachentwicklungsgestörter Kinder tatsächlich in den letzten Jahren explosionsartig vermehrt? Handelt es sich bei Sprachentwicklungsstörungen um eine Zivilisationskrankheit unserer Zeit? Wir greifen im Folgenden auf eine Presse-Dokumentation von Hermann Schöler (2001) zurück.

„Zahl der sprachgestörten Kinder [...] versechsfacht – Quote bei 25%“, tituliert die „Heilbronner Stimme“ vom 6. Oktober 1997. Und wie in solchen Fällen üblich, ist man auch mit einer Erklärung schnell zur Hand: „Sprachentwicklungsstörungen bei Kindern nehmen zu. Hauptursache: In den Familien erstirbt das Gespräch“ (so der Spiegel Nr. 28 / 1997). Und wenn es nicht das Fernsehen ist, das die Gespräche zum Erliegen bringt, dann ist es – wie es an anderer Stelle heißt – die „mangelnde

Liebe“ bzw. die „mangelnde Zuwendung und Liebe der Mütter“ (als ob hier Väter nicht in gleicher Weise in der Pflicht seien).

Ohne hier näher in eine Beweisführung einsteigen zu wollen, dürfte doch soviel klar sein, dass weder das Fernsehen noch „die mangelnde Liebe der Mütter“ Sprachentwicklungsstörungen verursachen. Nicht von der Hand zu weisen ist allerdings, dass intensive Zuwendung und Unterstützung durch Bezugspersonen von geradezu therapeutischer Relevanz sind und darüber hinaus eine Vielzahl von Folgeeffekten (schulische Lernschwierigkeiten, soziale Ächtung) auffangen oder doch abmildern.

Gibt es diese Vermehrung der Erkrankungsfälle wirklich? In der Fachliteratur wird immer wieder von 3-5 % gesprochen: 3-5% der Kinder eines Jahrgangs sind sprachentwicklungsverzögert oder sprachentwicklungsgestört. Grimm (2003) spricht mit Blick auf den deutschsprachigen Raum von 6-8%, Tomblin (1996) und Leonard (1998) mit Blick auf die USA von 7%. Dabei sind die Jungen immer etwa dreimal so häufig betroffen wie die Mädchen.

2 Definition und (Differential-)Diagnose der Spezifischen Sprachentwicklungsstörung

Oben war von Sprachentwicklungsstörungen, aber auch von Sprachentwicklungsverzögerungen die Rede. In der Fachliteratur wird darüber hinaus von Spezifischen Sprachentwicklungsstörungen gesprochen. Was ist jeweils gemeint?

2.1 Verzögerung versus Störung

Ob ein Kind sprachentwicklungsverzögert ist, machen wir an der Sprachentwicklung unauffälliger Kinder fest. Allerdings sind wir hier mit erheblichen interindividuellen Unterschieden konfrontiert. Wenn wir davon ausgehen müssen, dass ein Kind eine Verzögerung in seiner Sprachentwicklung nicht mehr von selber aufholen kann, dann sprechen wir von einer Sprachentwicklungsstörung.

Beispielsweise erreichen Kinder in der Regel mit etwa 18 Monaten einen Wortschatz von rund 50 Wörtern und entwickeln ihren Wortschatz dann explosionsartig weiter (*Wortschatzspurt*). Brauchen Kinder länger, dann sprechen wir von einer Verzögerung der Sprachentwicklung; doch erst wenn Kinder auch mit 24 Monaten und später noch keine 50 Wörter benutzen, vermuten wir eine Sprachentwicklungsstörung.

Die im Folgenden diskutierten Auffälligkeiten und Fehler treten zum größten Teil auch im Rahmen einer ungestörten Entwicklung auf, dann aber eben deutlich früher und nicht mit einer solchen Persistenz. Auch in diesem Sinne sehen Sprachentwicklungsstörungen in der Regel zunächst wie Sprachentwicklungsverzögerungen aus.

Wieso sind Kinder von Fall zu Fall nicht in der Lage, eine Sprachentwicklungsverzögerung – wodurch auch immer sie hervorgerufen wurde – wieder einzuholen? Ist das lediglich eine Frage des Abstandes zu unauffälligen Kindern? Wir wissen es nicht. In der Fachliteratur wird jedoch in letzter Zeit neben neuroanatomischen Auffälligkeiten (so Plante, Swisher, Vance & Rapcsak, 1991; Locke, 1994) und genetischen Befunden intensiv diskutiert, dass es für den Erwerb bestimmter Fähigkeiten *sensible Phasen* gibt (Locke, 1997): Könnte es sein, dass mit einem gewissen Ausmaß an Verzögerung der Erwerb entsprechender Fähigkeiten nicht mehr innerhalb einer hier jeweils relevanten sensiblen Phase stattfinden kann? Die Konsequenz wäre, dass der Erwerb erschwert und deshalb zusätzlich verlangsamt stattfindet (vgl. u. a. Friederici & Hahne, 2000; Leonard, 2003).

Verzögerungen lösen in der Regel Folgedefizite aus. Entsprechend kommt es über erste Defizite und daraus resultierende Verzögerungsphänomene hinaus zu einer Kumulation von Defiziten und zu einer dann auch qualitativ andersartigen sprachlichen Entwicklung (Fletcher, 1991; Tallal, 1993, und deren Rezeption in Grimm, 2003). Falsch wäre es indessen, „Verzögerung oder Abweichung?“ zu fragen; sondern wir müssen von einem verzögerten und abweichenden Entwicklungsverlauf ausgehen. Wobei nicht zuletzt auch die zunehmende Diskrepanz zwischen sprachlichen Möglichkeiten und kommunikativen Anforderungen eine Rolle spielt.

2.2 Die Spezifische Sprachentwicklungsstörung (SSES)

Nun begegnen wir bei Kindern höchst unterschiedlichen Sprach- und Sprachentwicklungsstörungen. Beispielsweise führt eine kindliche Aphasie – auch wenn es hier zu weitgehenden spontanen Erholungen kommt – immer zu einer Entwicklungsverzögerung und in der Regel zu einer Sprachentwicklungsstörung; dabei meint Aphasie im deutschen Sprachraum eine Störung der Sprachverarbeitung, die auf eine frisch erworbene Läsion zurückgeht. Kindliche Aphasien bleiben in aller Regel bis ins Erwachsenenalter in Tests nachweisbar (Alajouanine & Lhermitte, 1965; Woods & Carey, 1979; Cooper & Flowers, 1987; zur neueren Literatur den Überblick Paquier & Van Dongen, 1996).

Von einer *Spezifischen Sprachentwicklungsstörung* (SSES), im Englischen *specific language impairment* (SLI), spricht man, wenn es sich um Störungen der Sprachentwicklung handelt, die nicht Folge einer anderen Erkrankung sind. Im deutschen Sprachraum und auch international wird gemäß ICD 10 (Dilling, Mombour und Schmidt, 1991) von *umschriebenen Entwicklungsstörungen des Sprechens und der Sprache* gesprochen. Zu den Ausschlusskriterien gehören:

- Sensorische Schädigungen: Das heißt, dass die periphere auditive und visuelle Verarbeitung (Auge und Ohr) ungestört sein müssen bzw. Störungen der peripheren Verarbeitung allein nicht die vorhandene Symptomatik erklären können.

- Schwerwiegende neurologische Erkrankungen bzw. strukturelle oder funktionelle Hirnschädigungen beispielsweise durch Tumore, Infarkte oder epileptische Störungen, die ursächlich für die Symptomatik sind.

- Emotionale Schädigungen: Ausgeschlossen sind damit u.a. kindliche Depressionen, paranoide Symptombilder und auch das *Aufmerksamkeitsdefizit und Hyperaktivitätssyndrom* (ADHS, vgl. auch Schecker, 2000), soweit diese bereits die Symptomatik erklären.

- Geistige Behinderungen, soweit diese für sich bereits die sprachlichen Defizite erklären. Üblicherweise schließen wir Kinder mit einem non-verbalen IQ von < 80 ($= 2$ Standardabweichungen unter dem Mittelwert unauffälliger gleichaltriger Kinder) aus.

- Mangelnde Anregung und Förderung: Ein Kind, das beispielsweise bei taubstummen Eltern aufwächst, wird vermutlich erhebliche Defizite in den gesprochen-sprachlichen Fähigkeiten aufweisen, ohne dass dann von einer SSES gesprochen werden kann. Dies betrifft auch die in der Einleitung aufgeführte Problematik (Einfluss sozialer und kultureller Faktoren).

Zusammengefasst zielt damit die Rede von einer Spezifischen Sprachentwicklungsstörung darauf ab, dass wir es einmal mit einem eigenständigen Krankheitsbild zu tun haben. Zum anderen wird dessen Selektivität betont – betroffen sind im Wesentlichen nur sprachliche Leistungen.

Die Vorstellung von der selektiven Störung ist nicht unproblematisch. Im klinischen Alltag begegnen wir häufig sprachentwicklungsgestörten Kindern, die zugleich emotional auffällig sind, Aufmerksamkeitsstörungen haben und in ihrem nonverbalen IQ gegenüber unauffälligen Kindern deutlich abfallen (vgl. u. a. Bishop, North & Donlan, 1996; Dannenbauer, 2001).

In einer der letzten Untersuchungen dieser Art vergleichen Hennighausen, Christmann, Jaremkiewicz, Kohls, Maas, Zachau & Schecker (in Vorbereitung) sprachentwicklungsgestörte Kinder, aufmerksamkeitsgestörte und hyperaktive Kinder und gleichaltrige unauffällige Kontrollen (jeweils Jungen zwischen 7 und 10 Jahren). Die Autoren können feststellen, dass der Hauptteil der untersuchten sprachentwicklungsgestörten Kinder im nonverbalen IQ (Culture Fair Intelligence Test, je nach Alter CFT1 oder CFT20) zwischen 80 und 100 liegt, wohingegen sich die ungestörten Kinder zwischen 100 und 120 bewegen. Das ergibt einen signifikanten Unterschied im nonverbalen IQ zwischen sprachentwicklungsgestörten Kindern und unauffälligen Kontrollen, wohingegen die aufmerksamkeitsgestörten und hyperaktiven Kinder die Mitte einnehmen und sich mit Bezug auf die nonverbale Intelligenz von keiner der beiden anderen Gruppen signifikant unterscheiden lassen.

Das darf nun allerdings nicht dahingehend missverstanden werden, dass die niedrigere nonverbale Intelligenz zu Sprachentwicklungsstörungen geführt hätte. Mit mindestens gleicher Berechtigung könnte angenommen werden, der Rückstand der sprachlichen Entwicklung habe zu entsprechenden Unterschieden auch im Bereich der nonverbalen Intelligenz beigetragen.

In der Fachliteratur werden auch eine Reihe grundlegender kognitiver Probleme vermutet und kontrovers diskutiert, die nicht auf die Sprachverarbeitung beschränkt sind (ausführlich Schöler & Spohn, 1998; im Überblick Grimm, 2000). Da ist von einer symbolischen Repräsentationsschwäche die Rede (Dannenbauer & Chipman, 1988; mit negativen Ergebnissen Kushnir & Blake, 1996); es werden generelle Defizite der Klassifikationsfähigkeit vermutet (vgl. dagegen die Ergebnisse aus Kushnir & Blake, 1996; auch Cromer, 1981a und Karmiloff-Smith, Klima, Bellugi, Grant & Baren-Cohen, 1995); da werden Defizite der hierarchischen Strukturierungsfähigkeit vermutet (Cromer, 1981b; dagegen u. a. Weinert, 1991); an anderer Stelle wird von einem allgemein-kognitiven Defizit der Hypothesenbildungsfähigkeit gesprochen (vgl. Stone & Michals, 1986).

2.3 Komorbiditäten

Die in den Definitionen der Spezifischen Sprachentwicklungsstörung enthaltene Vorstellung einer selektiven Störung wird auch durch eine Reihe im klinischen Alltag begegnender Komorbiditäten in Frage gestellt. Allgemein bekannt ist, dass Kinder mit einer Spezifischen Sprachentwicklungsstörung ganz generell Risikokinder für den Schriftspracherwerb sind. Relevanter noch ist in diesem Zusammenhang, dass sich die Leistungs- bzw. Defizitprofile sprachentwicklungsgestörter und legasthenischer Kinder ein gutes Stück weit überschneiden: Beide haben im Bereich der zentralauditiven Verarbeitung (das meint die auditive Verarbeitung jenseits des Ohrs) gleichartige Verarbeitungsschwierigkeiten (für einen Überblick Csépe, 2003).

Vergleichbar ist die im klinischen Alltag immer wieder beobachtbare Komorbidität von Sprachentwicklungsstörungen (SSES) mit der Aufmerksamkeitsdefizit-Hyperaktivitäts-Störung (ADHS): In der schon angesprochenen Studie Hennighausen et al. (in Vorbereitung) wurde festgestellt, dass überzufällig häufig ADHS-Kinder auch Störungen in der Sprachverarbeitung haben (die allerdings ihrerseits plausibel mit den Aufmerksamkeitsstörungen in Verbindung gebracht werden können). Und überzufällig häufig haben Kinder mit einer Spezifischen Sprachentwicklungsstörung auch Aufmerksamkeitsdefizite.

So wurden schon in der Child Behavior Check List (CBCL), einem Elternfragebogen, die sprachentwicklungsgestörten Kinder hinsichtlich Aufmerksamkeit und Konzentration von ihren Eltern signifikant schlechter eingestuft als die unauffälligen Kontrollkinder. Erwartungsgemäß wurden die ADHS-Kinder nochmals signifikant schlechter beurteilt (siehe Abbildung 1). Oder dann der Continuous Performance Test (CPT), ein Daueraufmerksamkeitstest, in dem sich die SSES-Kinder nicht signifikant von den ADHS-Kindern unterschieden, sich aber signifikant von den unauffälligen Kontrollkindern unterschieden:

CBCL - Aufmerksamkeitsprobleme:

		Sign.
Kontrollen	SSES	,001
SSES	ADHS	,035

CPT - Anzahl korrekt:

		Sign.
SSES	ADHS	,435
SSES	Kontrollen	,017

CPT - Omissions (Auslassungen):

		Sign.
SSES	ADHS	,435
SSES	Kontrollen	,017

Abbildung 1: Aufmerksamkeitsprobleme bei SSES-Kindern.

Könnten solche Aufmerksamkeitsprobleme durch die Sprachentwicklungsstörungen ausgelöst sein? Könnte es aufgrund der Sprachentwicklungsstörung allgemein zu einer Überlastung der kognitiven Ressourcen kommen? Mindestens gleichwertig ist aber auch die Vorstellung, dass die Sprachentwicklungsstörungen von SSES-Kindern durch basale Aufmerksamkeitsdefizite mitverursacht sind.

3 Das Leistungsprofil der Spezifischen Sprachentwicklungsstörung

3.1 Zur Vielfalt der Bezeichnungen

Statt von *Spezifischer Sprachentwicklungsstörung* ist auch von *Sprachentwicklungsverzögerung* (vgl. dazu schon oben) und *Sprachentwicklungsbehinderung* die Rede. Harald Clahsen (1988) und Nachfolger sprechen von (kindlichem) *Dysgrammatismus.* Und bei Hannelore Grimm finden wir *dysphasische Sprachstörung* bzw. *Entwicklungsdysphasie* (engl. *developmental dysphasia*).

Die einzelnen Bezeichnungen sind nicht einfach gegeneinander austauschbar, da sie sich auf einzelne Entwicklungsphasen konzentrieren und / oder an theoretische Positionen gebunden sind. *Dysgrammatismus* beispielsweise favorisiert die morphosyntaktische Entwicklung (unterschlagen wird, dass vorweg auch noch ganz andere Leistungseinbrüche zu beobachten sind) und baut zugleich auf der Vorstellung der Chomsky-Schule auf, dass Sprache ein gegenüber anderen kognitiven Systemen autonomes Modul sei, das entsprechend selektiv störbar bzw. gestört ist. Grimm stellt die Bezeichnung *Entwicklungsdysphasie* dagegen und möchte auf diese Weise festhalten, dass die kindliche Entwicklung insgesamt betroffen ist (und das heißt nicht zuletzt, dass die sprachlichen Defizite „mit nicht-sprachlichen kognitiven Defiziten korrelieren“, vgl. Grimm, 1991: 98).

Werfen wir schon an dieser Stelle auch einen Blick auf die in der Fachliteratur diskutierten Erklärungsansätze, so vervollständigen sie das mit der Bezeichnung *Dysgrammatismus* angedeutete partikularistische Bild. Es werden in der neueren Fachliteratur eine Reihe alternativer bzw. konkurrierender Erklärungsansätze diskutiert, die sich unseres Erachtens mit Blick auf die Dynamik der kindlichen Entwicklung eher komplementär zueinander verhalten. Da ist von lexikalischen Defiziten gerade im Bereich der geschlossenen Inventare grammatischer Morpheme als Ursache für den mangelnden Auf- und Ausbau grammatischer Strukturen die Rede (bei Clahsen immerhin beschränkt sich ein solcher Erklärungsversuch nicht mehr ausschließlich auf die Morphosyntax bzw. Grammatik). Oder es wird von auditiven Verarbeitungsdefiziten gesprochen, und Kritiker fragen, was diese mit den beobachteten dysgrammatischen Phänomenen zu tun haben sollen: „Wie sollte beispielsweise die Produktion falscher Sätze mit Verb-Endstellung aus der Schwierigkeit der Identifikation von Tönen kurzer Dauer resultieren?“ (Grimm, 1991: 94). Dabei hatte darauf bereits Leonard (1989) eine auch heute noch gültige Antwort gegeben, wenn er von der phonetisch reduzierten und damit nur schwer analysierbaren Substanz grammatischer Endungen spricht.

3.2 Betroffene Leistungsbereiche

Die Bezeichnung *Spezifische Sprachentwicklungsstörung* impliziert eine Homogenität des Krankheitsbildes, die es nicht gibt. Im Gegenteil müssen wir mit großen interindividuellen Unterschieden rechnen. In diesem Zusammenhang gilt es, eine Vielzahl unterschiedlicher Teilbereiche der Sprachverarbeitung einzubeziehen, die aber nicht unbedingt zur gleichen Zeit betroffen sind.

3.2.1 Unterteilungen in DSM und ICD

Eine erste differenzierende Klassifikation wird in den großen Klassifikationsmanualen gemacht. So unterscheidet das ICD 10

- Artikulationsstörung
- Expressive Sprachstörung
- Rezeptive Sprachstörung.

Im DSM IV wird über die Artikulationsstörung hinaus unterschieden zwischen

- Expressive Sprachstörung – und
- Kombinierte rezeptiv-expressive Sprachstörung.

3.2.2 Verspätungen und Verlangsamungen

Unterteilungen der obigen Art werden dem komplexen Krankheitsbild nicht gerecht. Übereinstimmung besteht zunächst einmal darin, dass sprachentwicklungsgestörte Kinder gewöhnlich verspätet mit dem Spracherwerb beginnen (sog. late talker) und der Spracherwerb deutlich verlangsamt und mit Plateaubildungen abläuft. – Grimm (2003) geht von 13-20% der Zweijährigen aus, die late talker sind; davon holt allerdings rund die Hälfte die Verspätung bis etwa zum dritten Lebensjahr wieder auf.

3.2.3 Auditive und artikulatorische Auffälligkeiten

Konsens besteht inzwischen auch, dass bei sprachentwicklungsgestörten Kindern in der Regel schon früh eine Reihe auditiv-rezeptiver wie artikulatorisch-produktiver Defizite begegnen, die auszugsweise auch später noch in Tests nachweisbar bleiben. Im Einzelnen können das sein:

- Die auditive Merkspanne (bzw. das auditive Kurzzeitgedächtnis) ist herabgesetzt, und das bedeutet, dass auditiver Input tendenziell nur eingeschränkt verarbeitet werden kann (Gathercole & Baddeley, 1990; Weinert, 1991; Kushnir & Blake, 1996, im Überblick Grimm, 2000, 2003).
- Auditive Diskriminationsschwierigkeiten bzw. Selektionsdefizite.

- Auditive Identifikations- bzw. Klassifikationsschwierigkeiten, wobei diese in der Regel in Kombination mit Diskriminationsaufgaben getestet wurden. Hier hat vor allem die Arbeitsgruppe um Paula Tallal (Tallal & Piercy, 1973; 1974; 1975; im Überblick Leonard, 1998; einführend Grimm, 2003) verbindlich nachweisen können, dass sprachentwicklungsgestörte Kinder bei der Diskrimination und Klassifikation aufeinander folgender Stimuli mehr Zeit brauchen. Vergrößert man hingegen deutlich die Präsentationsdauer des einzelnen Stimulus (non-verbal wie verbal) und / oder vergrößert das Interstimulus-Intervall, dann zeigen die entsprechenden Kinder näherungsweise normale Verarbeitungsresultate (vgl. Abbildung 2):

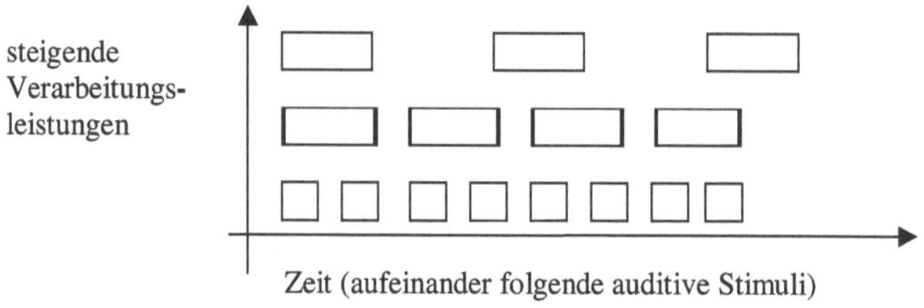

Abbildung 2: Zusammenhang von Zeit und Verarbeitungsleistung bei sprachentwicklungsgestörten Kindern (nach Tallal).

Was klassifikatorische Leistungen angeht, so ist auch gut belegt, dass sprachentwicklungsgestörte Kinder Schwierigkeiten im Bereich des „kategorialen Hörens“ haben; das meint die Identifikation von Lautvarianten als Mitglieder einer Lautkategorie (Bishop, 1997; Grimm, 2003).

- Prosodiedefizite, und das heißt nicht zuletzt, dass sprachentwicklungsgestörte Kinder nur eingeschränkt die Prosodie zur Segmentation in größere Äußerungsbestandteile nutzen, wie das aber beispielsweise bereits wenige Monate alte Kleinkinder können (Kracke, 1975; auch Weinert, 1991; zur prosodischen Kompetenz von Kleinkindern Höhle, 2002; im Überblick Schöler, Fromm & Kany, 1998 und Grimm, 2003). Zusammen mit den vorweg skizzierten Diskriminations- und Klassifikationsschwierigkeiten führt das dazu, so Dannenbauer, dass es entsprechenden Kindern nur unzureichend gelingt, „die phonologische Binnenstruktur von Wörtern einschließlich ihrer rhythmisch-prosodischen Eigenschaften aufzufassen und präzisere Repräsentationen abzuspeichern" (2001: 49).

- Artikulationsstörungen (in einem weiten Sinne des Wortes), die vermutlich in Zusammenhang mit fehlerhaften und unpräzisen Wortform-Repräsentationen stehen. Dabei fällt auf, dass die betreffenden Kinder sowohl einzelne Laute falsch artikulieren wie auch ganze Lautgruppen systematisch gegeneinander austauschen. In der schon angesprochenen Studie Hennighausen et al. (in Vorbereitung) artikulierte beispielsweise ein Kind das Phonem /g/ im Anlaut in aller Regel als [d] („desagt", „desehn" – das lässt sich auch als regressive Assimilation, als Angleichung des anlautenden Konsonanten der ersten Silbe an den anlautenden Konsonanten der zweiten Silbe verstehen). Ebenfalls im Anlaut wurden die stimmlosen fortis-Plosive häufig lenis und stimmhaft ausgesprochen (vgl. auch Hacker & Wilgermein, 1991; zu weiteren Details auch Schulte-Mäter, 1991; wieweit hier auch die alemannischen Dialekte eine Rolle spielen, konnte nicht abschließend geklärt werden). Auffälligkeiten dieser Art können das Erscheinungsbild einer Sprachentwicklungsstörung zu bestimmten Zeiten derart dominieren, dass weitere Dimensionen der Störung zunächst nicht wahrgenommen werden. – Fromm, Schöler und Scherer halten fest, dass die angesprochenen „dyslalischen Störungen" „übereinstimmend in allen oder zumindest den meisten Arbeiten erwähnt werden" (1998: 35).

3.2.4 Das Lexikon

Dannenbauer (2001) geht von unmittelbaren Rückwirkungen der rezeptiv-auditiven Defizite auf den Wortschatz (genauer das „mentale Wortformen-" oder „Ausdruckslexikon") aus. Dieses sei bei sprachentwicklungsgestörten Kindern (in Opposition zu gleichaltrigen unauffälligen Kindern) stark reduziert. Anfangs seien nur wenige Wörter oder Namen verfügbar, die darüber hinaus vielfach nur von den Bezugspersonen verstanden würden und sich aufgrund des eingeschränkten Lautinventars durch eine meist sehr vereinfachte Silbenstruktur (Konsonant – Vokal bzw. Vokal – Konsonant statt z. B. Konsonant – Vokal – Konsonant) auszeichneten.

Folgt man dieser in sich schlüssigen Argumentation, dann lässt sich – angepasst an die Dynamik der kindlichen Sprachentwicklung – der folgende

Bedingungszusammenhang formulieren (vgl. Abbildung 3):

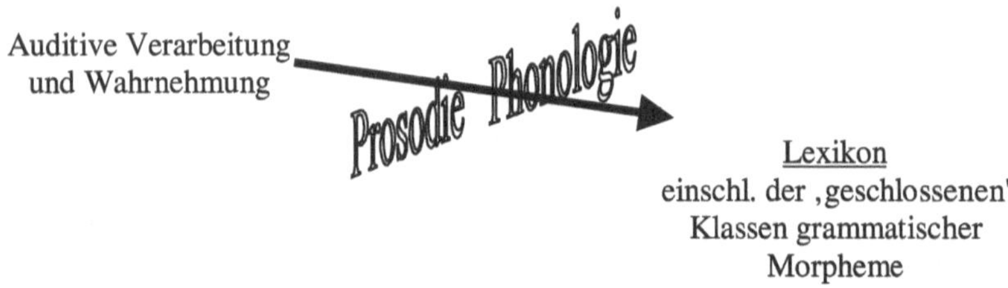

Abbildung 3: Zum Zusammenhang von auditiver Verarbeitung und Wortschatzentwicklung.

Was gehört alles zum Auf- und Ausbau des Lexikons? Neben der Segmentation und Identifikation / Klassifikation sich wiederholender Phoneme und Phonemfolgen bzw. Wortformen muss ein Kind eben solche Wortformen auf seine zu diesem Zeitpunkt durchaus schon verfügbare, wenn auch nicht notwendigerweise mit den Erwachsenen übereinstimmende Konzeptualisierung der umgebenden Welt beziehen (und hier wirkt sich ebenfalls die oben angesprochene herabgesetzte Kapazität des auditiven Kurzzeitgedächtnisses aus). Anders ausgedrückt muss das Kind erschließen, was einzelne Wortformen bedeuten, was sie leisten; und das betrifft jetzt das „mentale" „Inhalts-" oder „Konzepte-Lexikon".

Die mentalen Lexika sprachentwicklungsgestörter Kinder weichen nicht nur quantitativ, sondern auch qualitativ von denjenigen unauffälliger Kinder ab. Bei den sog. lexikalischen Morphemen lässt sich eine deutliche Überrepräsentation von Nomina in Opposition zu Verben und Adjektiven beobachten. Besonders reduziert und fehlerhaft gebraucht begegnen grammatische Morpheme, z. B. Endungen oder auch selbständige Funktionswörter wie Artikel oder Präpositionen. In der Fachliteratur wird der überproportionale Anteil an Nomina übereinstimmend auf deren vergleichsweise geringe strukturelle Komplexität bezogen.

Wir möchten an dieser Stelle das Augenmerk auf einen spezifischen Teilbereich der grammatischen Morpheme lenken. Für die lexikalischen Morpheme – vor allem für konkrete Nomina wie „Ball" oder „Auto" oder „Puppe" – gilt, dass deren (im Wesentlichen referentielle) Leistungen aus singulären Bezeichnungen per Abstraktion erschließbar sind. Was aber „bezeichnet" ein grammatisches Morphem wie eine Kasusendung? Was leistet sie?

Wir können die einschlägige Diskussion der kognitiven Linguistik zu dieser Frage hier nicht im Detail ausbreiten (einführend Schecker, 1995). Entscheidend ist, dass Kinder im Bereich grammatischer Morpheme in der Regel erst ein ganzes Inventar erwerben müssen, um die Leistung eines einzelnen Eintrags aus einem solchen Inventar (z. B. die Leistung des Dativs) nachvollziehen zu können (der Dativ alleine bedeutet bzw. leistet nichts).

Die Anbindung einer Wortform an Konzepte (an eine Bedeutung, Funktion, Leistung) verankert die Wortform im Lexikon. Für den Bereich grammatischer Morpheme legt das nahe, dass etwa Kasus-Markierungen vergleichsweise schwer zu verankern und entsprechend erst spät bzw. schwer verfügbar sind (das im Vergleich vor allem mit lexikalischen Morphemen wie Ball). Zugleich macht das deutlich, dass und warum sich ein reduziertes Wortformen-Lexikon vor allem im Bereich solcher grammatischen Morpheme wie der Kasusmorphologie als besonders deutliche Reduktion der verbalen Ausdrucksfähigkeit bemerkbar macht.

3.2.5 Morphosyntax und Grammatik

Vielfach wurden Spezifische Sprachentwicklungsstörungen auf dysgrammatische Phänomene reduziert. Das ist insofern verständlich, als die hier begegnenden Defizite besonders auffällig sind. Betroffen ist zunächst einmal (in Fortsetzung der Erläuterungen im vorangegangenen Abschnitt)

- der Gebrauch grammatischer Morpheme, wobei insbesondere solche Fehler ins Auge springen, bei denen morphologische Kongruenzen innerhalb einer Nominalgruppe oder die morphologische Kongruenz von Subjekt und Prädikat verletzt sind. Vgl. aus Hennighausen et al. (in Vorbereitung)

(1)	Kind 7,6	die Katze **hatten** den Hund **geesst**
(2)	Kind 10,1	ja und die Schlange **kommte in** Fischnetz
(3)	Kind 8,0	**den** Schrank, den ich mir kauft habe
(4)	Kind 7,6	zwei **Schmetterlings**
(5)	Kind 9,2	der Vater **sein** Sohn such
(6)	Kind 8,1	**das kleiner** Vogel im Gebüsch sitz
(7)	Kind 7,6	**vor** du spiel

Abbildung 4: Defizite der Flexion bei sprachentwicklungsgestörten Kindern.

In Beispiel (3) könnte auch der alemannische Dialekt für das „kauft" verantwortlich sein. In den Beispielen (5), (6) und (7) begegnen wir der für sprachentwicklungsgestörte Kinder so typischen Endstellung des Verbs (häufig samt Hilfsverben), das hier darüber hinaus ohne Flektionsendung auftritt (vgl. zu (7) aber auch noch unten). In Beispiel (6) könnte natürlich auch vom Sprecher intendiert gewesen sein „..., dass (ein) kleiner Vogel im Gebüsch sitz(t)". – In Beispiel (7) haben wir aus dem Kontext erschlossen, dass die Nebensatz-einleitende Konjunktion „bevor" gemeint sein könnte; dann allerdings wäre das Verb korrekt positioniert (vgl. zu Beispielsammlungen von Kindern aus dem Vorschulalter Grimm, 2003).

- Alle Kinder durchlaufen ein Stadium, in dem sie bevorzugt das Verb ans Ende setzen. Eine Vielzahl von Linguisten gehen – bei durchaus unterschiedlicher Begründung – davon aus, dass im Deutschen die Subjekt-Objekt-Verb-Stellung oder Nebensatzstellung mit dem Verb in Endstellung die Grundstellung ist, die normalerweise auf der Basis spezifischer Ausdrucksbedürfnisse modifiziert wird. Das betrifft im Übrigen nicht nur die Stellung des Verbs, sondern auch die Abfolge von Subjekt und Objekten, wie das die unmarkierte (gewissermaßen unauffälligste) Stellung von Verb und pronominalen (und das heißt semantisch-lexikalisch leeren) Satzgliedern verrät: „..., dass sie (Subjekt) es (direktes Objekt) ihm (indirektes Objekt) geschenkt hat". Diese Stellung wird von sprachentwicklungsgestörten Kindern weit über die übliche Entwicklungsphase hinaus beibehalten. Auffällig ist dabei, dass selbst in einem Entwicklungsalter, in dem dann auch die Verbstämme mit Flektionsendungen versehen werden, die Endstellung noch dominiert; Grimm macht u.a. daran die These eines auch qualitativ veränderten Spracherwerbs fest.

- Insgesamt sind die Äußerungen sprachentwicklungsgestörter Kinder im Vergleich mit Kindern gleichen Alters deutlich kürzer und einfacher strukturiert. – Grimm (2003) wie andere präsentieren überzeugende Belege aus dem Vorschulbereich; hier das Beispiel eines 8,7 Jahre alten Jungen aus Hennighausen et al. (in Vorbereitung):

Text	Reproduktion (Kind 8,7)
Eines Tages sagte ein Sohn zu seinem Vater: Ich werde mich verstecken und du wirst mich nicht finden. Der Vater antwortete: Verstecke dich, wo du willst. Dann ging er ins Haus.	Der Mann von sein Sohn fürchte sich. Weiß nimmer.
Der Sohn verzauberte sich in eine Erdnuss. Die Erdnuss wurde von einem Huhn hinuntergeschluckt.	Sohn sich verwandeln äh zu eine . . . Erdnuss Der Hahn esst.
Das Huhn wurde von einer Katze gefressen. Die Katze wurde von einem Hund gefressen. . . .	Dann ko . . . dann esst die Katze die der Huhn und dann Hund esst Katze.

Abbildung 5: Untertest 'Geschichte nacherzählen' aus dem HSET.

- In der einschlägigen Fachliteratur über den Spracherwerb wird übereinstimmend festgehalten, dass Kinder, aufbauend auf der Entdeckung, dass die Abfolge sprachlicher Segmente etwas bedeutet (Entdeckung des grammatischen Prinzips – vgl. „zwei-hundert“ vs. „hundert-zwei“), zunächst Äußerungen mit Verbendstellung bevorzugen (die oben schon angesprochene Grundreihenfolge, zu Details insbesondere Clahsen, 1988; 1991a; 1991b, und seine verschiedenen Stufen des Grammatikerwerbs).

  Dass Kinder mit einer Spezifischen Sprachentwicklungsstörung zäh an dieser Stellung festhalten, hat unmittelbar mit der Reichhaltigkeit der verfügbaren grammatisch-morphologischen Inventare zu tun. Die Veränderung der Grundreihenfolge setzt hinreichende Kenntnisse und Verfügbarkeit der Konjugation der Verben und der Deklination nominaler Elemente voraus. Erst auf ihr aufbauend vermögen Kinder über die Abfolge hinaus Zusammenhänge (dabei nicht nur die Kongruenz von Subjekt und Prädikat) zu entdecken und dann auch ihrerseits für andere Stellungsmöglichkeiten zu nutzen. Erst auf der Basis der Kasus-Spezifikation und dann z. B. der Kongruenz von Subjekt und Prädikat kann ein Sprecher sich erlauben, eine Nominalgruppe wie das Subjekt irgendwohin zu stellen; die im Deutschen über die Endstellung des Verbs hinaus verfügbaren Stellungen setzen voraus, dass die über die Grundstellung gekennzeichneten Satzglieder hinreichend morphologisch gekennzeichnet sind und über die Morphologie als solche identifiziert werden können.

- Wir hatten weiter oben einen direkten Zusammenhang zwischen auditiver Diskrimination und Identifikation letztlich von Wortformen einerseits und dem Aufbau zunächst eines Wortformen-Lexikons andererseits aufgedeckt. Wir hatten dann von der erschwerten Verankerung der Wortformen zumindest eines Teilbereichs der grammatischen Morpheme im Lexikon gesprochen. Hier kommt speziell für die grammatischen Morpheme hinzu, dass es sich dabei ganz generell um dauerhaft unbetonte Silben handeln, die nur kontrastiv bzw. metasprachlich betont werden können. Leonard (1987; 1989) spricht von der geringen phonetischen Substanz, und das betrifft insbesondere die Flexionsendungen, die obendrein – abhängig von der Sprechgeschwindigkeit – in aller Regel von den erwachsenen Sprechern mehr oder weniger stark verschliffen und verkürzt werden. Berücksichtigen wir diese und die weiter oben skizzierten Zusammenhänge, dann führt das zu einer Modifikation des in Abbildung 3 dargestellten Bedingungsgefüges:

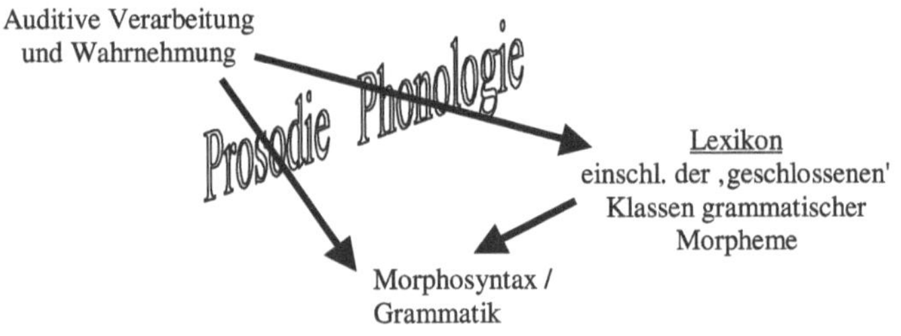

Abbildung 6: Zum Zusammenhang von auditiver Verarbeitung, Wortschatzentwicklung und Dysgrammatismus.

3.2.6 Zum Schriftspracherwerb und zur schriftsprachlichen Ausdrucksfähigkeit

Sprachentwicklungsgestörte Kinder sind Risikokinder, was den späteren Schriftspracherwerb angeht. Das Hauptproblem sind dabei Leseschwierigkeiten (vgl. u. a. Bishop, 1992; Grimm, 1995; Stevenson, Richman & Graham, 1985; im Überblick Grimm, 2000; 2003). Grimm vermutet als zentrale Ursache Probleme der auditiven Verarbeitung, hier vor allem die herabgesetzte Kapazität der auditiven Merkspanne.

Grimm verkürzt hier unzulässig: „Schriftspracherwerb“ meint nur auf einer ersten Stufe den Erwerb der Fähigkeit, Buchstaben-Reihen nach Diktat zu malen bzw. dann Buchstaben-Reihen laut vorzulesen (Phonem-Graphem-Übersetzung und Graphem-Phonem-Übersetzung). Sondern nach Bereiter (1980) bauen auf dem Erwerb des flüssigen Schreibens weitere Stufen vom sog. assoziativen Schreiben bis hin zum kommunikativen Schreiben und schließlich epistemischen Schreiben auf. Dabei erfordert gerade die Fähigkeit, den Leser zu antizipieren und ihn in seinem Leseprozess zu steuern und zu beeinflussen, eine weit entwickelte lexikalische und grammatische Kompetenz (wir können hier nicht auf Details eingehen).

Beziehen wir die skizzierten Zusammenhänge in die Abbildung 6 mit ein, dann ergibt sich als Gesamtüberblick die folgende Abbildung 7:

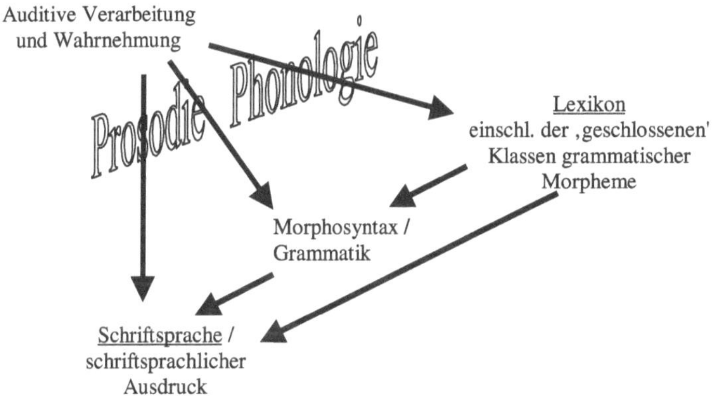

Abbildung 7: Auditive Verarbeitung, Wortschatzentwicklung, Dysgrammatismus und Schriftspracherwerb.

3.3 Nachfolgeprobleme

„Sprachentwicklungsstörungen wachsen sich nicht aus, wie vielfach immer wieder beschönigend behauptet wird“, hält Grimm (2000: 632) fest. Die eingeschränkte Kommunikationsfähigkeit und daraus resultierende Probleme des schulischen Lernens führen fast immer zu psycho-sozialen

Folgeproblemen; sprachentwicklungsgestörte Kinder scheinen Risikokinder ersten Grades für die Ausbildung psychiatrischer Störungen zu sein (Stevenson & Richman, 1978; Baker & Cantwell, 1987; Cohen & Lipsett, 1991).

Rice (1993) beschreibt die Zusammenhänge als „negative soziale Spirale" (Social Consequences Account). Deren zentraler Ausschnitt sind die Rückwirkungen eingeschränkter Kommunikationsfähigkeit auf die soziale Bewertung der betreffenden Sprecher und damit auf deren „dialogische Selbst-Konstitution" (vgl. zu Details Wilde, 1996; Grimm & Wilde, 1998).

4 Erklärungsansätze zur Entstehung von Sprachentwicklungsstörungen

4.1 Bedingungsgefüge und Erklärungsansätze

Innerhalb des oben entwickelten Bedingungsgefüges sind immer wieder einzelne Zusammenhänge als Erklärungsansätze diskutiert worden. Vor allem bekannt geworden ist der lexikalistische Erklärungsansatz von Harald Clahsen (1988), der den bei sprachentwicklungsgestörten Kindern auftretenden Dysgrammatismus auf einen gestörten Wortschatzerwerb vor allem im Bereich syntaktisch relevanter grammatischer Morpheme zurückführt. Aber was begründet seinerseits diesen gestörten Wortschatzerwerb?

Sprachliche Äußerungen entstehen aus dem höchst komplexen Zusammenspiel einer Vielzahl von Verarbeitungskomponenten, die teils parallel, teils hintereinander erworben werden. Wir sprechen mit Blick auf interne Abhängigkeiten einzelner Verarbeitungskomponenten untereinander von *Bedingungsgefüge.* Von *Erklärung* zu sprechen, macht u. E. erst Sinn, wenn man über interne Abhängigkeiten hinausgeht.

4.2 Zentral-auditive Verarbeitungsdefizite

4.2.1 Störungen basaler auditiver Verarbeitungsschritte

Sprachentwicklungsgestörte Kinder haben auditive Verarbeitungsdefizite, was basale Prozesse der Diskrimination und Selektion einerseits und der Klassifikation auditiver Stimuli andererseits angeht. Dabei handelt es sich allerdings nicht um Verarbeitungsschritte der Peripherie des Gehörs, sondern um zentral-auditive Verarbeitungsschritte. Interessant sind in diesem Zusammenhang die Ergebnisse der Forschungsgruppe um Paula Tallal, die nachweisen konnte, dass sprachentwicklungsgestörte Kinder mehr Zeit brauchen, um aufeinander folgende auditive Stimuli ordnungsgemäß zu verarbeiten. Lässt man ihnen diese Zeit, dann kommen die Kinder zu unauffälligen Verarbeitungsresultaten (zu Details vgl. oben).

Bei sprachentwicklungsgestörten Kindern ist die auditive Merkspanne herabgesetzt (Hennighausen et al., in Vorbereitung; Gathercole & Baddeley, 1990). Das kann einmal heißen, dass die auditive Gedächtnisspanne selber (aus welchen Gründen auch immer) herabgesetzt ist. Entsprechende Effekte können aber auch mit einer zu langsamen Verarbeitung zu tun haben: Wenn im Rahmen entsprechender (verlangsamter) Verarbeitungsprozesse auf Informationen im auditiven Kurzzeitspeicher zurückgegriffen wird, dann sind die dort präsent gehaltenen Informationen schon wieder verlöscht oder im Rahmen von Stimulussequenzen vom nächsten Stimulus überschrieben (vgl. auch Gillam & Hoffman, 2003).

Nach allem scheinen die empirisch gut bestätigten Störungen basaler zentral-auditiver Prozesse auf eine herabgesetzte Verarbeitungsgeschwindigkeit zurückzugehen. Dagegen wurde eingewandt, dass gerade bei Tests mit sprachlichem Stimulus-Material die Verlangsamungen umgekehrt auch Folge einer Sprachentwicklungsstörung bzw. gestörter sprachverarbeitender Prozesse sein könnten. Das aber würde nicht erklären, wieso die gleichen Störungen auch bei non-verbalem Stimulus-Material (so bei einfachen Tönen und Tonfolgen) auftreten. Dagegen spricht zudem, dass auch bei solchen sprachentwicklungsgestörten Kindern, bei denen die ursprünglichen Sprachdefizite nicht mehr nachweisbar sind, dennoch die Probleme der auditiven Verarbeitung und die herabgesetzte auditive Merkspanne bestehen bleiben (Bishop, North & Donlan, 1996).

4.2.2 Probleme der Methodik

Noch ein anderer Einwand wird gerade gegen die Daten der Tallal-Gruppe vorgetragen. Im Rahmen der Tallal-Studien wird den getesteten Kindern vorweg eine Aufgabenstellung erläutert; so sollen sie u.a. entscheiden, ob zwei aufeinander folgende auditive Stimuli gleich oder ungleich sind. Und die dann geforderte motorische Reaktion (Entscheidungsreaktion per Knopfdruck) ist nie nur durch Eigenschaften der auditiven Stimuli, sondern immer auch durch die Aufgabenstellung bestimmt (Bird & Bishop, 1992).

Der Einbezug einer Aufgabenstellung impliziert immer höhere kognitive Verarbeitungsebenen. Die von der Tallal-Gruppe beobachteten Defizite könnten auch etwas mit diesen höheren Verarbeitungsebenen zu tun haben. Hinzu kommt, dass die Aufgabenstellungen verbal erläutert werden. Da Kinder mit Sprachentwicklungsstörungen auch Defizite in den metalinguistischen Fähigkeiten haben (Menyuk, 1993), könnten die Defizite basaler auditiver Verarbeitungsschritte auch Folge und nicht Ursache sein.

Eine vergleichbare Problematik ist angesprochen, wenn man sich vor Augen führt, dass eine Aufgabenstellung eine bewusste Steuerung von Verarbeitungsschritten impliziert. Das beansprucht deutliche mehr Kapazität und bindet Ressourcen. Auch das könnte darüber hinaus als zeitstrukturelle Problematik verstanden werden: Bewusste Steuerung ist in der Regel seriell organisiert, und bei einer solchen Organisation von Verarbeitungsprozessen wächst die Verarbeitungszeit linear mit der Komplexität der Stimulus-Situation.

Wir können solche Überlegungen verallgemeinern: Behaviorale bzw. neuropsychologische Studiendesigns, wie sie den Untersuchungen der Tallal-Gruppe zugrunde liegen, erlauben die Überprüfung von Verarbeitungsprozessen nur unter Einbezug einer Aufgabenstellung und – damit zusammenhängend – vermittelt über eine Vielzahl von Zwischenschritten. Gemessen werden die motorischen Reaktionen, und wir können nur interpretative Rückschlüsse auf die gewissermaßen ganz zu Anfang abgelaufenen Verarbeitungsprozesse versuchen. Problematisch ist dabei insbesondere, dass wir nur tendenziell die Vielzahl weiterer Einflussfaktoren abschätzen können.

In der Methodendiskussion ist in diesem Zusammenhang auch von *offline*-Test und von *Omnibus-Maßen* geredet worden. Dabei meint *offline*, dass die bei Tallal und in gleichartigen Testdesigns untersuchten Verarbeitungsprozesse bereits abgeschlossen sind, wenn dann (die wie auch immer geartete) Reaktion gemessen wird. Mit *Omnibus-Maßen* (Rösler & Heil, 1998: 206 ff.) charakterisieren wir den Umstand, dass wir bei behavioralen Testdesigns der von Tallal durchgeführten Tests immer gleich „einen ganzen Omnibus voller Einflussfaktoren" mit berücksichtigen müssen.

Gibt es Möglichkeiten, gewissermaßen *online* einzelnen Verarbeitungsprozessen zuschauen zu können?

4.2.3 Elektrophysiologische Testdesigns

Die Elektrophysiologie ist neben bildgebenden Verfahren wie der funktionalen Magnetresonanztomographie (fMRI) einer jener neuen Untersuchungsansätze, die es erlauben, einzelne Verarbeitungsprozesse selektiv zum Gegenstand von Untersuchungen zu machen. So zeichnet das Elektroenzephalogramm die bioelektrische Aktivität des Gehirns auf, so wie sie über Elektroden an der Kopfoberfläche ableitbar ist. Die Elektroenzephalographie vermag mit ihrer hohen zeitlichen Auflösung (bis zu 1 msec) annähernd in Echtzeit (online) mitzuverfolgen, was behavioralen Untersuchungsdesigns wie in einer Black Box verschlossen bleibt.

Uns interessiert im Unterschied zur Spontanaktivität des Gehirns genauer diejenige Hirnaktivität, die an festgelegte Ereignisse (z. B. an Stimuli) gebunden ist, sogenannte ereigniskorrelierte hirnelektrische Potentialschwankungen (EKP's; zu Details vgl. auch Kohls et al. in diesem Band, Kapitel 4.2). Eine für zentral-auditive Verarbeitungsprozesse sehr aussagekräftige
EKP-Komponente ist die Mismatch Negativity (MMN, erstmals beschrieben von Näätänen, Gaillard & Mäntysalo, 1978). Die MMN weist bei Erwachsenen einen negativen *Peak* zwischen 100 und 250 msec nach Stimulus Onset auf und hat für gewöhnlich eine frontozentrale und oftmals rechtshemisphärische Dominanz. Diese Komponente ist altersabhängig (im frühen Kindesalter lassen sich hier sogar Positivierungen nachweisen) und erreicht gegen Ende der Jugendzeit ihre für Erwachsene typische Ausprägung.

Die MMN spiegelt den kognitiven Prozess der Enkodierung von auditiven Stimuli in neuronale Repräsentationen. An ihr kann abgelesen werden, wie differenziert und präzise ein neu eintreffender Stimulus mit der mentalen Repräsentation des vorangegangenen Stimulus oder gar mit Langzeitrepräsentationen abgeglichen wird. Darüber hinaus korreliert die Ausprägung der MMN mit behavioralen Fähigkeiten. Plakativ kann man zusammenfassen, dass die MMN die geeignete Methode darstellt, dem Gehirn bei der Umwandlung physikalischer Ereignisse in psychologische Einheiten online beizuwohnen.

Die Evozierung einer MMN ist an das sog. Oddball Paradigma gebunden. Auf der einen Seite wird eine Reihe sich wiederholender Stimuli (*Standard*) angeboten, die entweder identisch sind, identische Muster aufweisen oder einer impliziten Regel folgen. Diese Reihung wird von einem nicht dazu passenden *devianten* Stimulus unterbrochen. Die MMN kann nun errechnet werden, indem man die hirnelektrische Antwort auf den Devianten von der des Standards abzieht. Die sich daraus ergebende negative Differenzkurve ist die Mismatch Negativity (zu weiteren Details Schröger, 1998 und Picton, Alain, Otten, Ritter & Achim, 2000):

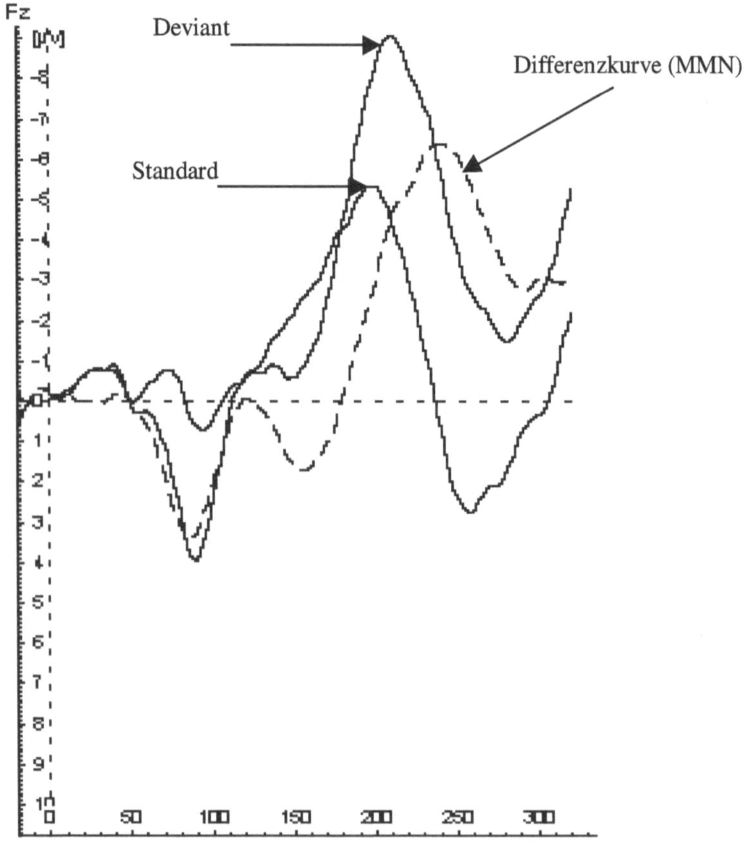

Abbildung 8: Die Mismatch Negativity (aus Kohls & Zachau 2003, Negativierungen sind hier nach oben abgetragen).

Die MMN wird sogar evoziert, wenn die Probanden während der Ableitung ein Buch lesen oder einen Stummfilm anschauen. Das belegt, dass es sich hierbei um hochautomatisierte und unbewusste Verarbeitungsschritte handelt. Das Ausbleiben oder Veränderungen der MMN indizieren, dass der Unterschied zwischen Standard und Deviant nicht hinreichend detektiert werden kann.

Bisher existiert nur eine verschwindend geringe Anzahl von MMN-Studien zu Spezifischen Sprachentwicklungsstörungen. Die erste Studie dieser Art (Korpilahti & Lang, 1994) liefert – dabei über Tallal hinausgehend – weitere empirische Evidenz für die Tallal-Hypothese eines zeitstrukturellen Defizits bei sprachentwicklungsgestörten Kindern (als Stimulusmaterial werden reine Sinustöne verwendet). Genauer betreffen die von ihr beobachteten Defizite vor allem die Verarbeitung von Frequenzunterschieden (bzw. Tonhöhen-Unterschieden). Hier weisen sprachentwicklungsgestörte Kinder eine signifikant geringere MMN-Amplitude auf; zudem scheint die Latenz der MMN verlängert zu sein, und es zeigen sich topographische Unterschiede.

Uwer (2000, zusammenfassend Uwer, Albrecht und Suchodoletz, 2002) kann die Ergebnisse aus Korpilahti & Lang (1994) für Sinustöne nicht bestätigen. Allerdings arbeitet Uwer mit einem Frequenzunterschied von 1000 zu 1200 Hz (der für das menschliche Ohr bestens hörbare Bereich) und nicht – wie die Korpilahti-Gruppe bei ihrer Untersuchung von Tonhöhenunterscheiden – mit einem Frequenzunterschied von 500 zu 553 Hz (das ist aber der für gesprochene Sprache relevante Bereich). Darüber hinaus werden die Stimuli bei Uwer deutlich länger präsentiert, und das Interstimulus-Intervall ist deutlich größer als bei Korpilahti & Lang (1994).

4.2.4 Basale auditive Verarbeitungsschritte vs. höhere kognitive Verarbeitungsebenen

Uwer (2000) und Uwer, Albrecht und Suchodoletz (2002) haben nicht nur Sinustöne untersucht, sondern auch silbische Konsonant-Vokal-Folgen als Stimulusmaterial verwendet. Anders als bei den reinen Sinustönen kommen sie hier zu signifikanten Unterschieden zwischen sprachentwicklungsgestörten und unauffälligen Kindern. Das legt nahe, dass es sich bei den zentral-auditiven Defiziten um Störungen speziell sprachlicher Stimuli handelt. Dafür würde im Übrigen auch sprechen, dass die Korpilahti-

Gruppe auch bei Tonhöhenunterschieden zwischen reinen Sinustönen speziell in einem für gesprochene Sprache typischen Frequenzbereich deutliche Unterschiede findet.

Es lässt sich allerdings auch noch eine andere Interpretation der bisher vorliegenden elektrophysiologischen Daten denken. In die zentral-auditive Verarbeitung sprachlicher Stimuli sind immer Rückgriffe auf sprachliches Musterwissen involviert (vgl. Dehaene-Lambertz, 1997; Shestakova, Brattico, Huotilainen, Galunov, Soloviev, Sams, Ilmoniemi & Näätänen, 2002; Shtyrov & Pulvermüller, 2002a; 2002b; Kohls & Zachau, 2003). Das impliziert den Einbezug höherer kognitiver Verarbeitungsebenen. Generalisiert man das, dann müssten sprachentwicklungsgestörte Kinder immer dann besonders auffallende Verarbeitungsschwierigkeiten haben, wenn höhere kognitive Verarbeitungsebenen in die zentral-auditive Verarbeitung mit einbezogen sind. Das kann einerseits den Einbezug von Instruktionen und Aufgabenstellungen betreffen, wie das für behaviorale Testdesigns typisch ist, das kann andererseits aber auch die zunächst automatisch (und dann möglicherweise bewusst) erfolgende Aktivierung und Ausrichtung von Aufmerksamkeit bei Veränderungen im auditiven Stimulus-Angebot betreffen. Auch eine solche Interpretation ist im Übrigen als zeitstrukturelles Defizit reformulierbar: Die Verlangsamung von zentral-auditiven Verarbeitungsprozessen macht sich umso mehr bemerkbar, je mehr höhere kognitive Verarbeitungsschritte zugeschaltet sind.

Wie lässt sich die oben immer wieder angesprochene Verlangsamung von Informationsverarbeitungsprozessen ihrerseits erklären? Es bietet sich an, hier auf Überlegungen zurückzugreifen, die von einer verlangsamten neurologischen Reifung ausgehen (Näherers bei Oláh, 1998). Suchodoletz (2001) spricht genauer von bioelektrischer Reifung. Wir können hier auch auf Vorstellungen zurückgreifen, dass Verarbeitungsprozesse gewissermaßen an eine grundlegende Taktung des Gehirns gebunden sind (Pöppel, 2000), deren Frequenz altersabhängig vom Vorschulalter bis zum Erwachsenenalter steigt, und die Einfluss auf das Tempo hat, mit dem das Gehirn arbeitet.

Wir möchten abschließend festhalten, dass gerade die oben angesprochene Aufmerksamkeitsausrichtung und die Verarbeitungsgeschwindigkeit kognitiver Prozesse untereinander zusammenhängen (vgl. Berwanger, 2002); das gilt vor allem für bewusst gesteuerte Formen der Aufmerksamkeitsfokussierung und darauf aufbauende seriell organisierte Informationsverarbeitungsprozesse. Es scheint uns – insbesondere vor dem Hintergrund der schon angesprochenen Komorbidität von ADHS und SSES – keine triviale Frage zu sein, ob nicht der Einbezug höherer kognitiver Verarbeitungsebenen ganz generell automatische und potentiell auch bewusst gesteuerte Prozesse der Aufmerksamkeitsausrichtung verlangt. Und dann: Ob nicht möglicherweise gerade eine gestörte Aktivierung und Ausrichtung von Aufmerksamkeit den offensichtlich für sprachentwicklungsgestörte Kinder so typischen erhöhten Zeitverbrauch begründen oder zumindest mitbegründen könnte.

5 Ausblick

Die Nutzung bildgebender Verfahren und elektrophysiologischer Untersuchungsmöglichkeiten hat gerade erst begonnen. Nach den wenigen schon vorliegenden Ergebnissen können wir weitreichende, detaillierte Aufschlüsse über Ursachen und Bedingungszusammenhänge bei kindlichen Entwicklungsstörungen im Allgemeinen und Spezifischen Sprachentwicklungsstörungen im Besonderen erwarten. Das kann und soll aber nicht heißen, dass die behavioral gewonnenen Einsichten überholt wären; ganz im Gegenteil bieten die neuen Untersuchungsmöglichkeiten die Chance, behavioral gewonnene Ergebnisse kritisch aufzuarbeiten und weiter zu untermauern.

Literatur

Alajouanine, T. & Lhermitte F. (1965) Acquired aphasia in children. *Brain 88,* 553–562

American Psyciatric Association (1995) *Diagnostic and Statistical Manual of Mental Disorders.* 4. Auflage (DSM-IV). Washington/DC

Baker, L. B. & Cantwell, D. P. (1987) A prospective psychiatric follow-up of children with speech/language disorders. *Journal of the American Academy of Child and Adolescent Psychiatry 26,* 546–553

Bereiter, C. (1980) Development in Writing. In: Gregg, L. W. & Steinberg, E. R. (eds.), 73–93

Berger, H. (1929) Über das Elektroenkephalogramm des Menschen. *Archiv für Psychiatrie und Nervenkrankheiten 87,* 527–570

Berwanger, D. (2002) *Untersuchung der zeitlichen Diskriminationsfähigkeit bei Kindern mit einer Sprachentwicklungsstörung und/oder Lese-Rechtschreibstörung.* München: Verlag Dr. Huth

Birbaumer, N. & Schmidt, R. F. (1996) *Biologische Psychologie.* 3., komplett überarbeitete Auflage. Berlin u. a.: Springer-Verlag

Bird, J. & Bishop, D. V. M. (1992) Perception and awareness of phonemes in phonologically impaired children. *European Journal of Disorders of Communication 27,* 289–311

Bishop, D. V. M. (1992) Biological basis of specific language impairment. In: Kostovic, I., Knezevic, S., Wisniewski, H. M. & Spillich, G. J. (eds.), 253–271

Bishop, D. V. M. (1997) *Uncommon understanding. Development and disorders of language comprehension in children.* Hove: Psychology Press

Bishop, D. V. M. & Leonard, L. B. (2000 eds.) *Speech and language impairments in children. Causes, characteristics, intervention, and outcome.* Hove: Psychology Press

Bishop, D. V. M., North, T. & Donlan, D. (1996) Non-word repetition as a behavioural marker for inherited language impairments. *Journal of Child Psychology and Psychiatry 37,* 391–403

Callaway, E., Tueting, P. & Kolslow, S. H. (1978 eds.) *Event-related brain potentials in man.* New York: Academic Press

Ceci, S. J. (1986 ed.), *Handbook of cognitive, social, and neuropsychological aspects of learning disabilities.* Hillsdale/NJ: Erlbaum

Clahsen, H. (1988) *Normale und gestörte Kindersprache. Linguistische Untersuchungen zum Erwerb von Syntax und Morphologie.* Amsterdam: Benjamins

Clahsen, H. (1991a) *Child language and developmental dysphasia. Linguistic studies of the acquisition of German.* Amsterdam: Benjamins

Clahsen, H. (1991b) Die Untersuchung des Spracherwerbs in der generativen Grammatik. Einige Bemerkungen zum Verhältnis von Sprachtheorie und Psycholinguistik. In: Grohnfeldt, M. (Hg.), 40–53

Cohen, N. J. & Lipsett, L. (1991) Recognized and unrecognized language impairment in psychologically disturbed children: Child symptomatology, maternal depression, and family dysfunction: Preliminary report. *Canadian Journal of Behavioral Science 23,* 376–389

Cooper, J. A. & Flowers, C. R. (1987) Children with a history of acquired aphasia: Residual language and academic impairments. *Journal of Speech and Hearing Disabilities 52,* 251–262

Cromer, R. F. (1981a) Reconceptualizing language acquisition and cognitive development. In: Schiefelbusch, R. L. & Bricker, D. D. (eds.), 51–137

Cromer, R. F. (1981b) Hierarchical ordering disability and aphasic children. In: Dale, P. S. & Ingram, D. (eds.), 319–330

Csépe, V. (2003 ed.) *Dyslexia: Different brain, different behavior.* New York: Kluwer

Dale, P. S. & Ingram, D. (1981 eds.) *Child language – an international perspective.* Baltimore: University Press

Dannenbauer, F. M. (2001) Spezifische Sprachentwicklungsstörungen. In: Grohnfeldt, M. (Hg.), 48–74

Dannenbauer, F. M. & Chipman, H. H. (1988) Spezifische Sprachentwicklungsstörung und symbolische Repräsentationsschwäche. *Frühförderung interdisziplinär 2,* 67–78

Dehaene-Lambertz, G. (1997) Electrophysiological correlates of categorical phoneme perception in adults. *NeuroReport 8,* 919–924

Dilling, H., Mombour, W. & Schmidt, M. H. (1999 Hg.) *Internationale Klassifikation psychischer Störungen, ICD-10 Kapitel V (F). Klinisch-diagnostische Leitlinien.* 3.,unveränderte Auflage (nach der 2., korrigierten und bearbeiteten Auflage 1993), Bern u. a.: Verlag Hans Huber

Donchin, E., Ritter, W. & McCallum, W. C. (1978) Cognitive psychophysiology: The endogenous components of the ERP. In: Callaway, E., Tueting, P. & Kolslow, S. H. (eds.), 349–441

Drachmann, G. (1976 Hg.) *Akten des 1. Salzburger Kolloquiums über Kindersprache.* Tübingen: Narr

Faucher, E., Métrich, R. & Vuillaume, M. (1995 Hg.) *Signans und Signatum. Auf dem Weg zu einer semantischen Grammatik.* Tübingen: Narr

Fletcher, P. (1991) Evidence from syntax for language impairment. In: Miller, J. (ed.), 169–188

Fletcher, P. & MacWhinney, B. (1995 eds.) *The handbook of child language.* Oxford: Blackwell

Friederici, A. D. & Hahne, A. (2000) Neurokognitive Aspekte der Sprachentwicklung. In: Grimm, H. (Hg.), 273–310

Fromm, W., Schöler, H. & Scherer, C. (1998) Jedes vierte Kind sprachgestört? Definition, Verbreitung, Erscheinungsbild, Entwicklungsbedingungen und -voraussetzungen der Spezifischen Sprachentwicklungsstörung. In: Schöler, H., Fromm, W. & Kany, W. (Hg.), 21–63

Gathercole, S. E. & Baddeley, A. D (1990) Phonological memory deficits in language-disordered children: Is there a causal connection? *Journal of Memory and Language 29*, 336–360

Gillam, R. B. & Hoffman, L. M. (2003) Information processing in children with specific language impairment. In: L. Verhoeven, L. & van Balkom, H. (eds.), 137–157

Gregg, L. W. & Steinberg, E. R. (1980 Hg.) *Cognitive Processes in Writing.* Hillsdale, NJ.: Erlbaum

Grimm, H. (1991) Kognition – Grammatik – Interaktion: Entwicklungspsychologische Interpretationen der Entwicklungsdysphasie. In: Grohnfeldt, M. (Hg.), 83–108

Grimm, H. (1995). Mother-child dialogues: A comparison of pre-school children with and without specific language impairment. In: Marková, I., Graumann, C. F. & Foppa, K. (eds.), 217–237

Grimm, H. (2000) Entwicklungsdysphasie: Kinder mit spezifischer Sprachstörung. In: Grimm, H. (Hg.), 603–640

Grimm, H. (2000 Hg.) *Sprachentwicklung. Enzyklopädie der Psychologie, Serie III: Sprache (Bd. 3).* Göttingen: Hogrefe

Grimm, H. (2003) *Störungen der Sprachentwicklung.* Göttingen u. a.: Hogrefe

Grimm, H. & Skowronek, H. (1993 eds.) *Language acquisition problems and reading disorders: Aspects of diagnosis and intervention.* Berlin, New York: de Gruyter

Grimm, H. & Wilde, S. (1989) Sprachentwicklung: Im Zentrum steht das Wort. In: Keller, H. (Hg.), 445–473

Grohnfeldt, M. (1991 Hg.) *Handbuch der Sprachtherapie. Band 4: Störungen der Grammatik* . Berlin: Ed. Marhold im Wiss.-Verl. Spiess

Grohnfeldt, M. (2001 Hg.) *Lehrbuch der Sprachheilpädagogik und Logopädie. Band 2: Erscheinungsformen und Störungsbilder.* Stuttgart: Kohlhammer

Hacker, D. & Wilgermein, H. (1991) Phonologie. In: Grohnfeldt, M. (Hg.), 37–47

Hennighausen, K., Christmann, G., Jaremkiewicz, A., Kohls, G., Maas, V., Zachau, S., Schecker, M. (in Vorbereitung) *Aufmerksamkeit und Sprachentwicklung – Explorative Studie zur Generierung von Hypothesen über den Zusammenhang von Störungen der Aufmerksamkeit, der Sprachentwicklung und basaler Prozesse der auditiven Informationsverarbeitung.*

Höhle, B. (2002) *Der Einstieg in die Grammatik: Die Rolle der Phonologie/Syntax-Schnittstelle für Sprachverarbeitung und Spracherwerb.* Habilitationsschrift, Freie Universität Berlin

Karmiloff-Smith, A., Klima, E., Bellugi, U., Grant, J. & Baron-Cohen, S. (1995) Is there a so-called language modul? Language, face processing and theory-of-mind in subjects with Williams syndrome. *Journal of Cognitive Neuroscience 7,* 196–208

Kavanagh, J. G. & Truss, T. J. (1993 eds.) *Learning disabilities: Proceedings of the national conference.* Parkton/MA: York Press

Keller, H. (1989 Hg.) *Lehrbuch Entwicklungspsychologie.* Bern: Huber

Kohls, G. & Zachau, S. (2003) *Does Harry Potter cause magic in the human brain? Evidence from Mismatch Negativity (MMN).* Vortrag auf der Arbeitstagung „Neurophysiology of Developmental Disorders in Children". Freiburg i. Br., Dezember

Korpilahti, P. & Lang, H. A. (1994). Auditory ERP components and mismatch negativity in dysphasic children. *Electroencephalography and Clinical Neurophysiology 91,* 256–264

Kostovic, I., Knezevic, S., Wisniewski, H. M. & Spillich, G. J. (1992 eds.) *Neurodevelopment, aging and cognition.* Boston/MA: Birkhäuser

Kracke, I. (1975) Perception of rhythmic sequences by receptive aphasic and deaf children. *British Journal of Disorders of Communication 10,* 43–51

Kushnir, C. C. & Blake, J. (1996) The nature of the cognitive deficit in specific language impairment. *First Language 16,* 21–40

Leonard, L. B. (1989) Language learnability and specific language impairment. *Applied Psycholinguistics 10,* 179-202

Leonard, L. B. (1998) *Children with Specific Language Impairment.* Cambridge/ MA: MIT Press

Leonard, L. B. (2003) Specific language impairment: Characterizing the deficit. In: Levy, Y & Schaeffer, J. (eds.), 209–231

Levy, Y. & Schaeffer, J. (2003 eds.), *Towards a definition of SLI.* Mahwah/NJ: Lawrence Erlbaum

Locke, J. L. (1993) *The child's path to spoken language.* Cambridge/MA: Harvard University Press

Locke, J. L. (1994) Gradual emergence of developmental language disorders. *Journal of Speech & Hearing Research 37,* 608–616

Locke, J. L. (1995) Development of the capacity for spoken language. In: Fletcher, P. & MacWhinney, B. (eds.), 278–302

Locke, J. L. (1997) A theory of neurolinguistic development. *Brain and Language 58,* 265–326

Marková, I., Graumann, C. F. & Foppa, K. (1995 eds.), *Mutualities in dialogue.* Cambridge: Cambridge University Press

Menyuk, P. (1993) Metalinguistic difficulties in children with specific language impairment: Implications for diagnosis and intervention. In: Grimm, H. & Skowronek, H. (eds.), 3–23

Miller, J. (1991 ed.) *Research on child language disorders: A decade of progress.* Austin/TX: Pro-Ed

Näätänen, R., Gaillard, A. W. K., Mäntysalo, S. (1978). Early selective-attention effect on evoked potential reinterpreted. *Acta Psychologica 42,* 313–329

Oláh, A. E. (1998) *Neurolinguistische Aspekte der dysgrammatischen Sprachstörung bei Kindern.* Tübingen: Narr

Paquier, P. F. & Van Dongen, H. R. (1996) Review of research on the clinical presentation of acquired childhood aphasia. *Acta Neurol. Scand. 93,* 428–436

Picton, T. W., Alain, C., Otten, L., Ritter, W., Achim, A. (2000) Mismatch Negativity: Different water in the same river. *Audiology & Neuro-Otology 5,* 111–139

Plante, E., Swisher, L., Vance, R. & Rapcsak, S. (1991) MRI findings in boys with specific language impairment. *Brain and Language 41,* 52–66

Pöppel, E. (2000). *Grenzen des Bewusstseins.* Frankfurt a.M., Leipzig: Insel-Verlag.

Rice, M. L. (1993) Social consequences of specific language impairment. In: Grimm, H. & Skowronek, H. (eds.), 111–128

Rice, M. L. (1996 ed.) *Towards a genetics of language.* Mahwah/NJ: Erlbaum

Schecker, M. (1976) 'Bedeutung' im Spracherwerb – Versuch einer Kategorialanalyse. In: G. Drachmann, G. (Hg.), 189–200

Schecker, M. (1995) Grammatik und Kommunikation. Zur Leistung ausgewählter syntaktischer Ausdrucksmittel für das natürliche Sprachverstehen. In: Faucher, E., Métrich, R. & Vuillaume, M. (Hg.), 481–496

Schecker, M. (2000) *Defizite der Sprachverarbeitung und gestörtes Gesprächsverhalten bei psychisch kranken Kindern.* Tübingen: Narr

Schiefelbusch, R. L. & Bricker, D. D. (1981 eds.) *Early language: Acquisition and intervention.* Baltimore: University Press

Schöler, H. (2001) *Die spezifische Sprachentwicklungsstörung: Fragen der Epidemiologie, Definition und (Differential-)Diagnostik.* Vortrag vom 23. Januar 2001 in Freiburg i.Br.

Schöler, H., Fromm, W. & Kany, W. (1998 Hg.) *Spezifische Sprachentwicklungsstörung und Sprachlernen.* Heidelberg: Winter

Schöler, H. & Spohn, B. (1998). Hören – Behalten – Nutzen: Die sprachunspezifischen Leistungen. In: Schöler, H., Fromm, W. & Kany, W. (Hg.), 177–205

Schröger, E. (1998) Measurement and interpretation of the mismatch negativity. *Behavior Research Methods, Instruments & Computers 30,* 131–145

Schulte-Mäter, A. (1991) Verbale Entwicklungsdyspraxie. In: Grohnfeldt, M. (Hg.), 254–261

Shestakova, A., Brattico, E., Huotilainen, M., Galunov, V., Soloviev, A., Sams, M., Ilmoniemi, R. J. & Näätänen, R. (2002) Abstract phoneme representations in the left temporal cortex: magnetic mismatch negativity study. *NeuroReport 13,* 1813–1816

Shtyrov, Y. & Pulvermüller, F. (2002a) Memory traces for inflectional affixes as shown by mismatch negativity. *European Journal of Neuroscience 15,* 1085–1091

Shtyrov, Y. & Pulvermüller, F. (2002b) Neurophysiological evidence for memory traces for words in the human brain. *NeuroReport 13,* 521–525

Stevenson, J. & Richman, N. (1978) Behaviour, language and development in three-year-old children. *Journal of Autism and Child Schizophrenia 8,* 299–313

Stevenson, J., Richman, N. & Graham, P. (1985) Behaviour problems and language abilities at 3 years and behavioral deviance at 8 years. *Journal of Child Psychology and Psychiatry 26,* 215–230

Stone, A. & Michals, D. (1986) Problem-solving skills in learning-disabled children. In: Ceci, S. J. (ed.), 291–315

Tallal, P. (1993) Developmental language disorders. In: Kavanagh, J. G. & Truss, T. J. (eds.), 181–289

Tallal, P. (2000) Experimental studies of language learning impairments: From research to remediation. In: Bishop, D. V. M. & Leonard, L. B. (eds.), 131–155

Tallal, P. & Piercy, M. (1973) Defects of non-verbal auditory perception in children with developmental aphasia. *Nature,* 241, 468–469

Tallal, P. & Piercy, M. (1974) Developmental aphasia: Rate of auditory processing and selective impairment of consonant perception. *Neuropsychologia 12,* 83–93

Tallal, P. & Piercy, M. (1975) Developmental aphasia: The perception of brief vowels and extended stop consonants. *Neuropsychologia 13,* 69–74

Tallal, P. & Benasich, A. A. (2002) Developmental language learning impairments. *Development and Psychopathology 14,* 559–579

Tomblin, J.B. (1996) Genetic and environmental contributions to the risk for specific language impairment. In: Rice, M. L. (ed.), 191–210

Uwer, R. (2000) *Elektrophysiologische Korrelate der auditiven Wahrnehmung bei sprachentwicklungsgestörten Kindern.* München: Diss.-Verlag NG-Kopierladen

Uwer, R., Albrecht, R., von Suchodoletz, W. (2002) Automatic processing of tones and speech stimuli in children with specific language impairment. Developmental Medicine & Child, *Neurology 44,* 527–532

Verhoeven, L. & van Balkom, H. (2003 eds.) *Classification of developmental language disorders: Theoretical issues and clinical implications.* Mahwah/NJ.: Lawrence Erlbaum

Von Suchodoletz, W. (2001) Hirnorganische Repräsentation von Sprache und Sprachentwicklungsstörungen. In: Von Suchodoletz, W. (Hg.), 27–69

Von Suchodoletz, W. (2001 Hg.) *Sprachentwicklungsstörung und Gehirn. Neurobiologische Grundlagen von Sprache und Sprachentwicklungsstörungen.* Stuttgart: Kohlhammer

Weinert, S. (1991) *Spracherwerb und implizites Lernen.* Bern: Huber

Wilde, S. (1996) *Beziehungen zwischen kommunikativen und psychosozialen Kompetenzen im Vorschulalter. Eine vergleichende Untersuchung von dysphasisch-sprachgestörten und sprachunauffälligen Kindern.* Dissertation, Universität Bielefeld

Woods, B. T. & Carey, S. (1979). Language deficits after apparent clinical recovery from childhood aphasia. *Annals of Neurology 6,* 405–409

Gregor Kohls, Bianca Körner, Verena Maas, Tanja Rinker, Swantje Zachau, Anna Jaremkiewicz & Gabriele Christmann

Aufmerksamkeit und die Spezifische Sprachentwicklungsstörung

1 Einleitung

„Das kann ich doch im Schlaf", so will uns eine oft gebrauchte Redewendung weismachen. Und tatsächlich, eine erst kürzlich im Wissenschaftsmagazin *Nature* veröffentlichte Studie von Marie Cheour und Kollegen (2002) konnte zum ersten Mal experimentell nachweisen, dass Neugeborene ihre Muttersprache auch im Schlaf erlernen.

Was jedoch, wenn ein Kind Probleme dabei hat, die Muttersprache adäquat zu meistern? Welche Kinder betrifft das? Und weshalb haben sie Schwierigkeiten, die Muttersprache problemlos zu erwerben? Mit diesen und vergleichbaren Fragen, die derzeit auch Diskussionsgegenstand im „Kinderprojekt" des Neurolinguistischen Labor sind, möchten wir uns auf den folgenden Seiten beschäftigen. Im Mittelpunkt soll insbesondere der Zusammenhang zwischen Aufmerksamkeitsprozessen, automatischer oder kontrollierter Natur, und dem gesunden und gestörten Spracherwerb stehen. Dazu sollen neben theoretischen Überlegungen auch empirische Daten referiert werden, die im Rahmen zweier Pilotstudien von den Mitarbeitern des „Kinderprojekts" unter der Leitung von Prof. Michael Schecker in den letzten Jahren erhoben wurden. Außer behavioralen Ergebnissen von sowohl sprachentwicklungsgestörten, aufmerksamkeitsgestörten und gesunden Kindern, möchten wir ebenso elektrophysiologische Daten vorstellen, die aus einer laufenden explorativen Untersuchung an Studenten zur Frage des Zusammenhangs von Aufmerksamkeit und grammatischer Verarbeitung gewonnen wurden.

2 Begrifflichkeiten

2.1 Was verstehen wir unter Aufmerksamkeit(sstörungen)?

2.1.1 Aufmerksamkeitskomponenten

Es ist bereits einleitend mehrmals der Begriff der „Aufmerksamkeit" gefallen, und intuitiv hat wahrscheinlich jeder eine Vorstellung, was Aufmerksamkeit ist. Bereits James (1890), als einer der ersten Experimentalpsychologen, schrieb: „Everyone knows what attention is". Das macht die Sache aber gerade zum Problem, denn jeder und selbst viele Aufmerksamkeitsforscher verstehen etwas anderes unter diesem Konstrukt. Man kann sagen, die Schwierigkeit, Aufmerksamkeit befriedigend zu definieren, liegt in den unterschiedlichen Funktionen, die der Aufmerksamkeit zugeschrieben werden. So fallen immer wieder Begriffe wie Verhaltenshemmung, Handlungsplanung, Regulation von psychophysiologischen Erregungsniveaus oder Informationsselektion, mit denen ganz spezifische Aufmerksamkeitskomponenten umschrieben werden (vgl. Neumann & Sanders, 1996).

Posner und Bois (1971; vgl. auch Posner und Rafal, 1987) favorisieren drei Aufmerksamkeitskomponenten: Selektive Aufmerksamkeit, Vigilanz (Wachheit) und Alertness (Aktivierung), wobei der zentrale Aspekt der Aufmerksamkeit wohl ihre Rolle bei der Selektion von Informationen ist. Von Selektion spricht man dann, wenn unser Verarbeitungssystem aus einem reichhaltigen Angebot an Informationen nur einen bestimmten Teil auswählt (und weiterverarbeitet), wohingegen andere, gleichzeitig vorliegende Informationen keine weitergehende Verarbeitung erfahren (Eimer et al., 1996).

Aus der Gedächtnisforschung stammt zudem die Annahme, dass es zwei Formen von Prozesskonzepten innerhalb der Informationsverarbeitung gibt, ein automatischer Verarbeitungsmodus und ein kontrollierter (Sergeant, 1995). Die automatische Verarbeitung erfolgt schnell, parallel, ohne Anstrengung und findet ohne willkürliche Steuerung statt. Dagegen ist die gesteuerte Verarbeitung langsam, seriell, erfordert Anstrengung und steht unter willkürlicher Steuerung (Goschke, 1996). Diese Dichotomie wurde bereits 1890 von James für das Konzept der Aufmerksamkeit entwickelt, in dem er die Begriffe „aktive" und „passive" Aufmerksamkeit einführte. Vielfach findet man auch die Unterscheidung in exogen und endogen gesteuerte Aufmerksamkeit (vgl. Eimer et al., 1996). Dass es so etwas wie automatische Verarbeitung gibt, die keiner unmittelbaren willkürlichen Kontrolle unterliegt, ist nicht gleichbedeutend damit, dass sie unabhängig von internen Voraussetzungen oder Dispositionen ist. So wird zwar der Prozess des Lesens als das Paradebeispiel für hoch automatisierte Prozesse angesehen, jedoch belegen einige Studien einen erwartungs- und intentionsgeleiteten Einfluss bereits in der Verarbeitung eines Wortes (vgl. Goschke, 1996). Wir kommen später noch ausführlich auf die Frage des Aufmerksamkeitseinflusses bei Sprachverarbeitungsprozessen zu sprechen. Logan (1988: 4) vertritt deshalb die Auffassung: „[...] automatic processing is strongly influenced by intention and attention". Insbesondere neuere Erkenntnisse der Elektrophysiologie geben ihm in diesem Punkt recht (Hackley, 1993; Sussman et al., 2003).

2.1.2 Gestörte Aufmerksamkeit bei Kindern

Aufmerksamkeitszuwendung und -fokussierung sind wichtige Entwicklungsaufgaben des Kleinkindes, um bedeutsame Informationen aus der Umwelt zu selegieren; speziell was sprachliche Informationen betrifft. Viele Kinder leiden allerdings an Aufmerksamkeitsdefiziten, die es ihnen zweifellos erschweren, kompetent und angemessen relevante Informationen wahrzunehmen und zu verarbeiten. So zeigt sich bei vielen dieser Kinder von der frühesten Kindheit an, dass sie in ihrer Sprachentwicklung verzögert sind (Steinhausen, 1996).

Aufmerksamkeitsstörungen finden sich bei einer Vielzahl ganz unterschiedlicher Erscheinungsbilder im Kindesalter, so bei hirnorganischen Psychosyndromen (z. B. Schädel-Hirn-Trauma), geistiger Behinderung oder Psychosen (Remschmidt & Niebergall, 1988). Die meisten dieser Entwicklungsstörungen gehen ebenso mit zum Teil schwerwiegenden Sprachstörungen einher.

Eine der am häufigsten im Kleinkindalter anzutreffenden psychischen Störung ist allerdings das Aufmerksamkeitsdefizit- und Hyperaktivitätssyndrom (ADHS), das von den oben erwähnten Krankheitsbilder differentialdiagnostisch abzugrenzen ist. Charakteristisch für Kinder mit einer ADHS ist deren fehlendes Konzentrationsvermögen mit starker Ablenkbarkeit und motorischer Unruhe.

Interessanterweise werden auch bei anderen (Sprach-)Entwicklungsstörungen wie Dyslexie (Facoetti et al., 2003), Autismus (Ceponiene et al., 2003) oder Stottern und Poltern (Molt, 1996) „Aufmerksamkeitshypothesen“ überzeugend diskutiert; so auch in der Debatte um die Spezifische Sprachentwicklungsstörung (Gillam & Hoffman, 2003), auf die wir als nächstens eingehen möchten.

2.2 Was ist die Spezifische Sprachentwicklungsstörung (SSES)?

Die Weltgesundheitsorganisation (WHO) definiert Sprachentwicklungsstörungen nach dem derzeit gültigen internationalen Klassifikationsmanual ICD-10 als umschriebene Entwicklungsstörungen des Sprechens und der Sprache (F80). Diese werden dann in die Artikulationsstörungen (F80.0), expressive (F80.1) und rezeptive Sprachstörungen (F80.2) unterteilt (Dilling et al., 1999; zu weiteren Details Hennighausen et al. in diesem Band und Schecker et al. im Druck).

Die spezifische Sprachentwicklungsstörung (SSES) hat zwar, wie viele Entwicklungsstörungen, ein enorm heterogenes Erscheinungsbild, auffällig bei den meisten Kindern ist jedoch eine Störung im morphologisch-syntaktischen Sprachgebrauch (Schecker et al., im Druck). Das dysgrammatische Profil tritt dennoch selten isoliert auf. Nebenbei finden sich sehr häufig dyslalische und lexikalische Entwicklungsauffälligkeiten. Die grammatische Retardierungscharakteristik zeigt darüber hinaus, dass das Fehlen oder das verspätete Auftreten grammatischer Strukturen nicht die Grammatik prinzipiell betrifft, sondern einzelne morphosyntaktische Bereiche (Dannenbauer, 1999). Für die Diagnose einer Spezifischen Sprachentwicklungsstörung muss zudem eine Diskrepanz von mindestens anderthalb Standardabweichung zwischen der expressiven oder rezeptiven Sprachleistung und der nonverbaler Intelligenz vorliegen (Grimm, 1995).

3 Zusammenhänge

3.1 Die Komorbiditätsfrage

Die Rede von einer rein selektiven Störung der sprachlichen Leistungen bei SSES ist keineswegs unproblematisch, so haben wir argumentiert. Das zeigt sich zudem in den klinisch häufig zu beobachtenden kombinierten Auftreten mit anderen multiplen Entwicklungsrückständen. Zudem besteht die Gefahr aufgrund der eingeschränkten Kommunikationsmittel, dass sich ein Kind mit SSES sozial isoliert oder gar eine psychische Störung entwickelt (Goodyer, 2000; Steinhausen, 1996).

Auch andere Entwicklungsstörungen treten selten isoliert auf. So kann neben einer SSES auch eine ADHS gleichzeitig mit einer Vielzahl weiterer psychiatrischer Störungen beobachtet werden. Dies passiert mit einer überzufälligen Häufigkeit. Als medizinische Bezeichnung für dieses Zusammentreffen wird der Begriff Komorbidität verwendet. Komorbidität kann eine oder mehrere sich überlappende Störungen bezeichnen (Brown, 2000).

Beim hyperkinetischen Syndrom sind Komorbiditäten mit Verhaltens- und Angststörungen sowie Depressionen ein gängiges Phänomen. In einer Feldstudie von Tirosh und Cohen (1998), in der 3208 Kindern im Alter zwischen 6 und 11 Jahren untersucht wurden, zeigten 166 Kinder (5,2%) eine Aufmerksamkeitsproblematik, die bei fast der Hälfte dieser Kinder ebenso mit einem Sprachdefizit einherging. Sprachdefizite solcher Art sind mehrheitlich mit Störungen der Sprachwahrnehmung assoziiert. Auch Cohen & Horodezky (1998) finden bei 399 psychiatrisch auffälligen Kindern ein Drittel mit einer diagnostizierten Sprachentwicklungsstörung. Aufgrund eines weiteren systematischen Screenings erhöhte sich die Anzahl der sprachentwicklungsgestörten Kinder auf insgesamt 52,6%. Hierbei wird deutlich, dass bei circa 20% der Kinder eine Sprachstörung aufgrund einer vordergründig vorherrschenden Verhaltensauffälligkeit oder ADHS nicht identifiziert worden war.

Im Durchschnitt liegen die Komorbiditätsraten zwischen hyperkinetischen Störungen und Sprachentwicklungsauffälligkeiten zwischen 20% und 90% (Tannock & Schachar, 1996). Gleichzeitig findet sich in der Literatur eine hohe Prävalenzrate von Aufmerksamkeitsstörungen unter sprachentwicklungsgestörten Kindern (Überblick bei Stevenson, 1996). Wodurch das überzufällige parallele Auftreten von Sprachentwicklungsstörungen und einer ADHS bedingt wird, bleibt gegenwärtig noch unklar. Anhand der Überlappung beider Störungsbilder stellt sich die Frage, ob die eine Störung möglicherweise der Auslöser der anderen ist. Es darf spekuliert werden, inwieweit eine Sprachstörungssymptomatik Verhaltensauffälligkeiten nach sich zieht oder ob nicht primäre Aufmerksamkeitsstörungen sekundär zu einer Beeinträchtigung der Sprachentwicklung führen (zu dieser Idee später mehr); auch sind Effekte in beide Richtungen denkbar oder Annahmen über ein gemeinsames zugrundeliegendes Defizit. Einige Autoren vermuten, dass unaufmerksame und ablenkbare Kinder nicht in dem Maße wie unauffällige Kinder von dem sprachlichen Angebot ihrer Umgebung profitieren (Stevenson, 1996).

Die Überschneidung beider Störungsbilder zeigt sich nicht nur in ihrem komorbiden Auftreten, sondern ebenso in der klinischen Beobachtung, dass sich SSES und ADHS bestimmte Symptome teilen (Aufmerksamkeitsprobleme, Sprachdefizite). Dennoch ist die Überschneidung der beiden Störungsbilder asymmetrisch. Kinder mit ADHS scheinen eher eine Sprachentwicklungsstörung zu entwickeln als umgekehrt. Hyperkinetischen Kindern fehlt das nötige Maß an eigener Verhaltenskontrolle. Sie sind impulsiv, können schlecht planen und sind anfällig für Verhaltensausbrüche. Entsprechende Auffälligkeiten werden desgleichen bei SSES-Kindern beobachtet, aber nicht in dem Ausmaß wie bei einer ADHS. Die beiden Störungsbilder zeigen einerseits einen so großen Überschneidungsbereich, dass man zu Recht davon ausgehen kann, dass es Zusammenhänge gibt. Andererseits ist die Überschneidung nicht groß genug, um von einem einzigen Störungsbild zu sprechen, da jede der beiden Störungen auch isoliert vorzufinden ist.

3.2 Aufmerksamkeit und Spracherwerb

Wie wir anhand der Komorbiditätsfrage sehen konnten, erscheint es keineswegs unsinnig, eine ernsthafte Diskussion über mögliche Zusammenhänge zwischen (gestörtem und gesunden) Spracherwerb und der Aufmerksamkeitsentwicklung zu führen; eben weil ein großer Anteil von SSES-Kindern ebenso die Kriterien für ein ausgeprägtes Aufmerksamkeitsdefizit- und Hyperaktivitätssyndrom erfüllen (Baker & Cantwell, 1992). Im Folgenden möchten wir deshalb diese Frage ein wenig näher beleuchten. Dazu werden wir einige grundlegende Phänomene des ungestörten Spracherwerbs skizzieren, die uns möglicherweise weiterhelfen können bei der Frage: was haben Störungen der Sprachentwicklung mit Aufmerksamkeitsdefiziten gemein?

Ohne im Detail auf die Vielzahl experimenteller Studien einzugehen (dazu Jusczyk, 1997), lässt sich behaupten, dass das Neugeborene grundlegende Ressourcen darauf verwendet, seine Aufmerksamkeit mit Vorliebe auf die Stimme und die Sprache der Mutter und somit auf die Muttersprache selbst zu richten. Diese Aufmerksamkeit zeigt sich insbesondere in der Sensibilität gegenüber den prosodischen (suprasegmentalen) Strukturmerkmalen der Sprache (Höhle, 2002). Einige Autoren gehen deshalb von einer angeborenen Prädisposition zur Perzeption und Verarbeitung prosodischer Konturen aus, die die Aufmerksamkeit des Kleinkindes selektiv auf die Suprasegmentalia lenkt (vgl. Papousek, 1994). Auch Jusczyk (1997: 198) kommt durch seine vielfältige Forschungstätigkeit auf dem Gebiet des Lautspracherwerbs zu der Erkenntnis, dass Kleinkinder über eine Instanz des „innately guided learning“ verfügen. Die Idee dahinter ist, dass Spracherwerb nicht angesehen werden sollte als „fixed and hardwired nor totally unrestricted“. Zwar verfügt das Kind von Geburt an (oder bereits davor) über „perzeptuelle Basisfunktionen“ (Höhle, 2002: 210), die es ihm ermöglichen, die wesentlichen akustischen Sprachmerkmale wahrzunehmen und zu differenzieren, jedoch erst die Erfahrung mit der Umgebungssprache selbst führt dazu, dass „infants are developing strategies or schemes that focus their attention on certain aspects of speech sounds and not others“ (Jusczyk, 1997: 220). Diesen Gedanken Jusczyks aufgreifend, werden im kindlichen Spracherwerb also sprachtypische Schemata ausgebildet, denen eine Art Filterfunktion zugeschrieben werden. Der Weg des Kleinkindes zum sprechenden Individuum führt demnach ausgehend von einer generelle Orientierung auf die menschliche Sprache, was zum Teil sozial motiviert sein dürfte (siehe Locke, 1993; Rauh, 2002), hin zu einer Fokussierung auf die für die jeweilige Muttersprache relevanten Sprachinformationen (vgl. auch Kent, 1992; Nittrouer, 2002). Hierbei übernimmt die Prosodie eine aufmerksamkeitslenkende Funktion (vgl. Papousek, 1994).

Das Kleinkind ist also aktiv am Prozess seiner eigenen perzeptuellen Entwicklung beteiligt und lernt. Lernen bedeutet, sich Neuem zuzuwenden und dieses Neue adäquat zu verarbeiten. Das setzt voraus, dass Neues von Vertrautem unterschieden werden kann bzw. dass man sich an Vertrautes erinnert, um es mit dem Neuen vergleichen zu können (Rauh, 2002). Experimentell wird das Differenzieren von Neuem und Vertrauten bei Kleinkindern anhand des sogenannten Habituierungsparadigmas (im Zusammenhang mit dem Spracherwerb das High-Amplitude Sucking Paradigma als eine Variante) untersucht. Dabei wird dem Kind ein Stimulus so lange zur auditiven (oder visuellen) „Erkundung“ präsentiert, bis sein Interesse auf ein vorher definiertes Maß absinkt; das Kind hat habituiert. Wird nun ein neuer Stimulus eingeführt, erfährt dieser zumeist mehr Aufmerksamkeitszuwendung (Dishabituierung). Sind jedoch die Kleinkinder überfordert, so vermindert sich deren Präferenz für Neues. Insbesondere entwicklungsverzögerte bzw. -gestörte Kinder zeigen eine vergleichsweise lange Habituierungszeit und eine geringere Präferenz für Neues (Bornstein, 1985).

Interessant am Konzept der Habituierung ist die enge Verknüpfung mit basalen Prozessen der Aufmerksamkeitszuwendung. Die Aufmerksamkeitszuwendung wird gemeinhin als Orientierungsreaktion (OR) interpretiert. Unter einer OR wird ein „Syndrom physiologischer und behavioraler Reaktionen [verstanden], die (allgemein formuliert) eintreten, wenn es zu Veränderungen der Reizkonstellation kommt“ (Eimer et al., 1996: 225). Als eine der bedeutendsten Funktionen der Orientierungsreaktion wird die Zuwendung von Aufmerksamkeit auf einen neuen oder sich verändernden Reiz betrachtet; insbesondere, wenn dieser Reiz bedeutsam ist, so beispielsweise ein Sprachreiz.

Unter entwicklungspsychologischer Betrachtung hat Bornstein (1985, 1989) mehrfach auf den engen korrelativen Zusammenhang zwischen solchen bereits früh beobachtbaren Aufmerksamkeitsprozessen (gemessen anhand des Habituierungsparadigmas) und dem späteren Sprachkönnen eines Kindes verwiesen. Leider liegen, unseres Wissens, keine Untersuchungen vor, die sich Kindern mit einer SSES bzw. Risikokindern für eine Sprachentwicklungsstörung gewidmet hätten. Hier besteht also noch Forschungsbedarf.

Sprachmelodik und Sprachrhythmus übernehmen eine aufmerksamkeitslenkende Funktion, so haben wir oben argumentiert. Ganz besonders die mütterliche Sprechweise birgt eine Reichhaltigkeit an prosodischen Merkmalen (z.B. die erhöhte Stimmlage), die außerordentlich attraktiv für das sprachlernende Kleinkind erscheinen; Säuglinge beantworten diese mütterliche Sprechweise mit einem Lächeln. Es wird vermutet, dass die melodischen Konturen den Sprachfluss so segmentieren, dass es dem Säugling gelingt, Grundeinheiten in der Sprache zu entdecken, wahrzunehmen und zu kategorisieren (Papousek, 1994). Neben der Fähigkeit zur kategorialen Lautdiskrimination und der Diskrimination anderer segmentaler und rhythmischer Kontraste, lässt sich ab dem 7. Lebensmonat eine Sensitivität für prosodische Markierungen von Satzeinheiten, den sogenannten Intonationsphrasen, beobachten, was den Einstieg in den Syntaxerwerb bedeuten dürfte (vgl. zu Details Weissenborn, 2000). Ungefähr zu gleichen Zeit ist die Nutzung von Betonungsmustern zur Bildung komplexer Spracheinheiten zu beobachten. Der Säugling bevorzugt solche Silbensequenzen, die unterschiedlich stark betont sind und erkennt, welches Betonungsmuster in der jeweiligen Muttersprache dominiert; im Deutschen der Trochäus (Höhle, 2002). Der Säugling ist in diesem Alter jedoch ebenso in der Lage, unbetonte Funktionswörter wahrzunehmen, er produziert diese nur noch nicht selbst.

Es scheint, dass im Laufe der Entwicklung der Säugling seine Präferenz für die unterschiedlichen Informationstypen im sprachlichen Input ändert, je nach dem in welcher Phase des Spracherwerbs er sich befindet (Werker et al., 1996). Diese Verschiebung der Aufmerksamkeitsfokussierung auf zum Teil komplexere Einheiten hat zum einen etwas mit Veränderungen in den perzeptuellen Fähigkeiten zu tun (vgl. Werner, 2002), was viele Autoren übersehen, zum Großteil liegt es aber an dem bereits aufgebauten und erworbenen Wissen, welches eine Umgestaltung der Verarbeitungsprozeduren bedingt: „The information that is selected [...] will eventually be affected by the routines that have been developed for processing a particular native language. [...] Once routines have been set up to select certain kinds of information from the auditory analyzers, gaining access to unattended dimensions will be difficult“ (Jusczyk, 1997: 219).

Diese rein deskriptive Beschreibung einiger Phänomene des frühen Lautspracherwerbs lässt die enge Verwobenheit zwischen (basalen) Aufmerksamkeitsleistungen und dem Erlernen zielsprachlicher Strukturen erkennen. Gestörte Aufmerksamkeitsprozesse, so die Vermutung, können demnach den Spracherwerb massiv erschweren. Über die genauen Bedingungsgefüge kann man spekulieren.

Am Ende dieses Abschnittes kann Folgendes festgehalten werden: Die erwähnten Aufmerksamkeitsprozesse, seien sie auch noch so eingeschränkt bei Säuglingen (Ruff & Rothbart, 1996), sind unabdingbarer Bestandteil für einen ungestörten Spracherwerb, ganz besonders was die phonologische und morphosyntaktische Entwicklung angeht (zur Kritik siehe aber Goodmann, Lee & DeGroot, 1994). So vermutet Newport (1990), dass solche generellen Beschränkungen in den Aufmerksamkeitsressourcen von Kleinkindern zwangsläufig zu einer Selektion und Verarbeitung ganz bestimmter sprachlicher Reize führen. Wir sprechen in diesem Zusammenhang davon, dass gewisse relevante Sprachreize aufgrund ihrer Salienz, Verfügbarkeit und Zuverlässigkeit gewichtet werden (vgl. dazu auch Bates & MacWhinney, 1987). Die Kapazitätsbeschränkungen unterstützen beispielsweise im Bereich der Morphosyntax, so Newport, eine analytische Zergliederung des sprachlichen Inputs, um grammatische Morpheme wahrnehmen zu können: „If children perceive and store only component parts of the complex linguistic stimuli to which they are exposed, while adults more readily perceive and remember the whole complex stimulus, children may be in better position to locate components“ (Newport, 1990: 24). Gesunde Kinder können demnach gar nicht anders als sich auf ganz bestimmte Informationstypen im sprachlichen Input zu fokussieren. Als „Nebenprodukt“ springt eine voll ausgereifte Grammatik heraus.

4 Empirie

4.1 Behaviorale Daten

In einer inzwischen abgeschlossenen explorativen Studie zum Zusammenhang von Aufmerksamkeit und Sprachentwicklungsstörungen haben wir die Frage in den Fokus unserer Aufmerksamkeit gerückt, inwieweit sich die Leistungsprofile von sprachentwicklungsgestörten und aufmerksamkeitsgestörten Kindern tatsächlich überschneiden (Kohls, Maas, Hennighausen, Zachau, Körner, Rinker, Schecker, in Vorbereitung). Abgesehen von dem überzufällig häufigen gemeinsamen Auftreten von SSES und ADHS, konnten mehrere Studien mit sprachentwicklungsgestörten Kindern Aufmerksamkeitsdefizite feststellen, die nicht auf ein komorbides Erscheinungsbild zurückführbar sind (Lauth et al., 1999; Nicolay, 1994; Noterdaeme et al., 2000; Tallal et al., 1991; Townsend et al., 1995; Withee & Tallal, 1989). So untersuchten Tallal und Kollegen (1991) 65 sprachentwicklungsgestörte Kinder, von denen 42 aus Familien stammten, in denen gehäuft Sprachentwicklungsstörungen berichtet wurden und 23 Kinder, die aus Nichtrisikofamilien rekrutiert waren. Die beiden Probandengruppen unterschieden sich weder in ihrem sprachlichen Defizitprofil noch in der nonverbalen Intelligenz oder anderen neuropsychologischen Auffälligkeiten. Dagegen zeigten die Kinder aus den Risikofamilien eine deutlich schlechtere Leistung in der nonverbalen auditiven Verarbeitung, aber besonders in ihren Aufmerksamkeitsfähigkeiten. Dieser Unterschied konnte statistisch abgesichert werden. Tallal et al. (1991: 93) kommen infolgedessen zu dem Schluss: „They [die Ergebnisse der Studie] further suggest that the profile of attentional and perceptual deficits, which has been reported consistently to characterize language-impaired children, occurs significantly more often in language-impaired children with a positive family history than without, and thus may have a familial or genetic basis".

Auch die von uns untersuchten sprachentwicklungsgestörten Kinder zeigten Defizite im Bereich der Aufmerksamkeit. So wurden bereits in der Child Behavior Checklist (CBCL; Arbeitsgruppe Deutsche Child Behavior Checklist, 1999), einem Elternfragebogen über Verhaltensauffälligkeiten, die sprachentwicklungsgestörten Kinder von ihren Eltern hinsichtlich der Konzentrationsfähigkeit und Aufmerksamkeit signifikant geringer eingestuft als die unauffälligen gesunden Kontrollen. Darüber hinaus zeigte sich im Continuous Performance Test (CPT, nach Rosvolt et al., 1956), einem computergestützten Test zur selektiven und Daueraufmerksamkeit, dass die sprachentwicklungsgestörten Kinder schlechter abschnitten als die Kontrollen und selbst schlechter als die Kinder mit ADHS (Maas, 2004).

Die referierten Ergebnisse über die verschiedenen Studien hinweg belegen, dass bei spezifisch sprachentwicklungsgestörten Kindern mehr oder weniger starke Aufmerksamkeitsdefizite begegnen, die unter Umständen auch therapeutische Berücksichtigung finden sollten. Die Frage, die allerdings bestehend bleibt, ist , ob es sich bei den gefundenen Defiziten um Defizite primärer oder sekundärer Natur handelt.

Verschiedene Autoren (Bishop, 1997) nehmen an, dass Kinder mit SSES (aber auch solche mit ADHS) Probleme im Rahmen „höherer" kognitiver Verarbeitungsschritte haben, die sich in einer verlangsamten Verarbeitungsgeschwindigkeit ausdrücken. Das führt dazu, dass während der sensorischen Analyse der einströmenden Input nur lückenhaft verarbeitet wird, da es zu Interferenzen zwischen aktuell zu verarbeitenden Informationen und neu eintreffenden Reizen kommt. Leonard (1998) folgert, dass im Rahmen der Sprachverarbeitung vieler SSES-Kinder eine solche limitierte Verarbeitungskapazität eine defizitäre grammatische Analyse nach sich zieht. Grundsätzlich sind die sprachentwicklungsgestörten

Kinder nämlich in der Lage jedes sprachliche Segment zu verarbeiten, so auch jene morphosyntaktischen Merkmale, die sie oft falsch anwenden oder ganz auslassen. Probleme treten jedoch dann auf, wenn diesen grammatischen Merkmalen eine bestimmte Funktion zugeordnet werden soll. Eine Verarbeitungsproblematik dieser Art wirkt überfordernd und bindet Ressourcen. So vermuten Gillam & Hoffman (2003), dass sprachentwicklungsgestörte Kinder Probleme bei der Zuweisung attentionaler Ressourcen haben, die notwendig für die Aufrechterhaltung und den Wechsel des Aufmerksamkeitsfokus sind.

Wie wir sehen können, ist das Konzept der verlangsamten Verarbeitungsgeschwindigkeit exzellent mit energetischen Konzepten der Aufmerksamkeitsaktivierung bzw. mit Defiziten im Einsatz von Aufmerksamkeitsressourcen vereinbar. Eine vergleichbare Diskussion findet sich übrigens auch im Zusammenhang mit der ADHS (Sergeant, 1995). Mit den Annahmen Leonards (1998) ließen sich demnach die dysgrammatischen Auffälligkeiten sprachentwicklungsgestörter Kinder als eine Art Folgeproblematik auf der Basis von Aufmerksamkeitsdefiziten betrachten.

4.2 Elektrophysiologie

4.2.1 Grundlagen

Im Gegensatz zu behavioral erhobenen Daten bietet die Elektrophysiologie bzw. die Ableitung ereigniskorrelierter Potentiale (EKP) den Vorteil, kognitive Verarbeitungsprozesse auf nicht-invasivem Weg äußerst sensitiv (im Millisekundenbereich) abzubilden. Dabei stellen die EKPs ein kontinuierliches Maß dar, da sie es ermöglichen, über den kompletten Zeitraum der Reizverarbeitung dem Prozessgeschehen beizuwohnen. Außerdem bieten sie eine ganze Reihe von abhängigen Variablen – Polarität, Latenz, Amplitude, Topographie etc. – , die es uns erlauben, ganz im Gegensatz zu behavioralen Messungen, äußerst qualitativ zwischen und selbst innerhalb kognitiver Prozesse zu differenzieren.

Das EEG erfasst die bioelektrischen Aktivitäten des Gehirns mittels Elektroden an der Kopfoberfläche. Lange Zeit nahm man an, das in der EEG-Messung abgeleitete Signal sei mit der Summe von Aktionspotentialen kortikaler Neurone gleichzusetzen. Neueren Erkenntnissen zufolge gilt es heute als relativ gesichert, dass nicht die intrazellulären Aktionspotentiale erfasst werden, sondern extrazelluläre elektrische Felder der postsynaptischen Potentiale, genauer die der Depolarisation apikaler Dendriten kortikaler Pyramidenzellen, welche von Dipolfeldern begleitet werden. Dabei sind die elektrischen Felder einzelner Zellen zu schwach, um noch an der Kopfoberfläche messbar zu sein. Die gemessene Aktivität ist also immer die summierte Gesamtaktivität einer Vielzahl von Neuronen (Neuronenverbände), die sich synchron verhalten (Schandry, 2003).

Bei der EEG-Ableitung werden Potentialdifferenzen abgegriffen: Aktivationsunterschiede zwischen (mindestens) zwei Ableitungsorten werden durch entsprechend positionierte Elektroden gemessen. Seit Jasper (1958) hat sich das so genannte 10-20-System (10-20 electrode placement system) mit 19 Elektroden in der EEG-Praxis durchgesetzt. Gemäß diesem standardisierten System lassen sich die Elektrodenpositionen anhand physikalisch-anatomischer Schädelmerkmale genau bestimmen. Angesichts der interindividuell sehr variierenden Kopfanatomie werden die Elektrodenpositionen in relativen Abständen zueinander bestimmt.

Die im EEG gemessenen Spannungsdifferenzen sind extrem gering (50-150 μV), so dass ein Verstärker vonnöten ist, um die elektrische Hirnaktivität aufzuzeichnen. Hierfür werden die kontinuierlichen Wellen in diskrete Datenpunkte digitalisiert. Artefakte, wie Augen- oder Kaubewegungen, „verunreinigen" das EEG und müssen erkannt und von der Auswertung ausgeschlossen werden.

Man unterscheidet in der EEG-Ableitung zwei grundsätzlich unterschiedliche Arten von hirnelektrischer Aktivität. (1.) Tonische Prozesse, das heißt der „[...] Aktivitätszustand eines autonomen oder zentralnervösen Teilsystems zum Zeitpunkt vor einer Reizeinwirkung oder zwischen mehreren Reizeinwirkungen" (Fröhlich, 2000: 444), zeichnen sich beispielsweise im Ruhe-EEG und/oder Schlaf-EEG ab. Ihr Korrelat im EEG, welches nicht auf äußere Einflüsse zurückzuführen ist, nennt man Spontanaktivität (Schandry, 1989: 217). (2.) Phasische Prozesse, das heißt „[...] (autonome oder zentralnervöse) Aktivitätsänderungen, die auf einen spezifischen Reizeinfluss zurückgehen [...]" (Fröhlich, 2000: 335), nennt man evozierte Aktivität. Von äußeren Einflüssen hervorgerufene Aktivität spiegelt sich in Komponenten der evozierten oder ereigniskorrelierten Potentiale wider (Schandry, 1989). Die Erforschung phasischer Hirnaktivitäten auf unterschiedliche, manipulierbare Reizsituationen dient aktuell als aussagekräftiges Instrument zur Erfassung psychophysiologischer und kognitiver Prozesse.

Die Ereigniskorrelierten Hirnpotentiale oder kurz EKPs (engl. Event-related potentials, ERP) sind im Gegensatz zur hirnelektrischen Spontanaktivität Potentialverschiebungen, die vor, während oder nach einem sensorischen, motorischen oder psychischen Ereignis im EEG messbar sind (Rösler, 1982). EKPs haben im Vergleich zur Spontanaktivität wesentlich geringere Amplituden und werden dementsprechend von ihr verdeckt. Da also die Hintergrundaktivität (das „Rauschen") des Gehirns relativ groß bei der Präsentation einzelner Reize ist, müssen viele Wiederholungen mit Stimuli („Ereignisse") der selben Klasse durchgeführt werden. Die anschliessende Mittelung der hirnelektrischen Antworten eliminiert die Hintergrundaktivität und fördert die spezifischen EKPs zutage. Die Logik der Mittelungstechnik (Averaging) folgt der Annahme, dass das Spontan-EEG (oder Hintergrundrauschen) in Bezug auf den relevanten Stimulus zufällig verteilt ist, wohingegen das zu extrahierende Signal zeitgebunden auftritt. Durch die Anwendung der Mittelungstechnik können Spontanaktivitäten nahezu unterdrückt werden, wohingegen zeitgebundene Signale, das heißt ereigniskorrelierte Potentiale, sich immer weiter aus dem Rauschen hervorheben. Das so gewonnene, zeitgebundene Signal als spezifische Reaktion des Gehirns auf den jeweiligen Stimulus äußert sich oftmals in einer Abfolge von Wellen im EEG. Zusammengehörige Anteile dieser hirnelektrischen Antwort nennt man Komponente. EKP-Komponenten werden nach bestimmten Kriterien zu Komponentenklassen zusammengefasst (vgl. Rösler, 1982). Jedoch, was genau unter dem Terminus „Komponente" zu verstehen ist, wird noch kontrovers diskutiert. Birbaumer & Schmidt (1996: 501) beschreiben Komponenten als „[...] eine komplexe Aufeinanderfolge von Wellen [...], die unterschiedliche neurophysiologische und damit unterschiedliche psychologische Vorgänge repräsentieren".

Nach Donchin, Ritter & McCallum (1978) lassen sich EKP-Komponenten nach den folgenden vier Merkmalen charakterisieren: 1. Polarität (das heißt die Auslenkung der Komponente kann entweder positiv oder negativ sein); 2. Latenz (mit diesem Begriff ist zumeist der Zeitpunkt der maximalen Auslenkung/Amplitude (Peak genannt) der Aktivitätsänderung gemeint, bezogen auf den Beginn der Stimuluspräsentation); 3. Topographie (das heißt die Positionen auf dem Skalp, auf denen die Aktivitätsänderungen ihre maximalen Ausprägungen erreichen) und 4. Sensitivität gegenüber experimentellen Manipulationen. Zur Komponentennomenklatur werden zumeist die Parameter Polarität und Peaklatenz herangezogen. So steht die Bezeichnung „P600“ für eine Komponente mit einem positiven Kurvenverlauf und einer Peaklatenz von circa 600 Millisekunden.

„Grundsätzlich gilt, dass die Amplitude einer Potentialkomponente mit der Anzahl funktionstüchtiger Neurone in dem Hirnabschnitt unter der Elektrode korreliert.“ (Birbaumer & Schmidt, 1996: 501 f.). Die Amplitudenhöhe erlaubt daher eine Aussage über die Effektivität desjenigen Informationsverarbeitungsvorganges, der sich in dem jeweiligen Potential widerspiegelt. Die Latenz dagegen lässt Rückschlüsse auf die physiologische Reaktionszeit des Gehirns zu (wobei zu beachten bleibt, dass die Parallele zwischen zeitlicher Ausdehnung einer Komponente und der zeitlichen Ausdehnung eines kognitiven Prozesses ein problematischer Rückschluss sein kann, da sich neuronale Einzelprozesse überlappen und den fälschlichen Eindruck von Einheit entstehen lassen können, vgl. auch Frisch, 2000). Amplitude und Latenz sind damit die beiden aussagekräftigsten Dimensionen einer EKP-Komponente.

Weiterhin unterscheidet man EKPs gemäß ihrer Latenz in frühe, mittlere und späte Komponenten. Die frühen (bis 10 msec) und mittleren (10-100 msec) Komponenten bezeichnet man als exogen, da sie an die physikalischen Eigenschaften des Reizes gekoppelt und weitestgehend unabhängig vom gegenwärtigen Zustand des Organismus sind (z. B. Zuwendung von Aufmerksamkeit oder nicht). Die späten, endogenen Komponenten werden vorrangig durch psychologische Faktoren wie Instruktion, Aufgabenkontext oder Erwartung beeinflusst (Rösler & Heil, 1998). Die Grenze zwischen exogenen und endogenen Komponenten ist allerdings fließend.

Im Kontext von Aufmerksamkeit und Sprachverarbeitung werden verschiedene Komponenten diskutiert. Einige der bedeutendsten möchten wir gerne vorstellen.

Mismatch Negativity (MMN). Die Mismatch Negativity ist eigentlich ein „Adoptivkind“ der Neurolinguistik. Gebürtig stammt sie nämlich aus der Forschung zur selektiven Aufmerksamkeit (Näätänen, Gaillard & Mäntysalo, 1978). Ihr sprachsensitiver Charakter jedoch macht sie ebenso attraktiv für die sprachwissenschaftliche Grundlagenforschung, insbesondere zu Fragen des Spracherwerbs und der Sprachverarbeitung allgemein (vgl. Cheour et al., 2001; Näätänen, 2001). Zu Details der

Ableitung einer MMN vgl. Hennighausen et al. (in diesem Band, Kapitel 4.2.3).

N400. Stellen wir uns einmal vor, wir bekämen in einem EKP-Experiment Sätze der folgenden Art zu hören: „Der Laden wurde am Samstag geerntet". Als hirnelektrische Antwort ließe sich darauf eine negative Komponente beobachten, die circa 400 ms nach Beginn des kritischen Verbs ihren maximalen Ausschlag hat. Daher auch ihr Name N400, wobei das „N" für ihre negative Polarität steht. (Kutas & Hillyard, 1980).

Die N400 korreliert sowohl mit semantisch-pragmatischen Inkongruenzen eines Wortes im Satzkontext als auch mit semantisch-lexikalischen Verletzungen in Wortlisten (Friederici & von Cramon, 1999). Sie gilt als eine sehr robuste Komponente, da sie in unzähligen Studien, sowohl bei akustischer als auch bei visueller Stimuluspräsentation und in unterschiedlichen Sprachen beobachtet wurde (Friederici, 2003). Die Amplitude der N400 wird durch die Stärke der semantischen Verletzung des Satzkontextes moduliert: stärkere Inkongruenzen führen zu einer größeren Amplitude. Verschiedene Studien belegen zudem, dass sich die Amplitude der N400 signifikant verringert, wenn der auditiven Stimulation keine Aufmerksamkeit geschenkt wird (vgl. Fischler, 2000). Strittig ist allerdings noch immer, welche Prozesse der Wortverarbeitung die N400 widerspiegelt, ob Prozesse des lexikalischen Zugriffs oder die Ebene der lexikalischen Integration in einen Kontext (Friederici & von Cramon, 1999).

(E)LAN & P600. Studien zu (morpho)syntaktischen Verarbeitungsprozessen konnten gleich drei Komponenten identifizieren: die Early Left Anterior Negativity (ELAN), die Left Anterior Negativity (LAN) und die P600. Das Untersuchungsparadigma ist dasselbe wie bei der Evozierung der N400. Hier werden jedoch Sätze präsentiert, die entweder nichtpräferierte Strukturen oder gar syntaktische Regelverletzungen enthalten. Die Versuchspersonen sind zumeist instruiert, ein grammatikalisches Urteil über die präsentierten Sätze abzugeben.

In einer ersten Studie von Neville et al. (1991), in der den Probanden ganz unterschiedliche syntaktische Fehler präsentiert wurden, konnte eine frühe negative Komponente (um 125 ms; heute ELAN genannt) als Reaktion auf Fehler der Wortkategorie und eine anschließende starke Positivierung um die 600 ms (heute die P600) beobachtet werden. Diese Befunde konnten vielfach und in unterschiedlichen Sprachen, z.B. dem Deutschen, repliziert werden (Friederici, 2003).

Die ELAN tritt in einem sehr frühen Zeitfenster zwischen 100 und 200 ms auf. Neuere Studien belegen, dass sie mit einem hochautomatischen Verarbeitungsprozess assoziiert ist, der auch dann beobachtbar bleibt, wenn beispielsweise die Versuchsperson bewusst (oder strategisch) von dem syntaktischen Fehler abgelenkt wird. Dieses „Ablenkungsmanöver" hat dagegen zur Folge, dass die P600 ganz verschwindet, so dass man diese Komponente eher mit kontrollierten Verarbeitungsprozessen in Verbindung gebracht hat (Hahne, 1998).

Morphosyntaktische Verletzungen, z. B. Fehler der Subjekt-Verb-Kongruenz, Genus- oder Kasusfehler, evozieren die LAN-Komponente, die im gleichen Zeitfenster wie die N400 auftritt, jedoch topographisch von ihr dissoziierbar ist. Gunter, Friederici & Schriefers (2000) konnten nachweisen, dass morphosyntaktische und semantische Prozesse funktional unabhängig voneinander, jedoch zeitlich parallel ablaufen. Erst in einem späteren Analyseschritt interagieren beide Informationstypen; elektrophysiologisch widergespiegelt durch die P600, die immer dann auftritt, wenn eine strukturelle Reanalyse oder die Korrektur eines Satzes erforderlich ist. Die LAN spiegelt die Integration morphosyntaktischer Informationen in den Satzkontext wider. Ihr Verhältnis zur Aufmerksamkeit wurde noch nicht untersucht. Es darf allerdings angenommen werden, dass sie, ähnlich wie die N400, nicht unabhängig von Aufmerksamkeitszuwendungen ist.

4.2.2 Aufmerksamkeit und (morpho)syntaktische Verarbeitung

Um die Frage klären zu können, ob ein Aufmerksamkeitsdefizit – zumindest anteilig – für die vielfältigen (Sprach)Probleme sprachentwicklungsgestörter Kinder verantwortlich gemacht werden kann, sollte es auch Hinweise aus der gesunden Sprachverarbeitung geben, die diese Vermutung plausibel erscheinen lassen, und diese Hinweise gibt es tatsächlich (Fischler, 2000; Underwood & Everatt, 1996).

Gesprochene und geschriebene Sprache zu verarbeiten, ist ein hoch komplexer, doch ökonomischer und größtenteils automatisiert ablaufender Prozess. Empirischen Schätzungen zufolge können wir vier bis fünf Wörter pro Sekunde verstehen (Marslen-Wilson & Tyler, 1980). Auf den zweiten Blick, unter Hinzuziehung einer Fülle empirischer Befunde der Psycho- und Neurolinguistik, erscheint der Sprachverstehensprozess keineswegs unabhängig von willkürlichen Aufmerksamkeitszuwendungen.

Zwar können einzelne Wörter automatisch bis zur Stufe ihrer lexikalischen und teilweise gar semantischen Bedeutung erkannt werden, das Verstehen von Satzbedeutungen jedoch ist ein Prozess, der kontrollierte Aufmerksamkeitsprozesse verlangt (für Details siehe Underwood & Everatt, 1996). Der Zusammenhang von Aufmerksamkeit und der Verarbeitung grammatischer, besser morphosyntaktischer Merkmale – also dem sprachlichen Bereich, in dem die sprachentwicklungsgestörten Kinder die größten Probleme aufweisen – ist indessen noch so gut wie unerforscht.

Bevor wir auf unsere eigene Studie zu sprechen kommen, soll kurz eine Untersuchung von Blackwell und Bates (1995) erwähnt werden. Die Autoren sind der Frage nachgegangen, inwieweit das Abzweigen von Aufmerksamkeitsressourcen einen Einfluss darauf hat, ob ein (morpho)syntaktischer Fehler in einem Satz detektiert wird oder nicht. Blackwell und Bates präsentierten dazu ihren Versuchspersonen Sätze, die entweder Auslassungen (*She selling books*), Wortordnungsfehler (*She selling is books*) oder Fehler der Subjekt-Verb-Kongruenz (*She are selling books*) aufwiesen. Ein Teil der Versuchspersonen bekam diese Sätze ohne jegliche Zusatzaufgabe zu hören. Es sollte anschließend über die grammatikalische Korrektheit geurteilt werden. Diese Aufgabe fiel den Probanden relativ leicht, und es wurden wenige Fehler gemacht. Der andere Teil der Versuchspersonen hörte die gleichen Sätze, sollte aber gleichzeitig mehrere Zahlen im Kopf behalten, wodurch Aufmerksamkeitskapazitäten von der eigentlichen Aufgabe, nämlich dem Beurteilen der Grammatikalität der Sätze, abgelenkt wurde. Die Fehlerzahl erhöhte sich drastisch, insbesondere bei den Sätzen mit den Kongruenzfehlern. Backwell und Bates (1995: 228) sind deshalb der Meinung: „We propose that the selective vulnerability of grammatical morphemes in receptive processing may be the result of decrements in overall processing capacity“. Ein Mehr oder Weniger an aufgewendeten Aufmerksamkeitsressourcen hat demnach einen bedeutsamen Effekt auf das Verarbeiten morphosyntaktischer Informationen. Werden nicht ausreichend Ressourcen zur Verfügung gestellt, treten Verarbeitungsprobleme auf.

In einer eigenen explorativen EKP-Studie haben wir diesen Gedanken aufgegriffen. Geleitet wurden wir von der Frage, ob bereits auf frühesten Ebenen der auditiven Analyse, auch ohne Zuschaltung von Aufmerksamkeit, sprachspezifische – grammatische – Informationen als eine Art Rückkopplungseffekt von Langzeitspeicherungen (memory traces) wirksam sind. So berichten beispielsweise Shtyrov & Pulvermüller (2002) von einer interessanten Studie, in der die Autoren untersuchten, ob sich in einem passiven Oddball-Paradigma (also mit Probanden, die von der auditiven Stimulation abgelenkt waren) auf Flexionsendungen eine Mismatch Negativity (MMN) evozieren ließe. Als Stimuli verwendeten sie das englische Verb *come* im Vergleich mit dessen flektierter Form in der 3. Person Singular *comes*. Die MMN auf das flektierte Verb unterschied sich in einigen wesentlichen Punkten von der Mismatch Negativity der unflektierten Form: Sie hatte ihr Amplitudenmaximum erst nach 155 msec im Vergleich zu 126 msec und ihre Topographie lag eher centroparietal, wogegen die MMN auf dem Verb *come* frontal lokalisiert wurde. Die Autoren schlossen daraus, dass „[...] the additional unit, the inflectional affix, could be processed by a separate cortical network of neurons, the activation of which takes more time than the processing of the base form“ (Shtyrov & Pulvermüller, 2002: 1090).

Die dargestellten Ergebnisse legen die Vermutung nahe, dass sprachabhängige Gedächtnisspuren bereits auf sehr früher Ebene der auditiven Analyse bei der Verarbeitung verbaler Stimuli aktiviert sind. Die Untersuchung von Shtyrov & Pulvermüller (2002) lässt sich sogar dahingehend interpretieren, dass selbst ganze lexikalische Einträge bzw. grammatische Morpheme einer spezifischen Einzelsprache auf früheste Analyseschritte rückwirken. Das würde jedoch gegen die oben referierten behavioralen Ergebnisse sprechen, dass ohne Aufmerksamkeitsfokussierung die Verarbeitung morphosyntaktischer Informationen nur stark eingeschränkt möglich ist.

Um diesen Sachverhalt aufzuklären, testeten wir 18 Probanden sowohl mit einem passiven als auch mit einem aktiven Oddball-Paradigma. Ein Teil der Versuchspersonen schenkte in einer Bedingung der auditiven Stimulation Aufmerksamkeit und zählte die vorher definierten Stimuli (aktives Oddball), wohingegen in der anderen Bedingung die Probanden von der Stimuluspräsentation abgelenkt wurden, indem sie einen Videofilm sahen und nach der Ableitung Fragen zum Film beantworten mussten (passives Oddball).

Neben einfachen Sinustönen und komplexen Tongebilden, auf die wir an dieser Stelle nicht eingehen wollen, verwendeten wir Verben des Deutschen. In einer Bedingung hörten die Versuchspersonen als häufige Standards (insgesamt 1020 Stimuli, p=0.85) Verbstämme ohne enklitische Endung (z. B. /geh/, /steh/ etc., insgesamt 15 verschiedene Verbformen) und als seltene Deviants (180 Stimuli, p=0.15) Verbformen mit enklitischer Endung in der 3. Person Singular (z.B. /geht/, /steht/ etc., insgesamt 15 verschiedene Verben). In einer anderen Bedingung wurden anstelle der Verbformen mit enklitischer Endung Verben im Präteritum präsentiert (z.B. /ging/, /stand/ etc.). Die Versuchspersonen wurden an zwei unterschiedlichen Tagen einbestellt, wobei am ersten Tag die Stimuli im passiven Oddball dargeboten wurden und am zweiten Tag die Versuchspersonen angehalten waren, der auditiven Stimulation zu folgen und die kritischen Verbformen (mit enklitischer Endung oder die Präteritalformen) zu entdecken. Das EEG wurde mit 32 Elektroden (plus 2 Augenelektroden) abgeleitet und offline ausgewertet.

In den Bedingungen ohne Zuschaltung von Aufmerksamkeit zeigte sich kein Effekt (keine MMN); die Potentialkurven von Standard und Deviant unterschieden sich nur minimal. Das deutet darauf hin, dass die grammatikspezifischen Unterschiede zwischen den unterschiedlichen Verbformen vom auditiven Verarbeitungssystem nicht automatisch detektiert wurden. Dagegen konnten wir im aktiven Oddball-Paradigma, demnach mit Aufmerksamkeitsfokussierung, einen Unterschied in der Verarbeitung der verschiedenen Verbkategorien beobachten. Dieser Unterschied spiegelte sich in einer frühen Negativierung (um 300 msec), insbesondere aber in einer deutlichen späten Positivierung (um 600 msec) wider. Zwar müssen die Ergebnisse noch statistisch abgesichert werden, aber in ihrer Tendenz belegen sie, dass speziell unter Zuschaltung von Aufmerksamkeit die grammatischen Unterschiede detektiert und verarbeitet wurden.

Wir können (zu diesem Zeitpunkt) die Ergebnisse von Shtyrov & Pulvermüller (2002) also nicht bestätigen. Das mag an den Unterschieden in den verwendeten Stimulusmaterialien liegen. Von uns wurde ein relativ anspruchsvolles Paradigma mit einer Vielzahl an akustischen Variationen benutzt, wohingegen Shtyrov und Pulvermüller ein vergleichsweise simples Oddball-Paradigma mit nur zwei unterschiedlichen Stimuli verwendeten. In einer Folgestudie werden wir dieser Frage nachgehen. Andererseits sprechen unsere Daten für einen Zusammenhang von grammatischer Verarbeitung und gesteuerter Aufmerksamkeit. Diese Annahme findet Bestätigung in einer behavioralen Studie von Traub und Geffen aus dem Jahre 1979. Die Autoren konnten in einem dichotischen Experiment nachweisen, dass sich Kategorieneffekte (also die Zuordnung von einem Wort zu einer bestimmten Kategorie) nur auf beachtete Wortlisten beschränken im Gegensatz zu unbeachteten. Die Ergebnisse von Traub und Geffen und unsere eigenen EKP-Daten deuten demnach darauf hin, dass für das Extrahieren von Merkmalen – in unserem Fall morphosyntaktischen Merkmalen –, welche die Wörter einer Sequenz gemeinsam haben, Aufmerksamkeit benötigt wird. Anders formuliert, die Verarbeitung der Beziehung zwischen Wörtern, sei es in Wortreihen oder Sätzen, ist beeinträchtigt, wenn diesen Sequenzen keine Beachtung geschenkt wird.

Auch die EKP-Studie von Gunter & Friederici (1999) bestätigt diese Vermutung. Die Autoren manipulierten die Aufmerksamkeitszuwendung während die Probanden ganze Sätze über einen Bildschirm präsentiert bekamen. Zum Teil beinhalteten die Sätze Fehler in der Verbflexion (z.B. „Die weißen Zähne wurden vom Kind putzen“). Auf Fehler dieser Art konnte eine frühe Negativierung um 400 msec. beobachtet werden, aber nur dann, wenn die Probanden auch tatsächlich die Sätze auf ihre Grammatikalität hin beurteilen mussten. Diese Negativierung verschwand sobald die Versuchspersonen von den morphosyntaktischen Fehlern abgelenkt waren.

5 Schluss

Wir haben darzulegen versucht, dass Aufmerksamkeit eine wichtige Konstante bei bestimmten Prozessen der Sprachverarbeitung ist. Ganz besonders zeigte sich das bei der Analyse und Bearbeitung grammatischer Informationen. Daneben sind Aufmerksamkeitsprozesse nicht unerheblich für den ungestörten Spracherwerb. Ein gestörter Spracherwerb, anzutreffen beispielsweise bei einer SSES, kann demnach auch plausibel auf Defizite in den Aufmerksamkeitsleistungen zurückgeführt werden. Diese Vermutung bedarf aber weiterer empirischer Untermauerung.

Literatur

Arbeitsgruppe Deutsche Child Behavior Checklist (1998) *Elternfragebogen über das Verhalten von Kindern und Jugendlichen; deutsche Bearbeitung der Child Behavior Checklist (CBCL/4-18). Einführung und Anleitung zur Handauswertung.* 2. Aufl. mit deutschen Normen, bearb. v. M. Döpfner et al. Köln: Arbeitsgruppe Kinder-, Jugend- und Familiendiagnostik

Baker, L. & Cantwell, D.P. (1992) Attention deficit impairment and speech/language impairments. *Comprehensive Mental Health Care 2*, 3–16

Bates, E. & MacWhinney, B. (1987) Competition, Variation, and Language Learning. In: MacWhinney, B. (ed.), 157–193

Baumgartner, S. & Füssenich, I. (1999 Hg.) *Sprachtherapie mit Kindern. Grundlagen und Verfahren.* München: Reinhardt

Beitchman, J. H. et al. (1996 eds.) *Language, learning, and behavior disorders. Developmental, biological, and clinical perspectives.* Cambridge: Cambridge University Press

Benasich, A. A. (1998) Temporal integration as an early predictor of speech and language development. In: Euler, C. von, Lundberg, I. & Llinás, R. (1998 eds.), 123–142

Bernstein, L. E. & Stark, R. E. (1985) Speech perception development in language-impaired children: a 4-year follow-up study. *Journal of Speech and Hearing Research 50*, 21–30

Birbaumer, N. & Schmidt, R.F. (1996) *Biologische Psychologie.* Dritte, komplett überarbeitete Auflage. Berlin: Springer-Verlag

Bishop, D. V. M. (1997) *Uncommon understanding. Development and disorders of language comprehension in children.* Hove: Psychology Press

Bishop, D. V. M & Leonard, L. B. (2000 eds.) *Speech and language impairments in children: Causes, characteristics, intervention and outcome.* Hove: Psychology Press

Blackwell, A. & Bates, E. (1995) Inducing agrammatic profiles in normals: Evidence for the selective vulnerability of morphology under cognitive resource limitation. *Journal of Cognitive Neuroscience 7*, 228-257

Bornstein, M. H. (1989) Stability in early mental development: from attention and information processing in infancy to language and cognition in childhood. In: Bornstein, M. H. & Krasnegor, N. A. (eds.), 147–170

Bornstein, M. H. (1985) Habituation of attention as a measure of visual information processing in human infants: Summary, systematization, and syntheses. In: Gottlieb, G. & Krasnegor, N. A. (eds.), 253–300

Bornstein, M. H. & Krasnegor, N. A. (1989 eds.) *Stability and continuity in mental development. Behavioral and biological perspectives.* Hillsdale: Erlbaum

Brown, T. E. (2000) Emerging understandings of attention-deficit disorders and comorbidities. In: Brown, T. E. (ed.), 3–55

Brown, T. E. (2000 ed.) *Attention-deficit disorders and comorbidities in children, adolescents, and adults.* Washington: American Psychiatric Press

Callaway, E., Tueting, P., & Koslow, S. H. (1978 eds.) *Event-related brain potentials in man.* New York: Academic Press

Ceponiene, R. et al. (2003) Speech-sound selective auditory impairment in children with autism: They can perceive but do not attend. *Proceedings of the National Academy of Sciences 100,* 5567–5572

Cheour, M. et al. (2001) Mismatch negativity and late discriminative negativity in investigating speech perception and learning in children and infants. *Audiology & Neuro-Otology 6,* 2–11

Cheour, M. et al. (2002) Speech sounds learned by sleeping newborns. *Nature 415,* 599–600

Cohen, N. J. & Horodezky, N. B. (1998) Language impairment and psychopathology. *Journal of the American Academy of Child and Adolescent Psychiatry 37,* 461-462

Dannenbauer, F. M. (1999) Grammatik. In: Baumgartner, S. & Füssenich, I. (1999 Hg.), 105–161

Dilling, H., Mombour, W., Schmidt, M. H. (1999 Hg.) *Internationale Klassifikation psychischer Störungen, ICD-10 Kapitel V (F). Klinisch-diagnostische Leitlinien.* 3.,unveränderte Auflage (nach der 2., korrigierten und bearbeiteten Auflage 1993), Bern u.a.: Huber

Dittmann, J. (2002) *Der Spracherwerb des Kindes. Verlauf und Störungen.* München: Beck

Donchin, E., Ritter, W. & McCallum, W. C. (1978) Cognitive Psychophysiology: The endogenous components of the ERP. In: Callaway, E., Tueting, P., & Koslow, S. H. (eds.), 349–411

Eimer, M. et al. (1996) Unwillkürliche Aufmerksamkeit. In: Neumann, O. & Sanders, A. F. (Hg.), 219–266

Euler, C. von, Lundberg, I. & Llinás, R. (1998 eds.) *Basic mechanisms in cognition and language. With special reference to phonological problems in dyslexia.* Amsterdam: Elsevier

Facoetti, A. et al. (2003) Auditory and visual automatic attention deficits in developmental dyslexia. *Cognitive Brain Research 16,* 185–191

Ferguson, C. A., Menn, L. & Stoel-Gammon, C. (1992 eds.) *Phonological development: Models, research, and implications.* Timonium: York Press

Fischler, I. (2000) Attention, resource allocation, and language. In: Nadeau, S., Gonzalez Rothi, L. J. & Crosson, B. (eds.), 348–371

Friederici, A. D. (2003) Neurobiologische Grundlagen der Sprache. In: Karnath, H.-O. & Thier, P. (Hg.), 367–377

Friederici, A. D. (1999 Hg.) *Sprachrezeption. Enzyklopädie der Psychologie, Serie III: Sprache. Bd. 2.* Göttingen: Hogrefe

Friederici, A. D. & von Cramon, D. Y. (1999). Neurobiologische Grundlagen des Sprachverstehens. In: Friederici, A. D. (1999 Hg.), 307–349

Friedrich, M., Weber, C. & Friederici, A. D. (2002) Electrophysiological evidence for delayed stimulus processing in infants with a risk for SLI. *Annual Report Max Planck Institute of Cognitive Neuroscience, Leipzig,* 46–47

Frisch, S. (2000) Verb-Argument-Struktur, Kasus und thematische Interpretation beim Sprachverstehen. MPI Series in Cognitive Neuroscience 12.

Fröhlich, W. D. (2000). *Wörterbuch Psychologie.* 23., aktualisierte, überarbeitete und erweiterte Auflage. München: dtv

Gillam, R.B. & Hoffman, L.M. (2003). Information processing in children with specific language impairment. In: Verhoeven, L. & van Balkom, H. (eds.) 137–157

Goodman, J. C., Lee, L. & DeGroot, J. (1994). Developing theories of speech perception: Constraints from developmental data. In: Goodmann, J. C.& Nusbaum, H. C. (eds.), 3–33

Goodman, J. C. & Nusbaum, H. C. (1994 eds.) *The development of speech perception: The transition from speech sounds to spoken words.* Cambridge: MIT Press

Goodyer, I.M. (2000). Language difficulties and psychopathology. In: Bishop, D. V. M & Leonard, L. B. (2000 eds.), 227–244

Goschke, T. (1996). Wille und Kognition: Zur funktionalen Architektur der intentionalen Handlungssteuerung. In: Kuhl, J. & Heckhausen, H. (1996 Hg.) 583–663

Gottlieb, G. & Krasnegor, N. A. (1985 eds.) *Measurement of audition and vision in the first year of postnatal life: A methodological overview.* Norwood: Ablex Publishing Corporation

Grimm, H. (1995) Spezifische Störung der Sprachentwicklung. In: Oerter, R. & Montada, L. (Hg.), 943–953

Grimm, H. (1999) *Störungen der Sprachentwicklung.* Göttingen u.a.: Hogrefe

Grimm, H. (2000 Hg.) *Sprachentwicklung. Enzyklopädie der Psychologie, Themenbereich C Theorie und Forschung, Serie III: Sprache.* Göttingen: Hogrefe

Gunter, T. C., Friederici, A. D. & Schriefers, H. (2000) Syntactic gender and semantic expectancy: ERPs reveal early autonomy and late interaction. *Journal of Cognitive Neuroscience 12,* 520–541

Gunter, T. C. & Friederici, A. D. (1999). Concerning the automaticity of syntactic processing. *Psychophysiology 36,* 126–137

Hackley, S. A. (1993). An evaluation of the automaticity of sensory processing using event-related potentials and brain-stem reflexes. *Psychophysiology 30,* 415–428

Hahne, A. (1998) Charakteristika syntaktischer und semantischer Prozesse bei der auditiven Sprachverarbeitung. MPI Series in Cognitive Neuroscience, 1.

Höhle, B. (2002) *Der Einstieg in die Grammatik: Die Rolle der Phonologie/Syntax-Schnittstelle für Sprachverarbeitung und Spracherwerb.* Habilitationsschrift, Freie Universität Berlin

James, W. (1890) *The principles of psychology.* New York: Holt

Jasper, H. H. (1958) The 10-20 electrode system of the International Federation. *Electroencephalography and Clinical Neurophysiology 20,* 371–375

Jusczyk, P. W. (1997) *The discovery of spoken language.* Cambridge/MA: MIT Press

Karnath, H.-O. & Thier, P. (2003 Hg.) *Neuropsychologie.* Berlin: Springer-Verlag

Kent, R.D. (1992). The biology of phonological development. In: Ferguson, C. A., Menn, L. & Stoel-Gammon, C. (eds.), 65–90

Klann-Delius, G. (1999) *Spracherwerb.* Stuttgart: Metzler

Kohls, G., Zachau, S., Maas, V., Rinker, T., Körner, B., Hennighausen, K., Schecker, M. & Schulz, E. (2004) Automatic and controlled attention in verbal and non-verbal processing: behavioral data and a neurophysiological investigation. Vortrag gehalten auf dem 16th World Congress of the International Association for Child and Adolescent Psychiatry and Allied Professionals (IACAPAP; 22.-26. August 2004, Berlin)

Kohls, G., Maas, V., Hennighausen, K., Zachau, S., Körner, B., Rinker, T. & Schecker, M. (in Vorbereitung) The role of attention in children with specific language impairment

Kuhl, J. & Heckhausen, H. (1996 Hg.) *Motivation, Volition und Handlung. Enzyklopädie der Psychologie, Themenbereich C Theorie und Forschung, Serie IV Motivation und Emotion.* Göttingen: Hogrefe

Kutas, M. & Hillyard, S.A. (1980). Reading senseless sentences: Brain potentials reflect semantic incongruity. *Science 207,* 203–205

Lauth, G. W., Koch, R., Rebeschieß, C. & Stemann, C. (1999). Aufmerksamkeitsstörungen und Gedächtniskapazitäten bei sprachauffälligen und unauffälligen Kindern. *Praxis der Kinderpsychologie und Kinderpsychiatrie 48,* 260–272

Leonard, L. B. (1998) *Children with Specific Language Impairment.* Cambridge/ MA: MIT Press

Locke, J. L. (1993) *The child's path to spoken language.* Cambridge/MA: Harvard University Press

Logan, G. D. (1988) Toward an instance theory of automatization. *Psychological Review 95,* 492–527

MacWhinney, B. (1987 ed.) *Mechanisms of language acquisition.* Hillsdale/NJ: Erlbaum

Maas, V. (2004) *Zur Komorbidität von Aufmerksamkeits- und Sprachentwicklungsstörungen.* Unveröffentlichte Magisterarbeit, Universität Freiburg

Maier, W., Engel, R. R. & Möller, H.-J. (2000 Hg.) *Methodik von Verlaufs- und Therapiestudien in Psychiatrie und Psychotherapie.* Göttingen: Hogrefe

Marslen-Wilson, W. D. & Tyler, L. K. (1980) The temporal structure of spoken language understanding. *Cognition 8,* 1–71

Meier, M. J., Benton, A. L. & Diller, L. (1987 eds.) *Neuropsychological rehabilitation.* Edinburgh: Churchill Livingston

Molt, L. F. (1996) An examination of various aspects of auditory processing in clutterers. *Journal of Fluency Disorders 21,* 215–225

Morgan, J. L. & Demuth, K. (1996 eds.) *Signal to syntax: Bootstrapping from speech to grammar in early acquisition.* Hillsdale/NJ: Erlbaum

Nadeau, S., Gonzalez Rothi, L. J. & Crosson, B. (2000 eds.) *Aphasia and language. Theory to practice.* New York: Guilford Press

Näätänen, R. (1992) *Attention and brain function.* Hillsdale/NJ: Erlbaum

Näätänen, R. (2001) The perception of speech sounds by the human brain as reflected by the mismatch negativity (MMN) and its magnetic equivalent (MMNm). *Psychophysiology 38,* 1–21

Näätänen, R., Gaillard, A. W. K. & Mäntysalo, S. (1978). Early selective attention effect on evoked potential reinterpreted. *Acta Psychologica 42,* 313–329

Neumann, O. & Sanders, A. F. (1996 Hg.) *Aufmerksamkeit. Enzyklopädie der Psychologie, Themenbereich C Theorie und Forschung, Serie II Kognition.* Göttingen: Hogrefe

Neville et al. (1991) Syntactically based sentence processing classes: Evidence from event-related brain potentials. *Journal of Cognitive Neuroscience 3,* 151–165

Newport, E. L. (1990) Maturational constraints on language learning. *Cognitive Science 14,* 11–28

Nicolay, L. (1994) Aufmerksamkeits-, Programm- und Handlungssteuerung von sprachgestörten Erstklässlern. *Der Sprachheilpädagoge 26,* 1–16

Nittrouer, S. (2002) From ear to cortex: a perspective on what clinicians need to understand about speech perception and language processing. *Language, Speech, and Hearing Services in Schools 33,* 237–252

Noterdaeme, M., Sitter, S., Mildenberger, K. & Amorosa, H. (2000) Differenzierung der Aufmerksamkeitsleistung bei sprachentwicklungsgestörten Kindern anhand der Testbatterie zur Aufmerksamkeitsprüfung (TAP). In: Maier, W., Engel, R. R. & Möller, H.-J. (Hg.), 204–207

Oerter, R. & Montada, L. (1995 Hg.) *Entwicklungspsychologie.* Weinheim: Psychologie Verlags Union

Oerter, R. & Montada, L. (2002 Hg.) *Entwicklungspsychologie.* 5., vollständig überarbeitete Auflage. Weinheim: Beltz

Papousek, M. (1994) *Vom ersten Schrei zum ersten Wort. Anfänge der Sprachentwicklung in der vorsprachlichen Kommunikation.* Bern: Huber

Posner, M. I. & Boies, S. J (1971). Components of attention. *Psychological Review 78,* 391–408

Posner, M. I. & Rafal, R. D. (1987). Cognitive theories of attention and the rehabilitation of attentional deficits. In: Meier, M. J., Benton, A. L. & Diller, L. (1987 eds.), 182–201

Rauh, H. (2002) Vorgeburtliche Entwicklung und frühe Kindheit. In: Oerter, R. & Montada, L. (Hg.), 131–208

Remschmidt, H. & Niebergall, G. (1988). Störungen der Aufmerksamkeit. In: Remschmidt, H. & Schmidt, M. H. (Hg.), 387–394

Remschmidt, H. & Schmidt, M. H. (1988 Hg.) Kinder- und Jugendpsychiatrie in Klinik und Praxis. Band 1: Grundprobleme, Pathogenese, Diagnostik, Therapie. Stuttgart: Thieme

Rice, M. L. (1996 ed.) *Towards a genetics of language.* Mahwah/NY: Erlbaum

Rösler, F. (1982) *Hirnelektrische Korrelate kognitiver Prozesse.* Berlin: Springer-Verlag

Rösler, F. (1998 Hg.) *Ergebnisse und Anwendungen der Psychophysiologie. Enzyklopädie der Psychologie, Serie I: Biologische Psychologie, Bd. 5.* Göttingen: Hogrefe

Rösler, F. & Heil, M. (1998). Kognitive Psychophysiologie. In: Rösler, F. (Hg.), 165–224

Rossvolt, H. E. et al. (1956). A continuous performance test of brain damage. *Journal of Consulting Psychology 20,* 343–350

Ruff, H. A. & Rothbart, M. K. (1996) *Attention in early development. Themes and variations.* New York: Oxford University Press

Schandry, R. (1989) *Lehrbuch der Psychophysiologie. Körperliche Indikatoren psychischen Geschehens.* 2., überarbeitete und erweiterte Auflage. Weinheim: Psychologie Verlags Union

Schandry, R. (2003) *Biologische Psychologie. Ein Lehrbuch.* Weinheim: Beltz Verlag

Schecker, M., Hennighausen, K., Christmann, G., Kohls, G., Maas, V., Rinker, T., Zachau, S. (im Druck). Spezifische Sprachentwicklungsstörungen. In: Schöler, H. & Welling, A. (Hg.)

Schöler, H. & Welling, A. (im Druck Hg.) *Handbuch der Pädagogik und Psychologie bei Behinderungen. Band 3, Förderschwerpunkt Sprache.* Göttingen: Hogrefe

Sergeant, J. (1995). Spezifische Mechanismen der Informationsverarbeitung bei Hyperaktivität. In: Steinhausen, H.-C. (Hg.), 34–50

Shtyrov, Y. & Pulvermüller, F. (2002). Memory traces for inflectional affixes as shown by mismatch negativity. *European Journal of Neuroscience 15,* 1085–1091

Steinhausen, H.-C. (1995 Hg.) *Hyperkinetische Störungen im Kindes- und Jugendalter.* Stuttgart: Kohlhammer

Steinhausen, H.-C. (1996) *Psychische Störungen bei Kindern und Jugendlichen: Lehrbuch der Kinder- und Jugendpsychiatrie.* 3., aktualisierte Auflage. München: Urban & Schwarzenberg

Stevenson, J. (1996). Developmental changes in the mechanisms linking language disabilities and behavior disorders. In Beitchman, J. H. et al. (eds.), 78–99

Sussman, E., Winkler, I. & Wang, W. (2003). MMN and attention: Competition for deviance detection. *Psychophysiology 40,* 430–435

Sutton, S. et al. (1965). Evoked-potential correlates of stimulus uncertainty. *Science 150,* 1187–1188

Szagun, G. (2000) *Sprachentwicklung beim Kind.* Weinheim: Beltz

Tannock, R. & Schachar, R. (1996) Executive dysfunction as an underlying mechanism of behavior and language problems in attention deficit hyperactivity disorder. In: Beitchman, J. H. et al. (eds.), 128–155

Tallal, P. (2000) Experimental studies of language learning impairments: From research to remediation. In: Bishop, D. V. M. & Leonard, L. B. (eds.), 131–155

Tallal, P. et al. (1991). Phenotypic profiles of language-impaired children based on genetic/family history. *Brain and Language 41,* 81–95

Tirosh, E. & Cohen, A. (1998). Language deficit with attention-deficit disorder: A prevalent comorbidity. *Journal of Child Neurology 13,* 493–497

Tomasello, M. (1999) *The cultural origins of human cognition.* Cambridge/MA: Harvard University Press

Tomblin, J.B. (1996). Genetic and environmental contributions to the risk for specific language impairment. In: Rice, M. L. (ed.), 191–210

Townsend, J. et al. (1995) *Attentional deficits in children with developmental language disorder.* Technical Report CND-9503. San Diego/CA: Center for Research in Language, University of California

Traub, E. & Geffen, G. (1979). Phonemic and category encoding of unattended words in dichotic listening. *Memory and Cognition 7,* 56–65

Underwood, G. & Everatt, J. (1996). Automatisierte und gesteuerte Informationsverarbeitung: Die Rolle der Aufmerksamkeit bei der Verarbeitung des Neuen. In: Neumann, O. & Sanders, A. F. (Hg.), 267–331

Verhoeven, L. & van Balkom, H. (2003 eds.) *Classification of developmental language disorders: Theoretical issues and clinical implications.* Mahwah, NJ: Erlbaum

Weissenborn, J. (2000). Der Erwerb von Morphologie und Syntax. In Grimm, H. (Hg.), 141–169

Werker, J. F. et al. (1996) Putting the baby in the bootstrap: Toward a more complete understanding of the role of the input in infant speech processing. In: Morgan, J. L. & Demuth, K. (eds.), 427–447

Werner, L.A. (2002) Infant auditory capabilities. *Current Opinion in Otolaryngology & Head and Neck Surgery 10,* 398–402

Withee, J. & Tallal, P. (1989) Modality-specific selective attention deficit in developmental dysphasics. *Journal of Clinical and Experimental Neuropsychology 11,* 27

Wijers, A.A., Mulder, G., Gunter, T.C. & Smid, H.G.O.M. (1996). Die hirnelektrische Analyse der selektiven Aufmerksamkeit. In: Neumann, O. & Sanders, A. F. (Hg.), 479–558

Zachau, S. (2003) *Die Mismatch Negativity als Untersuchungsdesign zentral-auditiver Verarbeitung und ihrer Störung am Beispiel sprachentwicklungsgestörter Kinder.* Unveröffentlichte Magisterarbeit, Universität Freiburg

Zschocke, S. (2002) *Klinische Elektroenzephalographie.* 2., überarb. und erw. Auflage. Berlin: Springer-Verlag

Matthias Marschall

Spontane Relativkonstruktionen in Schülertexten

Einleitung

Sprachunterricht zielt in erster Linie auf die Aneignung von Praktiken in der Zielsprache ab: Schüler sollen in der Lage sein, in der unterrichteten Sprache weitgehend selbständig handeln zu können[1]. So einsichtig, ja banal ein solches Lernziel scheint, so wenig entsprechen häufig die Unterrichtsgegenstände diesem Anspruch. Dort, wo sie am griffigsten definiert sind, sind Wissensinhalte (Wissen über die Sprache) Gegenstand des Unterrichts in einer Fremdsprache, nicht tatsächlich Praktiken des Sprachgebrauchs. Das Wissen über die Ausdrucksmittel, die in der Zielsprache[2] zur Verfügung stehen, wäre somit Voraussetzung, wenn nicht Garant für deren adäquaten Einsatz in sprachlichen Handlungen der Schüler in der Zielsprache. So werden grammatische Regeln gelehrt und Schüler danach beurteilt, ob – und wenn ja, inwieweit – ihre Äußerungen diese Regeln umsetzen. Bei diesem Vorgehen ist zweierlei problematisch: Zum einen ist nicht klar, in welchem Verhältnis über die Analyse sprachlicher Äußerungen gewonnene Regeln zu den Repräsentationen stehen, die – auch muttersprachliche – Sprecher von entsprechenden sprachlichen Praktiken

[1] Siehe dazu Puren (1988: 76 ff).

[2] Wir bezeichnen mit „Zielsprache“ bzw. „Zielnorm“ diejenige Sprache/Norm, die Gegenstand des Unterrichts ist, unabhängig von ihrem genauen Status (Fremdsprache, Zweitsprache).

entwickeln; zum anderen ist fraglich, ob sprachliches Handeln – auch in einer Fremdsprache – hinreichend rational geleitet ist, damit das Wissen, die Kenntnis einer Regel sich in ihrer Umsetzung in regelkonformen Äußerungen niederschlägt[3]. Dementsprechend werden nicht die sprachlichen Handlungen in der Zielsprache bewertet, sondern die Übereinstimmung der Äußerungen bzw. der verwendeten Ausdrucksmittel mit der Zielnorm. So gesehen ist der Lerner notwendig in einer Defizitposition: sein Lernerfolg bemisst sich in der Verringerung des Abstandes seiner Äußerungen zur Zielnorm, nicht an der Qualität seiner Äußerungen als Realisierung einer sprachlichen Handlung. Unvorstellbar, dass ein Sprachenlerner in der Zielsprache Sprachspiele produziert: das muss dann schon ein Fehler sein!

In meinem Beitrag will ich Texte von Genfer Schülern als Versuche effizienten sprachlichen Handelns betrachten. Bei der Beurteilung der Texte soll also nicht die Übereinstimmung mit der Norm im Mittelpunkt stehen, es soll vielmehr versucht werden, die Logik des jeweiligen sprachlichen Handelns zu beschreiben. Wenn wir im Folgenden unser Augenmerk auf solche Strukturen in diesen Texten richten, die für die Schüler noch nicht Unterrichtsgegenstand waren, so interessiert nicht die Feststellung der Abweichung von zielsprachlichen Normen – das ist ja nicht anders zu erwarten – sondern die Beobachtung der Mittel, die die Schüler verwenden, um in dieser Situation spezifischen kommunikativen Bedürfnissen gerecht zu werden.

Konstruktion im Fremdsprachenerwerb

Aus unserer Sicht stellt sich der Erwerb einer Sprache (einer Fremdsprache nicht weniger als der Muttersprache) als ein konstruktiver Prozess der Aneignung sprachlicher Praktiken oder Operationen und – in der Folge – ihrer Regeln dar[4]. Darin liegt auch die Berechtigung der Unterscheidung von „Erwerb“ und „Lernen“, wie sie von Krashen (1981)

[3]Vgl. dazu Krashens Kritik am Monitoring (Krashen 1981).

[4]Von Regeln zu sprechen ist eine Abkürzung für äußerst komplexe Zusammenhänge. Wie auch immer die kognitive Realität aussehen mag, die Wahrscheinlichkeit, dass die Repräsentation von aus deskriptiver Sicht regelhaften Zusammenhängen dem entspricht, was wir als grammatische Regeln kennen, ist wohl gering. (Vgl. dazu Wodes Modell der Input-Verarbeitung beim Sprachenlernen (Wode,1983: 45)).

eingeführt wurde[5]. Dass es sich bei Erwerbsprozessen um individuelle Aneignungen handelt, darf allerdings nicht zu der Vermutung führen, sie entzögen sich der Einflussnahme durch Unterricht[6]. Unabhängig von didaktischen Schlüssen, die man aus dieser Perspektive begründen kann, bleiben die Erwerbsprozesse bei Schülern ein höchst interessanter Forschungsgegenstand, zumal dann, wenn man nicht die Beherrschung von Regeln und ihre Anwendung in mehr oder weniger kontextualisierten Tests kontrolliert, sondern das sprachliche Verhalten von Schülern in solchen Situationen beobachtet, in denen sie zu kreativem Handeln gezwungen sind. Für das Testdesign bedeutet dies, dass die Aufgabe hinreichend komplex sein muss, damit die Schüler Konstruktionen bilden, für die sie noch nicht die geeigneten Ausdrucksmittel der Zielsprache kennen. Für diesen Beitrag haben wir zwei verschiedene Textproduktionsaufgaben zugrunde gelegt. Im Kontext dieser Aufgaben stellen sich für die Schüler Vertextungsprobleme, die sie kreativ lösen müssen; denn nicht für alle Vertextungsprobleme waren geeignete Ausdrucksmittel (so eben Relativsätze als das Beispiel, dem dieser Beitrag gewidmet ist) in der Zielsprache zu diesem Zeitpunkt schon Unterrichtsgegenstand.

Über eine eventuelle Nutzung für Lehrprogramme hinaus ist die Analyse von Spracherwerbsabläufen außerhalb des Unterrichtsrahmens auch von theoretischem Interesse: Sie ermöglicht, Einblicke in die in der Aneignung sprachlicher Strukturen involvierten Prozesse, nicht nur die Überprüfung des Erfolgs von Regelerlernen. Dahinter lässt sich vermuten, dass Lernen

[5]Diese Unterscheidung birgt große Probleme für ihre Operationalisierung: In erster Linie quantitativ definiert (Clahsen et al., 1983), stellt sich die Frage, wie hoch der Anteil von Fehlern sein darf, damit man noch davon sprechen kann, dass ein Merkmal erworben ist. Diehl et al. (2000: 38) halten dagegen, dass nur eine Längsschnittstudie darüber entscheiden kann, ob ein Merkmal erworben ist oder nicht (verwenden für ihre eigene Untersuchung jedoch ebenfalls quantitative Kriterien). Aus dieser Sicht deckt sich die Unterscheidung zwischen „erworben“ und „gelernt“ mit dem Übergang von Lerninhalten in das Langzeitgedächtnis – ohne dass klar wird, ob dieser Inhalt dabei einer Veränderung unterliegt oder nicht. Grundsätzlich bleibt ein quantitativer Ansatz für die Opposition „erworben“ vs. „gelernt“ problematisch, wenn man berücksichtigt, dass Sprecher (auch in der Muttersprache) abweichende Formen produzieren. Will man tatsächlich den zugrunde liegenden Prozessen gerecht werden, so muss man auf eine Definition zurückgreifen können, die von den jeweiligen konkreten Äußerungen unabhängig wäre. Nur auf dieser Grundlage könnte man entscheiden, ob ein Merkmal „erworben“ ist, selbst wenn es nicht in allen Fällen normentsprechend verwendet wird. Es sei denn, man verfügt über enorme Datenmengen zur Beurteilung einzelner Sprecher.

[6]In diese Richtung weisen die Darstellungen von Diehl et al. (2000), die in den für Genf verpflichtenden Recommandations (1998) ihren Niederschlag gefunden haben.

nicht mit Auswendig-Lernen identifiziert werden darf, dass Aneignungsprozesse weit weniger vernunft- und regelgeleitet sind, als dies gemeinhin praktisch unterstellt wird[7] .

Relativsätze in Lehrwerken[8]

In der Organisation der Lernprogression kommen Relativsätze erst in fortgeschrittenen Unterrichtsstufen vor. Eingeführt werden Relativsätze dabei als nähere Erklärungen einer vorausgehenden Nominalgruppe:

> Une proposition relative permet d'apporter un complément d'information sur une personne ou une chose. Elle peut se rapporter à un nom, à un pronom ou à une phrase entière.[9]

Dann stehen in der Regel grammatische Fakten im Vordergrund: Satzgliedstellung im Relativsatz, Deklination des Relativpronomens[10]. Die Beschreibungen oder Regeln sind allerdings häufig wenig präzise, insbesondere bezüglich der Frage der Position des Relativsatzes in Bezug auf den Antezedenten:

> Relativsätze stehen direkt oder nicht allzu weit hinter dem Wort, das erklärt werden soll:

---

[7]Übungen, die in Sprachlehrbüchern vorgeschlagen werden, basieren auch heute noch in der Regel auf der Wiederholung einfacher Strukturen. Fremdsprachenlehrwerke sind nur selten von einer Vertextungsperspektive aus organisiert. Sofern die Wahl der Texte organisierend ist, betrifft dies den Zusammenhang mit dem Vokabular, keinesfalls aber die Beziehung zu grammatischen Problemen (siehe dazu Marschall, Plazaola Giger, Rosat & Bronckart (2000: 181 ff.) – auch vier Jahre später treffen die hier gemachten Beobachtung noch zu).

[8]In den folgenden Beobachtungen beziehe ich mich auf eine kleine Auswahl von Lehrwerken für Deutsch als Fremdsprache – solche die im Oberstufenunterricht in Genf gebräuchlich sind. Allerdings glaube ich nicht, dass das Bild durch diese Einschränkung wesentlich verzerrt wird hinsichtlich der Tendenzen. Über Gegenbeispiele würde ich mich – schon von meiner Beschäftigung als Deutschlehrer – durchaus freuen.

[9]Reimann (1999: 145); ähnlich auch Rug & Tomaszewski (1993: 244). Dass hier die Inhalte von Nominalgruppen („une personne ou une chose") von ihrer syntaktischen Funktion („Antezedens" oder allgemeiner „Nominalgruppe") nicht klar getrennt werden, ist leider in Lehrbüchern für Deutsch als Fremdsprache häufig der Fall.

[10]Relativpronomen werden oft im Zusammenhang mit den übrigen Personalpronomen behandelt (Reimann, 1999: 145 ff.), was aus der Sicht der Vertextung problematisch ist.

Valentin, der einen Hut kaufen will, geht in ein Hutgeschäft. Valentin will einen Hut kaufen, den man beim Herunterfallen hört und der nicht brennbar ist.

Im zweiten Satz sollte das Verb kaufen vor den langen Relativsatz gezogen werden, weil es sonst „verloren gehen“ kann.[11]

Darüberhinaus werden die Deklinationsformen des Relativpronomens vorgestellt. Der Kasus des Relativpronomens wird in der Regel über die Funktion des entsprechenden Satzglieds in einem Hauptsatz begründet[12].

(1) Das ist mein Freund. Er spielt sehr gut Klavier. *prop. principale + prop. principale*

↓

Das ist mein Freund, der sehr gut Klavier spielt. *prop. principale + prop. subordonnée*[13]

(2) Das ist mein Freund. Ich habe ihn gezeichnet. *prop. principale + prop. principale*

↙

Das ist mein Freund, den ich gezeichnet habe. *prop. principale + prop. subordonnée*

Diese Darstellung ist in ihrer Beziehung zu propositionslogischen Praktiken typisch: sie abstrahiert von jeglicher textuellen Eingebundenheit. Die Relativsätze erscheinen hier als Transformationen von zugrunde liegenden nebengeordneten Hauptsätzen, aus denen sich insbesondere die

[11] Rug & Tomaszewski (1993: 244). Eine Beschreibung der Einbettungs- bzw. Ausklammerungsmöglichkeiten für Relativsätze sollte auf jeden Fall darauf insistieren, dass eine Rechtsausklammerung nur zulässig ist, wenn der Antezedent dem finiten Verb folgt, also nicht die erste Stelle besetzt. Vgl. auch Neuner et al. (1988: 47) und Aufderstrasse et al. (1988: 142), die jeweils die Verb(end)stellung innerhalb des Relativsatzes hervorheben.

[12] Aufderstrasse et al. (1988: 142) begnügen sich mit dem Hinweis: „Das Relativpronomen kann Subjekt, Ergänzung oder Angabe sein. Es ist kein Subjunktor.“

[13] Reimann (1999: 145): „L'antécédent détermine le genre (= masculin, féminin, neutre) et le nombre (= singulier, pluriel) du pronom relatif.
Le cas du pronom relatif dépend de sa fonction dans la subordonnée. On le détermine en se posant la question : est-il sujt (= nominatif) ? Est-il objet (= accusatif ou datif) ? Est-il complément du nom (= génitif) ?“

Kasuswahl für das Relativpronomen herleitet. Für einen Fremdsprachenlerner ist das Problem lediglich verschoben, denn auch für den Hauptsatz muss er eine Kasuswahl (in Abhängigkeit von der Verbvalenz) treffen. Ob man einen solchen Transformationsprozess als kognitiv realistisch verstehen kann, ist dabei meines Erachtens fraglich.

Die Funktion der Relativeinbettung für die Vertextung wird nicht präzisiert. Allensfalls werden Relativsätze als eine Möglichkeit vorgestellt, Nominalgruppen näher zu bezeichnen. Aus dieser Perspektive heraus stellen Rug & Tomaszewski Relativsätze als eine Form der Attribution unter anderen dar:

> Attribution ist ein Mittel zur Genauigkeit. Durch Attribute wird etwas genauer beschrieben, z.B. ein Gegenstand: nicht mehr irgendein unbestimmter, sondern ein besonderer Gegenstand.
> Hier sind acht verschiedene Möglichkeiten der Attribution (sie [sic!] werden merken: die Erklärungen sind gleichzeitig Beispielsätze):
> 1. durch *verschiedene* Adjektive:
> Valentin will einen *neuen* Hut kaufen. [...]
> 2. durch *mit Adjektivendungen versehene und meist mit zusätzlichen Informationen erweiterte* Partizipien (PI/PII):
> der *die Verkäuferin ein wenig irritierende* Valentin [...]
> 3. durch Relativsätze, *die sich nach einem Komma an das Nomen anschließen*: Valentin, *der die Verkäuferin etwas verwirrt/ verwirrte/verwirrt hat*, ... [...][14]

Über die Funktion der näheren Bestimmung des Inhalts einer Nominalgruppe geht auch diese Definition nicht hinaus. Sofern allerdings diese Funktion nicht von der Textstruktur her motiviert wird, bleibt sie beliebig. Schon die Wahl des Determinanten erlaubt, beim Inhalt von Nominalgruppen „irgendeinen Gegenstand“ von einem „besonderen Gegenstand“ zu unterscheiden: was motiviert darüber hinaus eine Attribution, und was die Wahl einer bestimmten Form der Attribution? Rug & Tomaszewski verwenden zur Illustration ihres Kapitels zur Attribution einen Text von Karl Valentin, der seine Komik gerade aus der kommunikativen Unmotiviertheit der Attributionen zieht:

---

[14] Rug & Tomaszewski (1993: 242 f.).

(3) Verkäufer: Guten Tag, Sie wünschen?
Valentin: Einen Hut.
Verkäufer: Was soll das für ein Hut sein?
Valentin: Einer zum Aufsetzen! [...][15]

Mit den im Folgenden dargestellten Tests wollen wir überprüfen, inwieweit die in den Lehrwerken angebotenen Erklärungen den Bedürfnissen der Schüler entsprechen.

Testdesign

Einer ersten Klasse des Collège de Candolle in Genf[16] haben wir zwei unterschiedliche Textproduktionsaufgaben gestellt. In der ersten Aufgabe sollten die Schüler eine Bildergeschichte bestehend aus sechs Bildern (wobei das letzte von uns leer gelassen wurde) in einen narrativen Text umwandeln und das Ende erfinden (entsprechend dem fehlenden sechsten Bild)[17]. Die zweite Aufgabe bestand darin, einen Märchenanfang zu Ende zu führen[18]. Beiden Aufgaben ist gemeinsam, dass sie auf Vorgaben bezüglich der zu verwendenden Ausdrucksmittel verzichten. An den beiden Tests haben 21 (Design 1) bzw. 23 Schüler (Design 2) teilgenommen. Die an den Tests beteiligten Schüler sind alle französischsprachig (sofern nicht ihre Muttersprache, ist das Französische seit mehreren Jahren Schulsprache für sie), keiner von ihnen ist deutscher Muttersprache oder hat durch verwandtschaftliche Beziehungen über den Schulunterricht hinausgehende Kenntnisse oder Praxis des Deutschen. Deutsch

[15] Rug & Tomaszewski (1993: 240).

[16] Im Genfer Schulsystem bezeichnet „Collège" die letzten vier Jahre vor der Maturitätsprüfung. Die erste Klasse ist das 10. Schuljahr, vom Eintritt in die Primarschule an gerechnet, die Schüler sind im Schnitt 15 Jahre alt.

[17] Die Aufgabestellung war folgendermaßen formuliert: „Schreiben Sie eine Geschichte zu den folgenden Bildern (mindestens zwei Sätze pro Bild), und denken Sie sich ein Ende aus! Ecrivez une histoire pour les images (deux phrases par image au minimum), et inventez une fin!"

[18] Hier lautete die Aufgabe: „Hier ist der Anfang eines Märchens. Wie geht diese Geschichte weiter, wie wird die Situation gelöst?
Inventez une suite pour ce début de conte de fée ! Votre continuation doit comprendre :

(a) **trois épreuves** qu'un des protagonistes doit passer,

(b) **un dénouement** de l'histoire.
Longueur : **1 page.** "

wird in Genf von der dritten Primarschulklasse an unterrichtet, wobei die Intensität des Deutschunterrichts, der in der Primarschule von einem Generalisten, nicht von einem Fachlehrer gehalten wird, noch immer sehr unterschiedlich ist. Einen stärker auf grammatische Systematik ausgerichteten Unterricht durch Fachlehrer haben die Schüler ab der siebten Klasse (Cycle d'Orientation). Da die beiden Tests zu Beginn des Schuljahres stattfanden, war sichergestellt, dass die im Folgenden untersuchten Relativkonstruktionen noch nicht Unterrichtsgegenstand waren, und dass dies für die Schüler eine der ersten Gelegenheiten war, einen längeren Text zu verfassen.

Die Ergebnisse der beiden Tests

Die in den beiden Aufgabenvarianten produzierten Texte sind deutlich unterschieden bezüglich der Länge der Texte und der vorkommenden untergeordneten Nebensätze. Die folgende Tabelle fasst diese Unterschiede zusammen:

	Test 1: Bildergeschichte (n=21)	**Test 2:** Textfortsetzung (n=23)
Textlänge (in Wörtern)	137 Standardabweichung: 26.3	282.4 Standardabweichung: 77.3
Propositionenlänge (in Wörtern pro finites Verb)	6.0	5.8
Satzkomplexität (in Propositionen pro Satz)	1.5	1.7
Anzahl untergeordneter Nebensätze	4.2	6.2

Tabelle 1: Gegenüberstellung allgemeiner Texteigenschaften zu den beiden Testdesigns

Wie die Tabelle zeigt, sind die Texte zum zweiten Testdesign deutlich länger als die zum ersten, allerdings ist auch die Variation größer. In beiden Tests werden Propositionen[19] vergleichbarer Länge produziert, auch die Unterschiede in der Satzkomplexität sind nicht signifikant. Dass die Anzahl der Nebensätze nicht parallel zur deutlichen Verlängerung der Texte ansteigt, zeigt, dass die Satzkomplexität im Wesentlichen auf parataktischen Strukturen beruht. Die Analyse der Relativsätze weist darauf hin, dass die Trennung von Parataxe und Hypotaxe bei den Schülern noch nicht gefestigt ist.

Unaufgefordert produzieren die Schüler in beiden Testversionen Relativsätze - und Strukturen, die als Versuche angesehen werden können, Relativsätze zu produzieren. In der ersten Testversion (Bildergeschichte) finden wir bei acht Schülern insgesamt 12 Relativkonstruktionen, in der zweiten (Fortsetzung eines Märchenanfangs) realisieren sieben Schüler insgesamt 13 Relativkonstruktionen, nur drei Schüler verwenden als Relativsatz interpretierbare Strukturen in beiden Tests. Hierzu gesellen sich für die zweite Testvariante drei Schüler die funktional Relativsätzen verwandte Hauptsätze produzieren, Strukturen, die sich auch bei einem Schüler finden, der ansonsten die Relativeinbettung deutlicher markiert.

Wozu braucht man Relativsätze?

Im Gegensatz zu anderen Nebensatztypen, die Satzergänzungen oder Komplemente realisieren, scheinen Relativsätze vermeidbar. Auf den ersten Blick spezifizieren sie nur eine Nominalgruppe, in dieser Funktion Adjektivkonstruktionen und Appositionen vergleichbar. Umso erstaunlicher das Ergebnis, demzufolge Schüler, noch bevor sie die entsprechenden Ausdrucksmittel im Unterricht kennen gelernt haben, in offenen Textproduktionsaufgaben Relativsätzen ähnliche Strukturen produzieren. Ich möchte die Notwendigkeit von Relativkonstruktionen ausgehend von solchen Fällen betrachten, in denen die Relativproposition nicht syntaktisch eingebettet ist:

---

[19] Für unsere Zwecke legen wir hier sehr einfache Satz- und Propositionendefinitionen zugrunde: Für den „Satz" orientieren wir uns an „starken" Satzzeichen (Punkt, Frage- und Ausrufezeichen), für die „Proposition" stützen wir uns auf das finite Verb als definiens. In den Texten zum zweiten Test finden sich zahlreiche verblose Strukturen (Quintin, 1991), die wir in der obigen Darstellung nicht berücksichtigt haben. Würde man sie getrennt erheben, erhöhte sich die Satzkomplexität gegenüber dem ersten Test.

(4) *Als er der Zaubertrank trank, sah die Frau. Sie war sehr schön.*
(AJ, T2)[20]

Die Information der zweiten Proposition ist offensichtlich ohne grosse Bedeutung, sie präzisiert lediglich die Vorstellung von der Frau, die der Märchenheld sieht. Und in der Tat knüpft der folgende Satz nicht an dieser Information an:

(5) *Die Frau und der Mann nahmen einem Schwert und ging zum die Königin. Sie hatten sie töten. Sie hatten eine Hochzeit machen. Sie waren sehr glücklich ohne die Königin.*
(AJ, T2)

Im Gegensatz zur Satzfolge in (5) erscheint die Folge in (4) „holperig": Während im letzten Beispiel aufeinander folgende Handlungen parataktisch aneinander gereiht werden, blockiert der zweite Satz im vorausgehenden Beispiel eine direkte Anknüpfung. Der Unterschied zu einer Relativeinbettung wird auch bei Einbezug des vorangehenden Kontextes deutlich:

(6) *In der Nacht kann die Fee und schau zu ihm einer Zaubertrank. Sie sagte, dass er es trinken musste und da konnte er seine Frau sehen. Sie war richtig. Als er der Zaubertrank trank, sah die Frau. Sie war sehr schön.*
(AJ, T2)

Eine Lektüre dieses Textes ließe sich folgendermaßen paraphrasieren:

(7) *Sie sagte, dass er ihn trinken müsse und dann seine Frau sehen könne. Sie hatte Recht. Als er den Zaubertrank trank sah er die Frau, und diese Frau war außerdem/zufällig auch noch schön.*

Im Zusammenhang des Textes aber hat die Schönheit der Frau eine viel größere Bedeutung, denn am Anfang wird erklärt, dass der Märchenheld die Tochter der Königin heiraten will, von der er gehört hat, dass sie

[20] In den Beispielen behalten wir die Schreibweise der Schüler bei. Streichungen werden durch <>, Hinzufügungen durch Überschreiben durch [ ] markiert; in den Schreibablauf integrierte Korrekturen nach Streichung sind nicht gekennzeichnet. Die Siglen am Ende der Beispiele identifizieren den Schüler und die Textaufgabe (T1 oder T2).

schön ist. Wenn hier am Ende des Textes präzisiert wird, dass die Frau, die der junge Mann sieht, schön ist, so wird sie als diejenige Frau identifiziert, wegen der er zu Abenteuern aufgebrochen ist. Die Handlungsfolge geht allerdings über diese Information hinweg. In einer Paraphrase würde man an dieser Stelle entweder auf ein Adjektiv oder einen Relativsatz zurückgreifen:

(8) *In der Nacht kam die Fee und zeigte/gab ihm einen Zaubertrank. Sie sagte, dass er ihn trinken müsse und dann seine Frau sehen könne. Als er den Zaubertrank trank, sah er die schöne Frau/die Frau, die sehr schön war. Die Frau und der Mann nahmen ein Schwert und gingen zur Königin.*

In dieser Paraphrase wird zugleich deutlich, warum der Definitartikel in *die Frau* durchaus seine Berechtigung hat: Er verweist auf die erste Erwähnung am Anfang des Textes:

(9) *Er kam für die Königin Tochter verheiraten. Er hat gehort, dass sie eine schöne Frau war*
(AJ, T2)

Dieser weite Rückverweis erklärt auch, warum die Schülerin hier sich nicht mit einem Adjektiv begnügt hat, sondern eine eigene Proposition konstruiert: es geht nicht um *eine* schöne Frau, sondern um *die* Frau, die sehr schön ist/von der es heißt, dass sie sehr schön ist. Für die Umsetzung dieses Insistierens fehlt der Schülerin allerdings das geeignete Ausdrucksmittel: der Relativanschluss.

Anders liegt der Fall in einem anderen Text, in dem zu Beginn ein Fuchs dem Helden verspricht, „ein hübsches Mädchen zu finden". Nachdem der Ritter seine Prüfungen bestanden hat (nach dem Töten von Drachen und Riesen muss er Geschirr spülen!), trifft er die Prinzessin:

(10) *Der Ritter ging hinaus. Er sah Anna, die Prinzessin. Sie war wirklich schön, schlank und hübsch. Sie küssten sich. Sie blieben in dem Wald und hatten viele Kinder.*
(SSP, T2)

Der Hinweis auf die Schönheit garantiert hier nicht die Referenzidentität, sondern bestätigt lediglich die Einlösung des eingangs gegebenen

Versprechens. Damit ist dieser Satz thematisch durchaus relevant, was gegenüber dem ausgehend von Beispiel (4) diskutierten Fall die parataktische Anbindung berechtigter erscheinen lässt.

Im folgenden Beispiel ergibt sich das Bedürfnis nach einer Einbettung aus der Absicht, eine komplexe Handlungsabfolge in einem Satz darzustellen.

(11) *Er ging nach ein neues Haus, da war einen Löwe, und er musste wieder sich kämpfen, und viele Uhre später, er gewinnte.*
(NH, T2)

Dass in dem Haus ein Löwe ist, ist nur von Bedeutung, weil der Märchenheld mit diesem Tier kämpfen muss. Der Text knüpft thematisch nicht an *ein Löwe* an, sondern führt die pronominale Kette über den Hauptsatz *da war einen Löwe* hinweg fort. Ganz offensichtlich liegt das Hauptgewicht auf der Abfolge der Handlungen des Märchenhelden. Eine Paraphrase dazu könnte lauten:

(12) *Er ging in ein neues Haus und er musste wieder kämpfen, und viele Stunden später gewann er.*

Auch hier wieder wäre ein Relativsatz eine elegante Lösung, die vermeidet, dass mit dem neuen (Haupt)Satz ein Themenwechsel erwartet wird. Darin unterscheiden sich die hier vorgestellten Beispiele auch von Textanfängen wie dem folgenden:

(13) *In den alten Zeiten, wo das Wünschen noch geholfen hat, lebte ein König, dessen Töchter waren alle schön, aber die jüngste war so schön, dass die Sonne selber, die doch so vieles gesehen hat, sich verwunderte, sooft sie ihr ins Gesicht schien.*
(Grimm, 5)

(14) *Es war einmal eine arme Frau, die gebar ein Söhnlein, und weil es eine Glückshaut umhatte, als es zur Welt kam, so ward ihm geweissagt, es werde im vierzehnten Jahr die Tochter des Königs zur Frau haben.*
(Grimm, 64)

Dessen Töchter waren alle schön und *die gebar ein Söhnlein* sind keine abweichend realisierten Relativsätze, sondern Hauptsätze, die aufgrund des Themenwechsels (*König – Töchter, arme Frau – Söhnlein*) gerechtfertigt sind. Eine Ersetzung dieser Hauptsätze durch einen Relativsatz würde in Folge die gesamte Satzkonstruktion beeinflussen:

(15) *Es war ein Mann, der hatte drei Söhne, davon hieß der jüngste der Dummling und wurde verachtet und verspottet und bei jeder Gelegenheit zurückgesetzt.*
(Grimm, 349)

(16) * *Es war ein Mann, der drei Söhne hatte, davon hieß der jüngste der Dummling und wurde verachtet und verspottet und bei jeder Gelegenheit zurückgesetzt.*

Offensichtlich ist die anaphorische Aufnahme von Elementen eines vorausgehenden Nebensatzes problematisch.

Womit markiert man einen Relativsatz?

Wenn nun aus Gründen der Vertextung, insbesondere der thematischen Verknüpfung, ein Bedürfnis nach Relativkonstruktionen entsteht, stellt sich als nächstes die Frage nach den Ausdrucksmitteln, die diese Art der Einbettung von der Beiordnung unterscheiden. Für das Deutsche stellen sich in diesem Zusammenhang drei Probleme: 1. die Realisierung der Anknüpfung an eine Nominalgruppe im übergeordneten Hauptsatz, 2. die Stellung des finiten Verbs und schließlich 3. im Falle der Verwendung eines Relativpronomens, die Wahl des Kasus.

Die Realisierung der Anknüpfung an einen Antezedenten ist aus unserer Sicht vorrangig. Von ihrem Gelingen, das heißt von der Unterscheidung dieser Anknüpfung von anderen nichtspezifischen Formen anaphorischer Verknüpfung hängt die Erkennbarkeit der Konstruktion als Relativsatz ab. In den bisher diskutierten Schülerbeispielen liegen eben deshalb keine Relativsätze vor, weil die Verknüpfung sich nicht von allgemein üblichen (Pronominalisierung, Wiederholung der Nominalgruppe) unterscheidet. Es ist deshalb nicht einmal klar, ob an den hier diskutierten Stellen die Schüler Relativsätze beabsichtigt, bzw. realisiert hätten, sofern ihnen die geeigneten Ausdrucksmittel zur Verfügung ständen. Unsere obige Diskussion reflektiert daher nur, inwieweit und warum die vorliegenden Texte für einen deutschsprachigen Leser befremdlich wirken.

Wie sehen dagegen Konstruktionen aus, die wir – wenn auch fehlerhaft – als Relativsätze interpretieren? Zunächst eine Reihe von Beispielen:

(17) *Dieser Mann war den besten Freund von die Tochter, wer hat sich [viele Jahre früher] in einen Raben verwandelt.*
(TG, T2)

(18) *Am nächsten Tag ritt er bis zu dem Haus wo war seine Freundin gefangen, weil der Zauberer den Rab verwandeln hatte.*
(TG, T2)

(19) *Es wird <sein> die Fee [sein], wer wird Ihnen sagen wo ist Ihre Tochter und der dritten Prüfung um sie zu retten.*
(VP, T2)

(20) *Ist für die Kinder wen haben nichts zu essen.*
(EI, T1)

(21) *Herr Stutzt wen hat alles angesehen, wartet dass sein Kind schlaff und nimmt ein Hammer.*
(EI, T1)

Allen diesen Beispielen ist gemeinsam der Gebrauch einer Interrogativstruktur bestehend aus einem *w*-Fragewort in Anfangsposition und direkt darauf folgendem finitem Verb. Dabei zeigen die Beispiele (17) und (18), dass das Fragewort nicht syntaktisch integriert wird (wen wird hier unabhängig vom Kasus – das wäre aus der Sicht französischsprachiger Lerner verständlich – wie auch vom Numerus als Anschlussmarkierung benutzt), Beispiel (18) zeigt, dass eingebetteter Fragesatz und Relativsatz nicht unterschieden werden. Der Text von Schüler TG ist insofern interessant, als hier die Realisierung des Relativsatzes über eine Interrogativstruktur als erster Versuch erscheint, eine Relativkonstruktion zu realisieren. Im gleichen Text finden wir nämlich eine (Haupt)Satzfolge, die eine Relativeinbettung nahe legen würde:

(22) *Aber sein Haus war in den Mittel von der gefährlichen Wald. In diesem Wald gab es Bären, Füchse, usw. ...*
Zuerst traf<f> er einem Bauer[.] <, wer> Der Ritter schläfte in dem Haus, weil die Nacht kam.
(TG, T2)

Offensichtlich ist das Ausdrucksmittel „Relativsatz“ in diesem Fall nicht hinreichend gefestigt, um es systematisch an den Stellen einzusetzen, an denen die thematische Verknüpfung es nahe legt (darauf deutet auch der gestrichene Relativansatz im letzten Beispiel hin: *Zuerst traf<f> er einem Bauer*[.] <, *wer*>). Mit dem Modell des Fragesatzes übernehmen die Schüler wahrscheinlich eine Konstruktion aus ihrer Erstsprache: im Französischen werden Relativsätze über *qui* oder *que* mit dem Antezedenten verknüpft – dagegen ist im Französischen der Antezedens obligatorisch, gerade auch in den Fällen indefiniter Referenz, in denen das Deutsche einen Relativsatz mit dem Fragewort allein einleitet:

(23) *J'ai oublié ce que j'ai voulu te dire.*

(24) *Ich habe vergessen, was ich dir sagen wollte.*

Dabei verwenden die Schüler eine für Fragesätze (auch im Französischen gültige) Satzgliedstellung, das heißt, das Fragewort wird direkt vom finiten Verb gefolgt. Französische Relativsätze weisen dagegen nach dem Relativpronomen die normale Satzstellung auf, was zur Folge hat, dass das Subjekt vor dem Verb steht, sofern der Relativanschluss über ein Objekt hergestellt wird. In den Beispielen (17) bis (21) handelt es sich also wohl eher um die Einfügung von Fragesätzen als um Relativsätze nach erstsprachlichem Vorbild.

Eine andere Anschlussmöglichkeit findet man in den Schülertexten als generalisiertes *dass.* Hier handelt es sich um eine Übersetzung des französischen *que,* was zur Folge hat, dass das finite Verb entsprechend der Nebensatzstellung ans Ende rückt:

(25) *Er ist bis zum Schloss geritten, weil er fragen die Königin die Hand auf seiner Tochter wollte, dass er im Wald gehelfen hatte.*
(LS, T2)

(26) *Für die erzte prüfung, er musste einen grossen Drachen toten, dass alle personnen Angst hatte.*
(LS, T2)

Die Subjunktion *dass* funktioniert hier ohne Angleichung an den Antezendenten noch an die Struktur des Relativsatzes; aus dieser Sicht entfällt die Frage nach dem Kasus, was diese Lösung sicher attraktiv macht[21]. Überraschend ist dagegen, dass die Verbindung zum Antezendens nicht nur über die Nähe hergestellt wird, sondern die Relativstruktur nach rechts ausgeklammert wird.

Selbstkorrekturen: ein Blick in die Vertextung

Die Korrekturen der Schüler in ihrem laufenden Text bieten die Möglichkeit, die Genese von Relativkonstruktionen zu rekonstruieren. Im Folgenden will ich das exemplarisch an zwei Texten zeigen. In dem ersten Beispiel geht es um die Entscheidung für eine Relativkonstruktion: Was ist der Auslöser für den Versuch einen Relativanschluss zu wählen? Das zweite Beispiel verdeutlicht die Schwierigkeiten, die an den Versuch einer syntaktischen Integration anschließen: Die beteiligten Propositionen sind in diesem Falle schon von Anfang an präsent, das Problem liegt in der Verknüpfung.

Beginnen wir mit der Wahl der Vertextungsstrategie. Dass eine solche Entscheidung tatsächlich stattfindet, wird in folgendem Beispiel aus dem ersten Test (Bildergeschichte) deutlich:

(27) *Er steht auf sehr (tôt) und er geht mit ein<e> Hammer in die Zimmer <mit das> in hinein steht das Spaschweim.*
(LS, T1)

Auffällig ist hier, dass die Korrektur noch während dem Schreibprozess geschieht: die Ersetzung *in hinein* wird nicht nachträglich in den Text eingefügt, sondern schließt direkt an die Streichung von *mit das* an. Man

[21] Hervorzuheben ist dabei auch, dass diese Verwendung von *dass* auf eine mangelhafte Analyse der erstsprachlichen Struktur hindeutet: wenn hier *que* als Relativpronomen nach dem Vorbild der unterordnenden Konjunktion *que* für Komplementsätze gleichgesetzt wird, kann man vermuten, dass in der Erstsprache diese Unterscheidung nicht gefestigt ist. Ähnliches gilt für die Verwendung von *was* oder *wen* als Relativpronomen sofern sie als Übersetzung von *que* interpretiert werden. Spuren vergleichbarer fehlender Unterscheidung in der Erstsprache finden wir in Texten jüngerer Schüler etwa in der Form: *Er wohnt hat Genf,* oder *Peter ist sein Bruder kommen nach Hause.* (Beide Beispiele stammen von Schülern einer vierten Primarschulklasse, dem ersten Jahr Deutschunterricht in Genf.) Im ersten Fall lässt sich das *hat* nur als Übersetzung von (phonetisch) [a], im zweiten das *ist* als Übersetzung von [e] erklären; dabei hat der jeweilige Schüler im ersten Fall die Unterscheidung zwischen finiter Verbform (*avoir,* 3. Pers. Sg. présent: *(il) a*) und Präposition (*à*), im zweiten Fall diejenige zwischen finiter Verbform (*être,* 3.Pers. Sg. présent: *(il) est*) und Konjunktion (*et*) nicht gemacht.

kann das als einen Hinweis dafür werten, dass die ursprüngliche Formulierung sehr schnell schon als unzulänglich erachtet wurde. Die Streichung deutet darauf hin, dass zunächst eine – relativ einfache – Konstruktion geplant war:

(28) *Er steht auf sehr (tôt) und er geht mit ein<e> Hammer in die Zimmer mit das Spaschweim.*

Zwei Probleme mögen zur Korrektur geführt haben: die Wiederholung der Präpositionalphrase (*mit ein<e> Hammer ... mit das Spaschweim*) oder die Ambiguität der zweiten Präpositionalphrase (abhängig von *Zimmer* oder vom Verb *geht*)[22]. Das zweite Problem kann durch eine Relativkonstruktion eindeutig gelöst werden. Dabei entsteht nun die Schwierigkeit einer angemessenen Relativanknüpfung sowie – aus der Perspektive der Zielnorm – der Markierung der Unterordnung durch die Verbstellung.

Das zweite Beispiel, das ich hier diskutieren will, stammt aus einer der Märchenfortführungen. Es handelt sich um ein Problem der thematischen Verknüpfung und der Herstellung von Referenzidentität, das drei Propositionen betrifft. Die drei Propositionen sind in der Form des Schülertextes von Anfang an da, was die Analyse der Korrekturen allerdings zu Tage fördert, sind die Schwierigkeiten ihrer Einbettung, für die im Deutschen wie im Französischen das Mittel der Relativeinbettung zur Verfügung steht:

(29) *Plötzlich sieh er eine Frau, war [es] <die> [eine] Fee kam zu ihm. Und sagt:*
(SC, T2)

Die Streichungen und Hinzufügungen lassen auf eine Überlagerung mehrere Vertextungsabsichten schließen, die die folgenden drei Propositionen und ihre Verknüpfung betreffen:

P1: Plötzlich sieh er eine Frau

P2: war [es] <die> [eine] Fee

P3: <die> [eine] Fee kam zu ihm

[22]Diese Ambiguität ist rein syntaktischer Natur, das heißt, so wie die Äußerung formuliert ist, würde ein muttersprachlicher Leser wohl nicht in der Weise interpretieren, dass *mit ein<e> Hammer* und *mit das Spaschweim* koordinierte Ergänzungen zum Verb sind.

In den folgenden Hypothesen soll es uns nicht darum gehen Vermutungen über die realen Abläufe bei der Konstruktion dieser Äußerung anzustellen, sondern die Probleme, die sich offensichtlich dem Schüler bei der Konstruktion dieser Äußerung stellen zu systematisieren. Auffällig – jedenfalls für einen muttersprachlichen Leser – ist zunächst die Tatsache, dass die beiden Außenpropositionen P1 und P3 für sich genommen durchaus eine sinnvolle und akzeptable Äußerung ergeben, etwa:

(30) *Plötzlich sah er eine Frau. Die Fee kam zu ihm und sagte:* [23]

Mit *plötzlich* in Satzspitzenstellung wird der Beginn eines neuen Handlungsabschnittes initiiert, dabei eine neue Person (Indefinitartikel: *eine Frau*) eingeführt. Auf diese Frau referiert anschließend, völlig unproblematisch im Kontext „Märchen", die Nominalgruppe *die Fee,* für die im vorangehenden Kontext keine Referenzalternative besteht.

Was wir allerdings ursprünglich, das heißt, vor den Streichungen und Hinzufügungen finden ist folgende Äußerung[24]:

(31) *Plötzlich sieh er eine Frau, war die Fee kam zu ihm.*

In einer ersten Schicht sind hier mehrere Verknüpfungen überlagert, die beiden Nominalgruppen *eine Frau* und *die Fee* gleichzeitig in zwei Propositionen eingebunden, stehen jeweils an der Übergangsstelle zwischen zwei Propositionen:

(32) *Plötzlich sieh er eine Frau*
eine Frau war die Fee
die Fee kam zu ihm

Für diese Konstellation nun bietet sich ein Relativsatz an, mit dem die Mittelproposition syntaktisch untergeordnet und die Handlungsentwicklung problemlos, über den Relativsatz hinweg, weitergeführt werden kann. Allerdings muss diese Serie aus drei Propositionen in zwei Sätze

[23] In Einklang mit den folgenden Tempora interpretiere ich *sieh* als „verunglückte" Realisierung eines starken Präteritums (ohne den notwendigen Wechsel des Stammvokals).

[24] Da wir keine Hinweise darauf haben, in welcher Reihenfolge die Veränderungen im Text erfolgt sind, konfrontieren wir die Endfassung lediglich mit einer völlig unveränderten Fassung. Dabei ist eben nicht auszuschließen, dass dazwischen mehrere Zwischenschritte gelegen haben.

aufgeteilt werden (wie auch immer man diese Aufteilung graphisch realisieren mag, mit P3 beginnt ein neuer Gesamtsatz).

Diese Interpretation als Proto-Relativkonstruktion stößt bei der Veränderung der Mittelproposition auf Widerstand. Hier sind sämtliche Korrekturen auf engem Raum vereint. Zunächst erscheint die Einfügung von es als eine Möglichkeit, die Ambiguität von *eine Frau* (Objekt von P1 und zugleich Subjekt von P2) aufzulösen:

(33) *war es die Fee.* oder: *es war die Fee.* [25]

Aus dieser Sicht erscheint der Austausch des Determinanten *die* > *eine* zwingend: Es handelt sich um eine zunehmend spezifizierende Einführung einer neuen Person im Text. Dann aber ist die Mittelproposition nicht länger als untergeordnet zu betrachten. Explizit paraphrasierend entspricht diese Konstruktion folgender Äußerung:

(34) *Plötzlich sah er eine Frau. Es war eine Fee. Die Fee kam zu ihm und sagte: ...*

Auch hier wieder wird man als muttersprachlicher Leser wohl eine Relativkonstruktion erwarten, etwa:

(35) *Plötzlich sah er eine Frau. Es war eine Fee, die zu ihm kam und sagte: ...*

Je nach Betonung kann man sich diesen Anschluss dann als Äquivalent zur französischen „mise en relief" interpretieren. Damit läge eine typisch französische Textstrukturierung vor:

(36) *Tout à coup, il aperçut une femme. C'était une fée qui vint vers lui et dit : ...*

Eine andere mögliche Explizierung integriert die Mittelproposition in den ersten Satz:

(37) *Plötzlich sah er eine Frau, die eine Fee war. Die Fee kam zu ihm und sagte: ...*

---

[25] Für unsere Argumentation lassen wir die Spitzenstellung des Verbs unberücksichtigt.

Die Form, in der auch die korrigierte Fassung im Schülertext erscheint, lässt die Entscheidung für die eine oder die andere Interpretation offen.

Zusammenfassung

In diesem Beitrag habe ich versucht, die Entstehung einer Vertextungsoperation bei Deutschlernern französischer Muttersprache aufzuzeigen. Zugrunde gelegt habe ich dazu Beobachtungen des sprachlichen Verhaltens in den Schülern bis dahin in der Fremdsprache unbekannten Textproduktionsaufgaben. Es zeigt sich, dass die Schüler die Bedürfnisse, die sich im Rahmen der Textproduktion ergeben, erkennen und teilweise relativ hartnäckig nach sprachlichen Lösungen suchen, die diesen Anforderungen gerecht werden. An diesem Text-Wissen der Schüler wäre im Unterricht anzuknüpfen, umso mehr als die Analyse der Schülertexte zeigt, dass die Erarbeitung von Relativstrukturen – sofern sie spontan geschieht – sich durchaus nicht entlang den Linien vollzieht, die in Sprachlehrwerken vorgegeben werden: In unseren Texten stehen zunächst nicht Fragen der grammatischen Angemessenheit im Vordergrund, sondern grundsätzlichere Entscheidungen der Vertextung, die schließlich zu relativsatzähnlichen Konstruktionen führen.

Was die Anbindung des Relativsatzes an den Antezedenten betrifft, greifen die Schüler auf unterschiedliche Mittel zurück, die sie aus ihrer Erstsprache übernehmen. Dabei zeigt sich, dass die Analyse der erstsprachlichen Ausdrucksmittel selbst bei ihnen nicht gefestigt ist: *que,* der produktivste Kandidat für ein Relativpronomen, wird teilweise wie ein Fragepronomen, teilweise wie ein Subjunktor verwendet. Im ersten Fall folgen die Relativsätze direkt dem Antezedenten, während sie im zweiten – durchaus normkonform – nach rechts ausgeklammert werden. Vermutlich liegt hier eine Konfusion mit der Struktur des Komplementsatzes vor, die allerdings sowohl hinsichtlich der Position des Relativsatzes wie der Verbstellung im Relativsatz zu adäquaten Ergebnissen führt.

Hervorzuheben ist auch, dass in den Schülertexten Relativsätze durchaus nicht nur als zusätzliche Information zum Inhalt einer Nominalgruppe fungieren. Vielmehr entwickeln sie sich aus Bedürfnissen der Textstrukturierung. Die Selbstkorrekturen zeigen, dass die Gewichtung oder Ausklammerung aus der thematischen Verknüpfung im Vordergrund steht, nicht die Frage einer eventuell hinzufügbaren Information. Gegenüber einer auf isolierte Sätze abzielenden grammatischen Beschreibung (nur im isolierten Satz kann man die Information eines Relativsatzes als „zusätzlich“ darstellen, im Textzusammenhang entfaltet sie ihre ganze Bedeutung als z.B. vorwegnehmende Information) zeigt sich das Verhalten der Schüler eindeutig am Text orientiert. Das Primat der Äußerungsabsicht kommt hier klar zum Vorschein. Für die Beschreibung grammatischer Phänomene bedeutet dies, dass der Bezug auf isolierte Einzelsätze und ihre Modifikationen – nicht nur mit Blick auf den Fremdsprachenunterricht, sondern prinzipiell – unzureichend ist. Für den Fremdsprachenunterricht gilt entsprechend, dass eine Didaktisierung, die isolierte Sätze in Darstellungen und Übungen zur Grundlage macht und in einem zweiten Schritt eventuell den Transfer auf Textzusammenhänge thematisiert, nicht unbedingt lernfördernd ist.

Literatur

Aufderstrasse, H., Bock, H., Müller, H. & Müller, J. (1988) *Themen 2. Lehrwerk für Deutsch als Fremdsprache. Kursbuch.* München: Hueber

Clahsen, H. (1982) *Spracherwerb in der Kindheit. Eine Untersuchung zur Entwicklung der Syntax bei Kleinkindern.* Tübingen: Narr

Clahsen, H. (1988) *Normale und gestörte Kindersprache. Linguistische Untersuchungen zu Syntax und Morphologie.* Amsterdam

Clahsen, H., Meisel, J. & Pienemann, M. (1983) *Deutsch als Zweitsprache. Der Spracherwerb ausländischer Arbeiter.* Tübingen: Narr

Corder, S. P. (1967) The significance of learners' errors. *International Revue of Applied Linguistics 5,* 161–170

Diehl, E., Christen, H., Leuenberger, S., Pelvar, I. & Studer, T. (2000) *Grammatikunterricht: Alles für der Katz? Untersuchungen zum Zweitspracherwerb.* Tübingen: Niemeyer

DEP (Direction de l'enseignement primaire) (2000) *Les objectifs d'apprentissage de l'école primaire genevoise.* Genève: Département de l'Instruction Publique

Grimm (1962): *Märchen der Brüder Grimm. Mit 100 Bildern nach Aquarellen von Ruth Koser-Michaëls.* Berlin, Darmstadt: Deutsche Buch-Gemeinschaft

Krashen, S. D. (1981) *Second language acquisition and second language learning.* Oxford: Pergamon

Lefèvre, Michel (2000 Hg.): *Subordination in Syntax, Semantik und Textlinguistik.* Tübingen: Stauffenburg

Marschall, M. (2000) Von Schichten und Schächten. Nebensätze, Textschichtung und Polyphonie. In: Lefèvre, M. (Hg.), 123–134

Marschall, M., Plazaola Giger, I., Rosat, M.-C. & Bronckart, J.-P. (2000) *La transposition didactique des notions énonciatives dans les manuels d'enseignement des langues vivantes.* Fribourg : Editions universitaires

Neuner, G., Schmidt, R., Wilms, H., Edelhoff, C., Gerighausen, J. & Scherling, T. (1988) *Deutsch aktiv. Ein Lehrwerk für Erwachsene. Lehrbuch 2.* Berlin: Langenscheidt

Puren, C. (1988) *Histoire des méthodologies de l'enseignement des langues.* Paris: Nathan

Quintin, H. (1991) Remarques sur la négation dans les énoncés non verbaux. In : La linguistique à l'Agrégation d'allemand 1991. Actes du colloque des linguistes germanistes. Toulouse, 133–148

Recommandations (1998) *Recommandations DiGS - Deutsch in Genfer Schulen. A propos de l'acquisition de la grammaire allemande.* Genève: Département de l'Instruction Publique

Reimann, M. (1999) *Grammaire de base de l'allemand avec exercices.* München: Hueber

Rug, W. & Tomaszewski, A. (1993) *Grammatik mit Sinn und Verstand. 20 Kapitel deutsche Grammatik für Fortgeschrittene.* München: Klett

Wode, H. (1993) *Psycholinguistik. Eine Einführung in die Lehr- und Lernbarkeit von Sprachen. Theorien, Methoden, Ergebnisse.* München: Hueber

Bernhard Kelle

Virtual Live-Soap: Internetforen und neue Textformen

1 Neue Medien: neue Texte, neue Kommunikationsarten?

Medien, wie Zeitung, Radio, Fernsehen, schaffen durch ihre Existenz im Laufe der Zeit neue Erscheinungsformen von Kommunikation. Dabei ist zu beobachten, dass in einer Übergangsphase nach der Einführung eines Mediums mit den formalen Mitteln des jeweils älteren Mediums versucht wird, die Kommunikation mit den Lesern/Hörern/Sehern her zu stellen. Ein Beispiel für diesen Effekt sind die Fernsehnachrichten, die sich teilweise bis heute nicht vom Vorlesestil der Radionachrichten gelöst haben.

Ähnliches vollzieht sich derzeit mit den Kommunikationsformen des Internet. Während Email sich in den letzten Jahren stetig als unverzichtbares Kommunikationsmittel durchgesetzt hat (meinen Beobachtungen zufolge hatten zuletzt im Sommersemester 2001 einige Studierende noch keine email-Adresse) ist formal nach wie vor eine große Nähe zum Papierbrief und dessen sprachlichen Normen zu beobachten. Neben dieser existieren aber Kommunikationsformen im Netz, die kein vorgängiges mediales Muster besitzen. Chats und Foren sind neue, von zeitlichen Vorgängern weitgehend unabhängige Erscheinungsformen von sprachlicher Kommunikation. Dementsprechend könnte die Hypothese aufgestellt werden, dass dann auch keine Regel- und Normenübertragung aus einem älteren Medium erfolgte, auch wenn dies die regelmäßig auftauchenden Vorschriften („Nettiquette“, „Chattiquette“) suggerieren. Für Chats ist das u. a. durch das massenhafte Auftreten von „schriftlicher Mündlichkeit“ gezeigt worden (Thaler, 2003, Beißwenger, 2000, 2001). Besonders deutlich tritt die Normverletzung – im Vergleich zum schriftlichen Standard – in Chats zu Tage, wo es um den Gebrauch von geschriebenem Dialekt geht (Christen, Tophinke, Ziegler & Siebenhaar, 2003, 2004; Kelle, 2000, 2002).

In diesem Beitrag soll das Phänomen im Bereich der Foren näher untersucht werden. Im Gegensatz zu Chats, die sich mit Alltagsdiskussionen deren „Flüchtigkeit“ teilen, sind Diskussionsforen teilweise über Jahre hinaus im Netz präsent und von Suchmaschinen auffindbar. Der Hintergrund ist, dass Foren sehr oft wertvolle, weltweit gesuchte Informationen geben. Solche Forumsbeiträge in ratgeberischer Funktion sind bisher noch nicht in dem Maße ins Blickfeld der Linguistik geraten wie Chats. Dabei zeichnet sich etwa seit der Jahrtausendwende eine zunehmend wichtige Rolle von Online-Beratung ab (Kelle & Rogers, 2004), womit hier „Beratung“ in Lebenskrisen gemeint sein soll, ein Feld, auf dem auch Foren – wie zu zeigen sein wird – eine wichtige Rolle spielen.

2 Kommunikationsintentionen im Web

Die Teilnehmer an den genannten neuen virtuellen Kommunikationsformen verbinden mit ihrem Tun in der gleichen Weise bestimmte Zwecke, wie sie dies auch in „realer“ (face-to-face) Kommunikation tun würden. Allgemein zugängliche Chats sind alltagssprachlichen Texten nahestehend, z. B. dem sog. Small-Talk oder Partygespräch, das über lange Passagen nur aus Begrüßungen und Verabschiedungen, also dem Auf- oder Abbau kommunikativer Beziehungen besteht. Das Netz bietet allerdings mit seinen neuen Texten auch konkretere Kommunikationshandlungen: Viele Chats und Foren sind der Suche nach Hilfe gewidmet. Einerseits können dies Themen sein, die aus den Bezugsbereichen Technik und/oder Wissenschaft stammen, wenn z. B. computertechnische Virenbekämpfung oder Techniken zur Gewichtsreduzierung im Gesundheitsbereich diskutiert werden. Zu diesem „Hilfe-Suchen“ gehört aber auch zunehmend der Vortrag seelischer, sozialer und emotionaler Krisensituationen, die in eine Beratungssituation münden, in der entweder Gleichgesinnte den Part des Beraters übernehmen („peer-to-peer“) oder professionelle Berater, die ihre Dienste im Rahmen eines speziellen Beratungsangebots zur Verfügung stellen (Götz, 2003; Knatz & Dodier, 2003; Etzersdorfer, Fiedler & Witte, 2003). „Beraten“ ist somit im Netz eine zunehmend wichtiger werdende kommunikative Intention, die auch von sprachwissenschaftlicher Seite neue Aufmerksamkeit erfahren sollte.

3 Die Kommunikationsintentionen von „Beraten“/ „Dienstleisten“

Im Jahr 1979 erscheint in der Reihe „Texte gesprochener deutscher Standardsprache“ der Band 4 „Beratungen und Dienstleistungsdialoge“ (Jäger, 1979). Schon der Titel zeigt an, dass „Beratung“ und „Dienstleistungsdialog“ als etwas nahe Verwandtes, wenn auch nach den Kriterien der Dialogforschung Differenzierbares betrachtet werden. Jäger (1979: 9 f.) schreibt zur Unterscheidung der beiden Texttypen:

> „Mit den Textsorten BERATUNG und DIENSTLEISTUNGS-DIALOG werden diejenigen sprachlichen Interaktionen erfaßt, bei denen es darum geht, sich bestimmte Informationen zu beschaffen oder über solche zu verhandeln bzw. einen Gesprächspartner zu bestimmten konventionellen (Dienstleistungs-)Handlungen aufzufordern.“

Jäger arbeitet hier als Unterscheidungsmerkmal für die beiden Textsorten den Unterschied in den beiden Leitintentionen heraus, der im einen Fall – „Beraten“ – aus der Sicht des zu Beratenden im „Auffordern zu einer gedanklichen (kognitiven) Einschätzung“ durch den Berater besteht, im anderen Fall – „Dienstleistungsdialog“ – im „Auffordern mit der Erwartung eines Handelns“ (Steger, 1976). Jäger (1979: 9 f.) präzisiert dies im Folgenden:

> „So ist bei den BERATUNGEN an kommunikative Situationen zu denken, bei denen ein Passant einen anderen Passanten nach dem Weg fragt; ein Klient sich von Rechtsanwalt, Arzt, Steuerberater oder einer Behörde beraten läßt; ein Kunde sich nach Preis, Größe, Vor- und Nachteilen einer bestimmten Ware erkundigt usw.“

Auffällig an Jägers Beispielliste für Beratungen ist, dass er offenbar keinen Unterschied zwischen Alltagssituationen wie der Wegauskunft und institutionellen Situationen, wie dem Behördengespräch, macht.

Verfolgt man diesen Gebrauch der Begriffs „Beraten“ in der linguistischen Praxis der Textsorten-/Dialogforschung, dann stellt sich heraus, dass dort bis heute sehr undifferenziert von „Beratung“ gesprochen wird, wo z. B. Sozialpädagogen sehr fein zwischen „Ratgeben“ und eigentlichem „Beraten“ unterscheiden. Hartog (1996: 29 ff.) unterscheidet „alltägliches Ratgeben“ von „institutionellem Beraten“, worunter dann aber wieder recht undifferenziert Beratungen im medizinischen, juristischen und schulischen Bereich fallen. Selbst in neuesten linguistischen Arbeiten, wie z. B. Habscheid (2003) wird nicht beachtet, dass sozialpädagogisches bzw. psychosoziales Beraten sich grundsätzlich von alltäglichem und institutionellem Beraten dadurch unterscheidet, dass im Handlungsschema das Teilziel „Rat-Erteilen“ nicht oder nicht notwendig auftritt. Die meisten der dort eingesetzten Beratungsmethoden haben die Stärkung („Empowerment“) der seelischen und geistigen Kräfte der Klienten zum Ziel.

> „Beratung ist – zumindest im professionellen Verständnis – nicht gleichzusetzen mit Ratgeben [...] Sicherlich wird im Rahmen von Beratungen der eine oder andere Ratschlag gegeben. [...] Aber – so paradox es klingt – wollen Ratsuchende gerade in psychosozialen Angelegenheiten oft keine Ratschläge oder rezeptähnlichen Anweisungen. [...] Dementsprechend zielt Beratung auf die Förderung und (Wieder-)Herstellung der Bewältigungskompetenzen der KlientInnen selbst [...]“ (Sickendieck, Engel & Nestmann, 2002: 13 f.)

Beraten in diesem Sinne ist häufig das, wonach Menschen in Krisensituationen auch im Netz suchen. Wie oben bereits erläutert, spielen dabei Foren eine wichtige Rolle, da sie leicht zugänglich, weitgehend anonym und - aufgrund ihrer erwähnten Langlebigkeit - gut einsehbar sind. Im Folgenden soll anhand eines dramatischen Beispiels aus einem Suizid-Forum gezeigt werden, dass Foren im Bereich der Lebenskrisen-Bewältigung völlig neue kommunikative Aufgaben stellen, mit denen sich so bisher nur professionelle Berater, etwa in der Telefonseelsorge, konfrontiert sahen.

4 Suizid-Foren

> „In den Foren werden suizidale Befindlichkeiten, Gefühle und Gedanken ausgetauscht, Suizidmethoden diskutiert und auch – seltener – Verabredungen zum Suizid vorgeschlagen oder Suizide angekündigt.“ (Fiedler, 2003: 35f.)

Fiedler (2003: 19 ff.) beschreibt in seinem Aufsatz den Aufruhr in den Medien, den die oben genannten Inhalte, die in Suizid-Foren auftauchen, ausgelöst haben. Die Frage, ob solche Diskussionen hilfreich sind oder Nachahmereffekte auslösen, ist nicht entschieden: Der „Werther-Effekt“ (Schmidtke, Schaller & Kruse, 2003) ist eine der möglichen Wirkungen. Die genannten AutorInnen geben in ihrem Beitrag aber abschließend auch den gegenteiligen Effekt zu bedenken:

> „Andererseits ist in diesen Foren Akzeptanz und Validierung von Emotionen zu finden, die [...] stabilisierend wirken kann. Berichte über Methoden, die in der Presse besonders angeprangert werden, können zudem sogar präventiv wirken, indem nämlich durch die Diskussion der Folgen und das Aufzeigen der Effektivität einer Methode impulsiven Handlungen entgegengewirkt werden könnte. Suizid-Foren im Internet können daher sogar suizidpräventiv wirken [...]“ (Schmidtke, Schaller & Kruse, 2003: 161 f.)

Leider lassen jüngste Pressemeldungen diese Hoffnung schwinden: Unter dem Titel „Elektronischer Date für den Tod: Japaner suchen Partner im Internet, mit denen sie gemeinsam aus dem Leben scheiden“ berichtet die Badische Zeitung (Ausgabe vom 14. 10. 2004) über ein Massenphänomen, das Japan schon seit längerer Zeit heimsucht.

Dass die Teilnehmer an Suizid-Foren sich einer Kommunikation über Inhalte aussetzen, die bislang in der Regel nur zwischen professionellen, gut ausgebildeten Beratern und Klienten ablief, ist neu. Die auftretenden Situationen können schnell „Gänsehautcharakter“ annehmen und die Teilnehmer an den Rand ihrer kognitiven und kommunikativen Möglichkeiten treiben.

5 Ein Beispiel aus einem Suizid-Forum

Der Besucher der Internet-Seite http://www.johannes-bogner.de/ hat nach Aufruf der Adresse die Möglichkeit, zwischen dem Eingang zum Forum und einem Themenchat zu wählen; ferner bieten Buttons Zugänge zu einem Gästebuch, zu den Adressen der Betreiber, sowie zu Nutzungsbedingungen, welche vor allem einen „Haftungsausschluss" formulieren:

> „Suizid-forum.net.tc dient zur Kommunikation und zum Austausch von Meinungen und Ansichten. Für die eingesendete [sic] Beiträge ist der jeweilige User selbst verantwortlich! [...] Gesuche nach Partnern zum gemeinsamen Suizid und Anleitungen zum Suizid sind nicht erlaubt. Die Verantwortung für Einträge im Forum trägt der jeweilige Absender allein."

Über Motive und Hintergründe für die Einrichtung dieses Suizid-Forums erfährt der Besucher nichts, was nicht die Regel ist (man vgl. dazu z. B. http://www.invita.ch/). Auch über die die Seite betreibenden Personen ist nichts Näheres in Erfahrung zu bringen, so dass für Teilnehmer am Forum oder dem Chat offen bleiben muss, ob und welche Intentionen die Betreiber haben – ein in Zeiten umtriebiger Sekten fragwürdiges Merkmal der Seite.

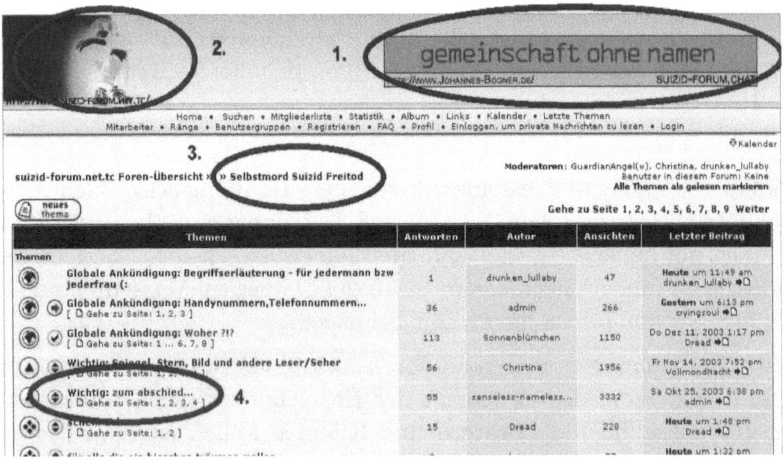

Abbildung 1

Abbildung 1 zeigt den Seitenaufbau des Forums. In kaltem Graublau gestaltet, enthält sie ein Konglomerat von Bild- und Textelementen, die, zur Farbe und zum Thema passend, eine eisige Atmosphäre schaffen. Unter (1.) findet sich das Motto des Forums: Es suggeriert, dass die Teilnehmer eine Gemeinschaft bilden, die anonym ist. Obwohl sich die beiden Begriffe „Gemeinschaft“ und „Anonymität“ als Oxymoron betrachten lassen, findet sich darin eine der für Online-Beratungen wichtigen Voraussetzungen, nämlich das durch Anonymität „niederschwellige“ Angebot für eine Klientel, die anders nicht erreichbar wäre (Kelle & Rogers, 2004). Ähnliches gilt auch für nicht-virtuelle Hilfsangebote („Anonyme Alkoholiker“, „Anonyme Spieler“ etc.).

In Feld (2.) erscheint die Negativsilhouette einer geschlechtslosen Person, die in der Mitte zwischen Licht und Dunkel kauert. Das durch die Licht-Metaphorik geprägte Sinnbild verstärkt den Eindruck von Kälte und Jenseitigkeit und spielt wohl auf die krisenhafte Situation zwischen den Welten an, die Thema des Forums ist. Auf die „Gestörtheit“ scheint auch die mit falschen Zeichen geschriebene Internet-Adresse zu deuten, die der Gestalt untergesetzt ist; sie führt auf eine Seite mit der „Foren-Übersicht“, von der aus man u. a. zu dem in Feld (3.) genannten Forum gelangt. Eigenartigerweise stimmen aber die Adresse und das unterlegte Link nicht überein. Gibt man die Adresse für sich ein, gelangt man zu einer Seite, die für Domain-Namen mit „net.tc“ wirbt.

Feld (3.) nennt Ross und Reiter: Das Forum trägt den Namen „Selbstmord Suizid Freitod“; es ist unter den verschiedenen angebotenen Foren das bei weitem frequentierteste. Feld (4.) bezeichnet den Thread mit dem Titel „zum abschied...“, der Gegenstand der folgenden Untersuchung ist. Eine Überprüfung der Links zum Zeitpunkt der Abfassung dieses Artikels ergab, dass der Thread noch zugänglich ist, aber ins „User- & Vorstellungsforum“ verlegt wurde.

Abbildung 2 ist der erste Beitrag im Thread: Die Autorin ist unter dem Nickname „senseless-nameless... “ angemeldet, was einerseits wieder die Anonymität zitiert, mit der die Teilnehmer sich identifizieren, andererseits die Krisenhaftigkeit sich selbst gegenüber. Das Bild zeigt einen in einen Spiegel blickenden Menschen, von dem schwer zu sagen ist, ob es sich um Mann oder Frau handelt. Aus dem Text scheint jedoch hervor zu gehen, dass eine Frau schreibt. Sie muss schon eine gewisse Zeit im Forum präsent gewesen sein, denn unter dem Bild wird angegeben, dass sie bereits 45 Beiträge verfasst hat.

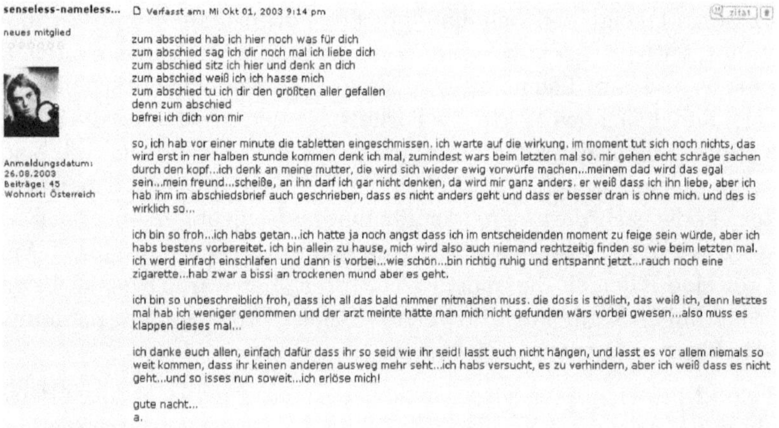
senseless-nameless... Verfasst am: Mi Okt 01, 2003 9:14 pm zitat

neues mitglied

Anmeldungsdatum: 26.08.2003
Beiträge: 45
Wohnort: Österreich

zum abschied hab ich hier noch was für dich
zum abschied sag ich dir noch mal ich liebe dich
zum abschied sitz ich hier und denk an dich
zum abschied weiß ich ich hasse mich
zum abschied tu ich dir den größten aller gefallen
denn zum abschied
befrei ich dich von mir

so, ich hab vor einer minute die tabletten eingeschmissen. ich warte auf die wirkung. im moment tut sich noch nichts, das wird erst in ner halben stunde kommen denk ich mal, zumindest wars beim letzten mal so. mir gehen echt schräge sachen durch den kopf...ich denk an meine mutter, die wird sich wieder ewig vorwürfe machen...meinem dad wird das egal sein...mein freund...scheiße, an ihn darf ich gar nicht denken, da wird mir ganz anders. er weiß dass ich ihn liebe, aber ich hab ihm im abschiedsbrief auch geschrieben, dass es nicht anders geht und dass er besser dran is ohne mich. und des is wirklich so...

ich bin so froh...ich habs getan...ich hatte ja noch angst dass ich im entscheidenden moment zu feige sein würde, aber ich habs bestens vorbereitet. ich bin allein zu hause, mich wird also auch niemand rechtzeitig finden so wie beim letzten mal. ich werd einfach einschlafen und dann is vorbei...wie schön...bin richtig ruhig und entspannt jetzt...rauch noch eine zigarette...hab zwar a bissi an trockenen mund aber es geht.

ich bin so unbeschreiblich froh, dass ich all das bald nimmer mitmachen muss. die dosis is tödlich, das weiß ich, denn letztes mal hab ich weniger genommen und der arzt meinte hätte man mich nicht gefunden wärs vorbei gwesen...also muss es klappen dieses mal...

ich danke euch allen, einfach dafür dass ihr so seid wie ihr seid! lasst euch nicht hängen, und lasst es vor allem niemals so weit kommen, dass ihr keinen anderen ausweg mehr seht...ich habs versucht, es zu verhindern, aber ich weiß dass es nicht geht...und so isses nun soweit...ich erlöse mich!

gute nacht...
a.

Abbildung 2

Der Text beginnt mit einem Gedicht, das sich an ein anonymes DU wendet: Ob Geliebte(r), Freund oder Eltern gemeint sind, wird noch nicht deutlich. Erst in den nachfolgenden Sätzen werden weitere Beteiligte der Situation genannt, Mutter, Vater, Freund, letzterer stellt sich als der im Gedicht Angesprochene heraus. Ab der zweiten Hälfte des Beitrags zeigen sich verstärkt Phänomene der Mündlichkeit, die ins Bairische weisen („des", „a bissi an", „nimmer" etc.) und so die Bildunterschrift „Wohnort: Österreich" plausibel erscheinen lassen. Den Abschluss bildet eine lyrische Signatur, ein Phänomen, das zumindest in Foren dieser Art sehr häufig zu beobachten ist.

Im Folgenden wird der Text der weiteren Beiträge wiedergegeben; die Beiträge sind nummeriert, beginnend mit Nr. 2; Nr. 1 bezieht sich auf den ersten Beitrag von 'senseless-nameless...' in Abbildung 2; auf die Nummern wird später im Kommentar Bezug genommen; ausgelassen sind einige wenige Beiträge, die sich nur auf Formalia bezogen (z. B. „habe vergessen mich einzuloggen"); bis auf ein eingeschobenes Screenshot eines Beitrages, der ausschließlich aus Smilies besteht, wird auf die Wiedergabe dieser Bildelemente verzichtet, was nicht bedeutet, dass deren Wichtigkeit für Les- und Interpretierbarkeit der Texte unterschätzt würde. Die Nicknamen sind – obwohl für die Deutung der Befindlichkeiten der sich beteiligenden Forumsbesucher bedeutend – hier nur abgekürzt zitiert (mit Ausnahme der den Thread konstituierenden „senseless-nameless...").

Schreibfehler sind lückenlos übernommen. Die Diskussion erstreckt sich vom 1. bis zum 25. 10. 2003.

2. **U:**

   senseless.. warum verdammt? deine vermeindlich letzten zeilen zu lesen macht mich unendlich traurig.. fühl mich hilflos.. scheiße, muss heulen.. ich weiß nicht was ich sagen soll.. alles zu spät..

   ruhe in frieden und finde dein glück nach langer zeit wieder.. wir vergessen dich nicht..

   wir werden uns wieder sehen, irgendwann..

   tears are still running.. u.

3. **d, Moderator:**

   Ich hoffe du kotzt dir die Seele aus dem Leib....

4. **senseless-nameless...:**

   mann bin ich müde....wirkt so langsam...bin vollkommen ruhig...entspannt...hab nix mehr im kopf, nur meine seele schreit noch...aber auch dsa wird imer leiser...verschwimmt alles...geh jetzt ins bett...und steh nimmer auf...bye...

5. **d, Moderator:**:

   Wenn ich jetzt bei dir wäre, würde ich dir meinen Arm in den Rachen rammen...!

6. **m:**

   Warum tust du das ? Warum lässt du uns an deinen letzten minuten teilhaben, wenn du dir doch nicht helfen lassen willst. da fühl ich mich so hilflos und traurig zusehen zu müssen wie du deinen letzten atemzug nimmst

   Du ziehst damit noch alle mit hinunter in dein Loch dein loch ohne ausweg - gefangen im schwarzen nichts

   lesen wirst du das wohl nicht mehr also lass ich es einfach so im raum stehen.

   voll trauer eine weitere seele zu verlieren...

7. **d, Moderator:**

   Ja, warum machst du eine Live-Show draus...?

8. **u:**

   ich hoffe senseless wird diese fragen irgenwann mal beantworten.. aber ich fürchte, ich hoffe umsonst..

9. **Dy:**

   ah neeeeeeeeee, so ne scheisse..hab senseless verpasst, hab so ganzen tag auf dich gewartet....und musste kurz zum kumpel, der von mir vernachlässigt gefühlt hat.....ah neeeeeeeeeeeeeeeeeeeeeeeeeeeeeeeeeeeeeeee mensch!.....ich hoffe sehr sher, dass jemand doch dich gefunden hat, oder dass du falsches zeug genommen hat oder so.....

wenns zu spät ist.... ..sorry, dass ich net ma tschüss sagen konnte...

wenns passiert ist, was ich net will und hoff, dann war es um 12:45? da hat ich ne kömische gefühl, wollte zurüch zu meinem zimmer....ach schade........

ah was rede ich hier bloß ein unsinn......

ich wunschte mir, ich wäre sie....ich hätte es gemacht..... d.h. net dass ich für ihn froh bin oder so...d.h. au net dass ich stolz bin oder so.....d.h. einfach, dass ich mich jetzt total beschiessen fühle......

hab jetzt kein bock auf nix.....es ist alles beschiessen....

10. **I:**

senseless, WARUM??????

11. **C:**

falls Du noch irgendwo bist, senseless-nameless...melde Dich bitte ! Vielleicht hat Dich doch in letzer Minute etwas veranlasst nicht aufzugeben..durchzuhalten, es weiter zu versuchen !

12. **d, Moderator:**

Macht euch keine falschen Hoffnungen. Ich glaube, senseless haben wir zum letzten Mal gesehen. Leider...

13. **db:**

ich schließe mich den anderen an...

lebe wohl und ruhe in frieden, senseless, auf das du wenigstens im tod den frieden findest...

schweigeminute einleg

14. **S:**

[5 traurige smilies, vgl. Abbildung 3, B. K.]

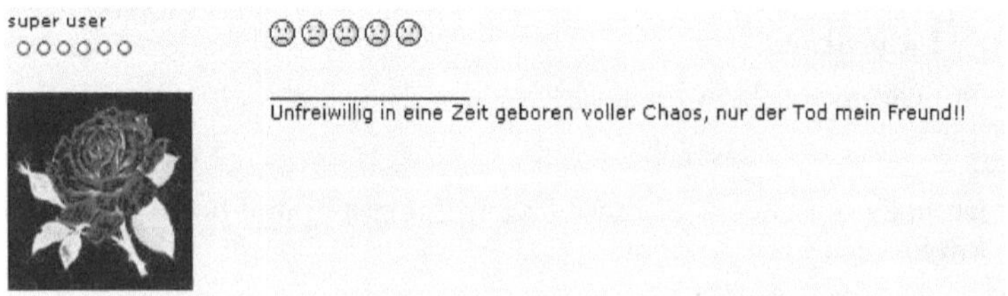

Abbildung 3

15. **J, Administrator:**

wisst ihr was mich immer wieder ankotzt?

solche scherzkekse!

Dieser Beitrag wurde zu 100% gefaket. (behörden haben suizid foren im auge) Wenn bei mir die Polizei anruft und von mir die daten haben will, bleibt mir nichts anderes übrig als die daten herzugeben.

wenn die polizei noch einmal anruft und mir sagt dass es sich hier nur um einen spaß gehandelt hat, kommts mir hoch.

nur zur info:

Dieser Beitrag zieht einen ausschluss aus der community mit sich. plus darf dieses "schwarze schaaf" den Polizei einsatz bezahlen.

also wollte ich euch nur mal geschrieben haben.

sowas kotzt mich an.

-beitrag wieder freigegeben zur weiteren diskus-

j.

16. **db:**

gefaket???

17. **d, Moderator:**

Hey J! Ich schliess mich an: Sowas ist zum Kotzen. Unsere Gutgläubigkeit für einen üblen Scherz auszunutzen... Falls das wahr

ist, denn vielleich hat senseless es auch getan, um auf sich aufmerksam zu machen, ohne sich umbringen zu müssen...

Was für Daten musst du da hergeben?

das kotzt mich jetzt aber auch an...

18. **u:**

finde es auch nicht gerade toll, hab mir verdammte sorgen gemacht.. und trotzdem bin ich auch erleichtert, und du hast recht, auch das ist irgendwie ein schrei, nach aufmerksamkeit.. aber, die hätte er auch anders bekommen können.. naja..

@ j. woher weiß die polizei denn, wer genau das ist? name und adresse und so? geben wir hier doch gar nicht an.. ?

19. **d, Moderator:**

Möglicherweise reichen die IP-Daten...

20. **J, Administrator:**

adress daten gebt ihr hier nicht preis.

die wollten lediglich die ip adresse, daten an denen gepostet wurde... mit welchen ips etc.

für mich gibt es dann 2 möglichkeiten:

die erste: ich gebe keine daten raus. die bu**en machen das forum dicht ich werde (falls sich doch jemand umgebracht hat) wegen beihilfe zum tod angezeigt, plus unterlassene hilfeleistung, wiederstand gegen die staatsgewalt. (kaum zu glauben, haben die mir heute gesagt). wenn ich denen die ipnummer nicht gebe, können sie vom hoster/provider der webseite die ipnummer bekommen. (werden bei jeder webseite auf dem server gespeichert, kann selbst ich nichts machen)

die zweite: ich stell mich blöd, weis nichts von irgendwelchen daten, aufgrund eines fehlers in der datenbank kann ich lediglich die ipnummer von dem post finden.

diese möglichkeit habe ich gewält.

man kann anhand der ip nummer (über telekom "abuse") den standort und adresse herausfinden.

und sollte sich senseless wirklich etwas antuhen wollen, währe es eh zu spät gewesen.

PS: ich habe versucht mit dem forum zu helfen. was habe ich erreicht? ich habe hier einen vollidioten, der seinen sm faked und mir ärger bereitet.... zum kotzen.

zum thema hilfeschrei:

Die polizei meinte dass es sich um "halbstarke kiddis" handelt die sagten "dass war doch nur spaß"!

von wegen bürokauffrau.

ich kriege höchstwarscheinlich von der polizei kommende woche so eine art verlaufsprotokoll. dies werde ich dann zur abschreckung hier online stellen.

bin stinksauer

j.

21. **L:**

seufz wow ... ich weiß gar nicht was ich sagen soll ... als ich sensless' beitrag gelesen habe ist mir ganz schlecht geworden ... ganz schwindelig ... ich kenne sie ja nicht, weder persönlich noch aus dem forum sonderlich gut, aber es geht einem doch nahe, wenn man so etwas liest finde ich und hier in diesem forum, ... naja egal.

Und dann hab ich gelsen dass es ein fake war und ich wusste gar nicht ob ich traurig oder froh sein soll. Froh das sensless höchstwahrscheinlich noch am leben ist, oder traurig, dass sie uns hier im forum so verars**t ...

dieser hilferuf hat es nicht gebracht glaube ich ... aber das bleibt ihr überlassen ....

who knows

Greetz, L.

22. **d, Moderator:**

Sei dir sicher, J., wir stehen hinter dir, und hey: Sowas kommt in den besten Familien vor. Ich hoffe, wir hören nichts mehr von senseless.

UND: Ich hoffe, wir haben hier nicht NOCH EIN schwarzes Schaf im Forum, denn senseless scheint uns ja längere Zeit über verarscht zu haben...

Alsdenn,

23. **u:**

hey..

schließ mich den anderen an.. hoffe hier sind nicht noch mehr solcher 'ich mach mir mal einen spaß draus' - leute.. dafür ist das forum halt nicht gedacht, und die meisten wissen das, glaub ich auch und verhalten sich dementsprechend.. an dieser stelle, nochmal danke an dich j., dass es dieses forum überhaupt gibt! ich glaube einigen hilft es wirklich..

alles liebe, u.

24. **d, Moderator:**

Ja, das tut es. Vorallem aber: Das ist kein Spass! Hier geht es schliesslich um Suizid!

25. **u:**

nein, spaß ist das wirklich nicht.. schade dass senseless, bzw. die die vorgaben 'sie' zu sein, das nicht begriffen haben..

26. **I:**

EIN FAKE??????????? Ey - ich saß Donnerstag in der Schule und hab fast nur geheult... Ich hab ne wichtige Arbeit verkackt! Was soll die Scheiße? Hey J., ich schließe mich mal u. an, danke dass es dieses Forum gibt!!!! Aber dass WIR so ausgenutzt wurden hätte ich NIE gedacht... Gab es hier eigentlich schon mal solch ein "schwarzes Schaf"??? Oder war es das erste Mal? Ich bin irgendwie stinksauer, aber mich würde mal interessieren, warum sie es getan hat bzw. ob sie noch am Leben ist... Euch nicht...?

27. **d, Moderator:**

Natürlich isse noch am Leben, sonst wärs ja kein Fake....

28. **Dy:**

hea??? ich lese wohl net richtig? bin ja "bisschen" blau jetzt, aber? weiß au net, ob ich mich ärgern soll oder freuen? danke auch an j.

29. **A:**

Hallo mich würde auch interessieren ob sie noch am leben ist oder nicht. Kann man das nicht irgendwie rauskriegen????? J., kannst Du nicht ihre Telefonnummer rauskriegen und sie anrufen??? Gruß, A.

30. **G:**

Sicher lebt senseless noch, denn selbst wenn sie einen Versuch gestartet hätte, wäre sie ja kein fake mehr sondern real, da sie aber ein fake war/ist, ist doch rein logisch betrachtet jede weitere Frage überflüssig, ob sie noch lebt oder nicht, oder?

31. **d, Moderator:**

Sag ich doch!

32. **J, Administrator:**

wenn ich den namen, wohnort, land wissen würde, könnte ich ja mal bei der auskunft nach der nummer fragen

aber woher soll ich denn diese daten bekommen?

Gruß J.

33. **cs:**

ich kannte dich zwar nicht, aber ich wünsche dir trotzdem, dass du in frieden ruhen mögest und wenigstens jetzt "glücklich" bist.

ich war nicht so mutig wie du, und werde es wahrscheinlich auch nie sein..... (das sollte jetzt kein zeichen der bewunderung, sondern der achtung, sein)

34. **I:**

J., das müßte über die IP-Adresse gehen!!! Vielleicht wendest du dich mal an die Polizei und hakst nach, ob das gehen würde, wenn du darüber die IP-Adresse kriegst, nur um zu sehen, ob sie noch am Leben ist... O. Ä. Oder du sagst, weil das ganze Forum wissen möchte, warum sie es getan hat [was ja auch wiederum stimmt] oder irgendwie so...

Aber ich weiß nicht, ob es geht, wegen Schweigepflicht oder so... Wenn nicht - dann lässte mal nen Hacker dran...

35. **Aw:**

Nun, wenn dass das erste mal war, kann das Forum noch n icht so alt sein. Sowas gibt es immer wieder, ist doch zu erwarten.

Mmmh, wenn man über meine IP geht, müsste man ein Unternehmen mit über 6000 MA untersuchen... Das wär'n Spaß...und bevor ihr sagt, dass meine Workstation auch eine IP hat, ich gehöre bei uns

zu der Truppe, die mit dem PC- Zeugs zu tun hat, ich denke, das würde ewig dauern, bis die fündig werden. Daa fehle ich schon eine ganze Zeit am Arbeitsplatz. Wobei, das würde hier auch keiner merken...

Aw.

36. **J, Administrator:**

selbst ein hacker kann nicht die telefonnummer rauskriegen. auser über die ttelekom.

37. **th:**

Rest in Peace

hoffe du fühlst dich nun besser

38. **C:**

was mich hier an der Sache am meisten ärgert, ist, dass sie sicherlich die letzten tage vor dem PC saß und sich köstlich über uns Deppen amüsiert hat... weiss nicht..das internetmedium ist so derart anonym, dass eigentlich jeder hier ein Fake sein kann... ich finde es ziemlich traurig das es wohl leute hier gibt, die es ausnutzen..die unser Vertrauen hier ausnutzen. und ich hoffe das sie sich tief in ihrem inneren schämt (aber das ist wohl eine sehr naive Hoffnung). Leider führen solche Sachen wirklich dazu, dass man einiges nicht mehr ganz so ernst nimmt, was hier gesagt, erzählt und vielleicht auch angekündigt wird. Ich hoffe diese verarsche hat für sie auch restliche Konsequenzen durch die Polizei.

Und zu Dir J... es tut mir wirklich leid, dass Du ärger dadurch hattest...ich kann Deine Wut gut verstehen...

Grüße C.

39. **DP:**

Also ich finde es extrem SCH***E von Leuten, in einem solchen Forum einen Suizid vorzutäuschen und die anderen an den gefakten "letzten Minuten" sozusagen mitzureißen.

Als ich die ersten Zeilen las, kamen auch mir die Tränen, ich finde es jedesmal extrem traurig, auch wenn ich beruflich damit leben muss, dass sich leute umbringen......

Also, überlegt, bevor ihr mist baut und wendet euch an Freunde oder Kollegen!

MfG

DP

40. **u:**

hey DP..

erstmal willkommen im forum.. hast ja gesehen, dass wir deine meinung teilen..

und du hast mit sowas beruflich zu tun? was bist du denn von beruf?

naja, alles liebe,

u.

41. **C:**

Auch von mir ein Willkommen im Forum !

es war bitter DP, wir waren alle sehr schockiert, dass ein Mitglied hier sowas macht (zumal wir sie/ihn auch recht gut kannten und er/sie hat hier vielen geholfen und sich sehr engagiert !)

Mich würde es auch interessieren, welchen Beruf Du hast und vpr allem, was Dich hier her geführt hat... !

Liebe Grüße C.

42. **DP:**

Hallo nochmal.

Also ich habe "freiberuflich" sozusagen damit zu tun.

Ich arbeite bei er Feuerwehr, teils beruflich, teils freiwillig.

dort habe ich leider immer wieder mit Menschen zu tun, die sich dass Leben nehmen wollen

Greets DP

43. **u:**

hey DP..

das ist bestimmt alles andere als leicht.. vielleicht ist es ja auch für dich eine hilfe, zu hören, was in 'solchen' menschen vorgeht.. unter umständen fällt es dir ja leichter sowas zu verstehen..

zu deiner signatur.. find ich lieb von dir.. vielleicht werden das ja einige nutzen..

liebe grüße, u.

44. **DP:**

Hey Kritiker,

also ich möchte den Mensche ja nur Helfen.

Ich denke, wen nsie Hilfe wollen, dann sollen sie auch welche bekommen.....

Es ist nur wichtig, dass man auch über solche Themen reden kann......
Greets DP

45./46. [Zwei Kommentare von Teilnehmer C., die vom Moderator wegen „Beleidigung“ gelöscht wurden – B.K.]

47. **d, Moderator:**

Oh! Jetzt sind wir aber alle voll geschockt. Hey, wenn du jemand vollspammen willst, geh woanders hin. Hier gibt es Leute mit Problemen, die sich aber auch gegenseitig helfen wollen. Dein "Gast"-Auftritt verrät deine unglaubliche Feigheit. Du scheinst weder mit uns, noch mit dir selbst klar zu kommen, also hau ab! Wenn einer nicht weiss, wie er sich zu benehmen hat, soll er nicht auf ein Forum.

48. **T:**

Hm...

das Vertrauen zu nutzen um aufmerksamkeit zu erregen ist schade. Damit wurde, aller deren damit vertrauten leute, das Vertrauen gebrochen. Welch Gedanke muss dazu nötig sein. Es ist pure Schadenfreude. Schade...

Ich schließe mich eurer an. Doch Wut ist ein Begriff, über den hier wirklich nur die schreiben können, die diese Situation miterlebt haben. Mein Mitleid eurer...

T.

49. **Gast (ohne Nick):**

was reft ihr auch alle auf? alle haben gehofft, dass die es sich anders überlegt!!! eure wünsche sind erhört worden, sie ist NICHT tot, also freut euch über dieses wunder des herrn!

50. **bu:**

wir haben uns sorgen gemacht wiel wir dachten senseless hätte reelle probleme..aber wie es scheint wars nur fake...und somit brauchen wir uns nicht freuen....

btw: @ gast: geh ma auf bravo.de ....die haben da vielleicht auch ein forum..da kriegst du dann ein bißchen aufmerksamkeit und kannst mit denen über deine komplexe reden okay? aber schmeiß nicht irgendeinen müll rein wenn leute sich ernsthafte gendanken um leben und nicht-leben machen...

51. **T:**

Hm...

Gast, spar dir dieses irrelevante Kommentar.

Das hier ist ein Forum, wo darüber geredet wird. Und einige welche jene fanden sich wirklich "ausgenutzt". Deswegen gibt es das Forum, um auch darüber zu reden.

Fazit: Wisse stets was du schreibst, aber schreibe nicht stets, was du zu wissen scheinst.

52. [Ein vom Moderator gelöschter Beitrag von C. – B.K.]

53. **d, Moderator:**

    Welcher Schwanz?

54. **d, Moderator:**

    Du hast keinen, du Feigling!

55. **J, Administrator:**

    wegen nicht angepasstem wortschatz -gesperrt-

6 Kommentar

Vorbemerkung: in Beitrag #38 vermerkt Teilnehmer C. „dass eigentlich jeder hier ein Fake sein kann“. Auch der Autor dieser Zeilen ist sich dessen bewusst und möchte deshalb ausdrücklich darauf hinweisen, dass alle im Folgenden geäußerten Eindrücke, Beobachtungen und Überlegungen vom Standpunkt ausgehen, dass der Thread insofern ernst zu nehmen ist, als er von einer fingierten Selbstmord-Ankündigung ausgeht, dass aber alle weiteren Beiträge das meinen, was sie ausdrücken: Wut, Nachdenklichkeit, den Wunsch die Wahrheit zu erfahren ...
... und dass es genauso gut auch ganz anders sein könnte, dass z. B. der Administrator keineswegs von der Polizei angerufen wurde, sondern dies vorschützte um der Diskussion die Spitze zu brechen ...

Das Problem der Ernsthaftigkeit und Echtheit begleitet alle Bemühungen in der Online-Beratung und müsste zukünftig auch Teil des Krisenmanagements und der Supervision sein, da es einen weiteren Krisenherd bildet, nämlich für die Berater selbst, die mit der potentiellen Unechtheit aller Äußerungen im Netz umgehen können müssen.

> Ohne die Kompetenz, die entkontextualisierte Informationen einschätzen und sie in den eigenen konkreten Problem- oder Lösungszusammenhang transferieren zu können, bleibt diese Information nutzlos. Informationen können ohne diese Anbindungen sogar zu sehr riskanten Informationen werden: Sind sie richtig, wahr oder

> sind sie falsch oder nur in bestimmten Teilen falsch und wie sind sie anzuwenden? (Sickendieck, Engel & Nestmann, 2002: 125)

Verfolgt man den Verlauf der Diskussion, so fallen zunächst zwei Dinge auf:

- Auf die Ankündigung in #1 folgt eine Phase außerordentlicher Desorientierung. Die Reaktionen der Teilnehmer reichen von tiefer Traurigkeit bis hin zu Unverständnis.
- Nachdem sich aufgeklärt hat, dass es sich um eine Fälschung handelt, bleiben einige Teilnehmer offenbar hartnäckig besorgt. Selbst der Administrator beteiligt sich an der Diskussion darüber, wie man die Fälscher erreichen könnte.

Desorientierung tritt in erster Linie deshalb ein, weil im ersten Abschnitt der Diskussion (#1-14) eine Gesprächssituation eintritt, auf die keiner der Diskutanten vorbereitet ist. Die ersten 14 Beiträge stehen auch in enger zeitlicher Relation, sie entstehen innerhalb der ersten 24 Stunden nach #1. Selbst die verbal hartgesottensten virtuellen Selbstmörder wie DY in #9 zeigen durch die fahrige schriftliche „Artikulation" ihre Betroffenheit (in diesem Fall auch eine hohe Anzahl der Sad-Smilies). Sichtbar wird auch, dass selbst in einem Forum, das sich ausdrücklich dem Tabu-Thema „Suizid" widmet, der Suizid selbst ein Tabu bleibt – wie anders wäre zu erklären, dass der Moderator der Runde es sich quasi „verbittet" die Tat öffentlich zu begehen (#7, paradoxer- und irgendwie doch zutreffenderweise bezeichnet er das Geschehen als „Live-Show"!).

Im zweiten Abschnitt (#15-25), der etwa die nächsten 24 Stunden umfasst, steht im Vordergrund, dass der Administrator gezwungen sein könnte Userdaten preiszugeben, was bei den Beteiligten erhöhte nervöse Aufmerksamkeit erweckt, da sie meinen, keine dem Forum überlassen zu haben. Als Ursache für die sensiblen Reaktionen kann gelten, dass Suizidale immer befürchten müssen, in eine Klinik eingewiesen zu werden, so dass die beschworene Anonymität für sie kein Selbstzweck ist. Daneben ist, wie schon im ersten Abschnitt, das Tabu spürbar: Suizid ist etwas Ernstes, damit darf kein Jokus getrieben werden (#24, 25).

Der dritte und letzte Abschnitt umfasst die Zeit vom 4.-25.10. Offenbar bedingt durch das Medium „Forum" als solchem, aber wohl auch durch die spezielle technische Ausstattung dieses Forums, treten nun Diskutanten auf, die wohl z.T. nur die Ankündigung in #1 und evtl. die direkt darauf folgenden Beiträge gelesen haben, nicht aber die Aufklärung ab #15. Die lineare zeitliche Anordnung der abgeschickten Beiträge lässt nun in der Lesefolge den Eindruck entstehen, als würden viele daran zweifeln, dass es sich um eine Fälschung handelt, wodurch der o. g. erste Eindruck noch begünstigt wird (z.B. #37). Trotzdem bleibt das Unbehagen sichtbar, denn der Moderator muss mehrfach auf die Logik der Fälschung hinweisen: Ist #1 gefälscht, dann gibt es „senseless-nameless…“ nicht und die ganze Aufregung war umsonst.

Der Thread geht unharmonisch zu Ende: Da die Einträge, die wahrscheinlich von Teilnehmer C. stammen, zunehmend beleidigend und/oder pornographisch werden, sieht sich der Administrator gezwungen, den Thread zu schließen.

So, wie die Teilnehmer des Forums sich mit zeitlich wachsendem Abstand von #1 zunehmend unklar darüber waren: „Was ist wirklich vorgegangen?“, muss auch die linguistische Beurteilung fragen: „Welche Art von Text liegt hier vor?“

7 Ein neuer Texttyp in Foren: Virtuelle Live-Soap

Wie schon angemerkt, sind in Online-Beratungsforen und Chats Kommunikationsabläufe öffentlich zugänglich, die bisher auf die scheinbare Abgeschirmtheit der Beratungspraxen und die Telefonseelsorge beschränkt schienen. Dem Trend der Massenmedien zur Inszenierung des Privaten im öffentlichen Raum folgend, dabei aber das Privileg der Anonymität nutzend, präsentieren sich unzählige Menschen mit ihren tatsächlichen oder vorgeblich vorhandenen Sorgen in den virtuellen Medien. Dabei pendeln die Motive und Intentionen der Teilnehmer zwischen voyeuristischem Nervenkitzel und ehrlicher Dankbarkeit für die Möglichkeit zur Aussprache, wie Sie von mehreren Teilnehmern gegenüber dem Administrator im oben wiedergegebenen Forum geäußert werden.

Ähnlich wie in den „reality soaps“ der privaten TV-Sender, wo der ungeschützte Zuseher z. B. mit der Exekution des Verbrechers – aus der Perspektive des verfolgenden Hubschraubers – konfrontiert wird, ist der Chat- oder Forenteilnehmer Zeuge und kommunikativer Teilhaber der virtuellen Katastrophe. Dass diese sich im zitierten Beispiel selbst als Fake enttarnt, ist nur eine Spielform der „Virtuellen Live-Soap“: Es kann auch ganz anders kommen, wie dies z. B. auf http://www.brandonvedas.com/index.html ausführlich dokumentiert ist. Auch in diesem Fall eines für das Netz inszenierten, „erfolgreichen“ Selbstmordes, zeigte sich die Überforderung und Desorientierung der anderen Teilnehmer des Chats, deren kommunikative Kompetenzen für den Fall nicht ausgebildet waren.

Es ist Sickendieck, Engel & Nestmann (2002: 127f.) zwar zuzustimmen, wenn sie die besonderen Qualitäten des kommunikativen Handelns in Chats und Foren wie folgt beschreiben:

> „Beim Chatten kommunizieren nicht (nur) Personen miteinander, sondern es kommunizieren mit selbstgeschaffen [sic] Namen versehene quasi-künstliche Identitäten, die mit Bildern und Texten interagieren. Die wechselseitge persönliche Identifizierung und der geteilte körperlich erfahrbare Wahrnehmungs- und Handlungsraum sind außer Kraft gesetzt. Sprechen ist hier ebenso körperlos wie schriftlich und bildlich geworden – und eben hierin scheint der besondere Reiz zu liegen [...] Ohne ein grundlegendes Verständnis der zahlreichen Selbstentwürfe, die im Virtuellen entfaltet und ausprobiert werden können, wird es nicht gelingen, diese zu nutzen, um das Reale zu bereichern.“

Es ist allerdings zu bedenken, dass in „Virtuellen Live-Soaps“ die Fähigkeit der Teilnehmer zur Unterscheidung zwischen sprachlich-imaginativem Probehandeln und der rauen Realität verloren gehen kann: Hier warten neue Problemfelder für professionelle Berater, die sich in die Forenkommunikation mit virtuellen Beratungsangeboten einschalten müssen; und es warten neue Aufgaben auf die Linguistik, die die kommunikativen Mechanismen und sich ausbildenden Angemessenheitsnormen solcher neuer Textformen für ein besseres Verständnis und damit für bessere Beratungsansätze aufschließen muss.

Literatur

Beißwenger, M. (2001) *Chat-Kommunikation: Sprache, Interaktion, Sozialität Identität in synchroner computervermittelter Kommunikation.* Stuttgart: Ibidem-Verlag

Etzersdorfer, E., Fiedler, G. & Witte, M. (2003 Hg.) *Neue Medien und Suizidalität: Gefahren und Interventionsmöglichkeiten.* Göttingen: Vandenhoeck & Ruprecht

Fiedler, G. (2003) Suizidalität und neue Medien. In: Etzersdorfer, E., Fiedler, G. & Witte, M. (Hg.), 19–55

Gaul, W. & Ritter, G. (2002 Hg.) Classification, Automation and New Media. Berlin et al.: Springer

Götz, N. (2003) *Aufgefangen im Netz: psychosoziale Beratung im Internet.* München: kopaed

Habscheid, S. (2003) *Sprache in der Organisation: sprachreflexive Verfahren im systemischen Beratungsgespräch.* Berlin, New York: Walter de Gruyter

Hartog, J. (1996) *Das genetische Beratungsgespräch: institutionalisierte Kommunikation zwischen Experten und Nicht-Experten.* Tübingen: Narr

Jäger, K.-H. (1979) *Texte gesprochener deutscher Standardsprache. Bd. 4: Beratungen und Dienstleistungsdialoge.* München: Hueber

Kelle, B. (2000) Regionale Varietäten im Internet – Chats als Wegbereiter einer regionalen Schriftlichkeit? *Deutsche Sprache* 27, 357–371

Kelle, B. (2002) Virtual Dialect Areas in the Internet: 'Townchats'. In: Gaul, W. & Ritter, G. (Hg.), 281–288

Kelle, B. & Rogers, T. (2004) Anonymität macht mutig. *neue caritas* 105, H. 13, 22–25

Knatz, B. & Dodier, B. (2003) *Hilfe aus dem Netz: Theorie und Praxis der Beratung per E-Mail.* Stuttgart: Pfeiffer bei Klett-Cotta

Schmidtke, A., Schaller, S. & Kruse, A. (2003) Ansteckungsphänomene bei den neuen Medien - Fördert das Internet Doppelsuizide und Suizidcluster? In: Etzersdorfer, E., Fiedler, G. & Witte, M. (Hg.), 150–166

Sickendieck, U., Engel, F. & Nestmann, F. (2002) *Beratung. Eine Einführung in sozialpädagogische und psychosoziale Beratungsansätze.* 2., überarbeitete und erweiterte Aufl. Weinheim, München: Juventa

Siebenhaar, B. (2003) Sprachgeographische Aspekte der Morphologie und Verschriftung in Schweizerdeutschen Chats. *Linguistik online.* H. 15, 125–139

Steger, H. (1976) *Sprechintentionen.* Paper. Freiburg.

Thaler, V. (2003) *Chat-Kommunikation im Spannungsfeld zwischen Oralität und Literalität.* Berlin: VWF

Günter Kochendörfer

Sprachevolution

1 Einleitende Bemerkungen

Robert Worden gibt in Worden (1998: 148) vier Kriterien an, nach denen eine Theorie der Sprachevolution zu bewerten ist:

a) **Evolution.** It should be consistent with the constraints of the theory of evolution, given the fossil evidence of human evolution and the selection pressures on our ancestors.

b) **Language use.** It should agree with what we know about the uses of language – including the range of meanings language can express, the speed and robustness with which we use it, and the facts of language learning, structure and diversity.

c) **Neurophysiology and anatomy.** It should agree with what we know from PET scans, lesion data and other sources about the locations of language processing in the brain.

d) **Computation.** It should give a working account of how language computations are done in the brain – how we represent language meanings, how we convert word sounds into those meanings when understanding language, how we convert in the reverse direction to generate language, and how we learn a language.

Dieser Katalog macht klar, dass Sprachevolutionsforschung heute ein hochgradig interdisziplinäres Gebiet ist:

Das Stichwort „evolution" soll im Sinne der biologischen Evolutionstheorien verstanden werden. Die Paläanthropologie hat aus den Fossilienfunden Material und Hypothesen dazu beizutragen.

Das Stichwort „language use" umfasst die sozusagen „innerlinguistischen" Beiträge zum Thema, die insbesondere die Leistungsfähigkeit der Sprache betreffen, vielleicht auch das, was als das Besondere an der menschlichen Sprache aufgefasst wird.

Das Stichwort „neurophysiology and anatomy" bezieht sich auf Erkenntnisquellen, die heute im Gebiet der Neurolinguistik, Neuropsychologie und verwandten Gebieten in großem Umfang genutzt werden.

Das Stichwort „computation" weist auf Probleme sprachverarbeitender Prozesse hin, die auf einer Schnittstelle zwischen tatsächlich vorhandenen kleinräumigen neuronalen Strukturen im Gehirn und kognitionswissenschaftlichen Modellbildungen abzuhandeln sind.

Der Katalog von Worden ist mit Bezug auf das Thema „Interdisziplinarität" mindestens in einem Punkt noch ergänzungsbedürftig: Im Bereich der mathematischen Informationstheorie ist von Nowak, Krakauer & Dress (1999) (vgl. auch Ahlswede, Arikan, Bäumer & Deppe, in Vorbereitung) eine Hypothese zur Sprachevolution entwickelt worden, die besagt, dass der Übergang von der Kommunikation mit Hilfe einzelner lautlicher Einheiten, wie sie auch bei Primaten zu beobachten ist, zu Lautsequenzen (Wörtern) und komplexeren Strukturen einen Gewinn für die informationstheoretisch definierte „Fitness" der Sprache bedeutet.

In dieser These zeigt sich eine deutlich verschiedene Haltung zu der Evolutionsoproblematik, verglichen mit den Theoretikern die nach der Natur der menschlichen Sprache schlechthin gefragt, den symbolischen Charakter der Sprache in den Mittelpunkt ihrer Überlegungen gestellt, oder unter dem unseligen Dogma der angeborenen Universalgrammatik gearbeitet haben. Sie ist der Ausgangspunkt der folgenden Überlegungen. Zusätzlich spielen Annahmen über die neuronale Realisierung sprachlicher Strukturen und Leistungen, also ungefähr entsprechend Wordens Punkt „computation", eine wesentliche Rolle. Im Unterschied zu den bekannten Versuchen, Ausschnitte sprachlicher Verarbeitung mit künstlichen neuronalen Netzen nachzustellen, bei denen die „Neuronen" nur in einigen ihrer Eigenschaften dem biologischen Original entsprechen, werden Modellvorstellungen verwendet, die, soweit sinnvoll, streng an der neuronalen Realität orientiert sind. Das führt zu wesentlichen Veränderungen grundlegender Vorstellungen über mentale Prozesse, die stichwortartig etwa wie folgt charakterisiert werden können:

- Während bei der Modellierung mit künstlichen neuronalen Netzen heute hauptsächlich „verteilte" Architekturen angenommen werden, bei denen ein Konzept durch ein Muster von Aktivationen in einer Zellschicht dargestellt wird, erzwingt die Verwendung „natürlicher" Neuronen und die Konstruktion möglicher Lernprozesse die Annahme einer „lokalistischen" Repräsentation von Konzepten. Das heißt, dass einzelne Zellen, ggf. mit großer Redundanz, eine ihnen eigene Bedeutung haben. Gängige Gegenargumente können entkräftet werden (vgl. Kochendörfer, 2004).
- Zellen, die in diesem Sinne eine Bedeutung tragen, werden definiert durch mehr oder weniger indirekte Verbindungen mit der Sinnesperipherie und der Motorik. Die entsprechenden Verbindungen, werden, soweit sie dem Kortex zuzuordnen sind und nicht inhaltsneutrale, sich wiederholende Teilstrukturen bilden, durch Verstärken vorhandener Verbindungen gebildet. Das setzt ein großes Überangebot potenzieller (schwacher, zunächst ungültiger) Verbindungen voraus.
- Es ist unmöglich, anzunehmen, dass im Kortex kodierte Information auf Nervenbahnen von einem Modul zu einem anderen übertragen wird. Damit sind Vorstellungen zur sprachlichen Verarbeitung, die eine Trennung von Speicherung und Verarbeitung vorsehen, nicht haltbar. Das ist die Voraussetzung der extremen Form von Parallelverarbeitung die, angesichts der beobachtbaren Verarbeitungseffektivität im Gehirn, notwendig ist.
- Die Übertragung von Erregung von einer Zelle zur anderen in allen Bereichen des Kortex, in denen Lernvorgänge stattfinden, geschieht durch einzelne Impulse oder langsame Impulszüge, deren Frequenz ohne Bedeutung ist.

Modelle, die auf dieser theoretischen Basis entwickelt werden, können größere Zusammenhänge zwischen unterschiedlichen sprachlichen Leistungen darstellen, was für die Thematik der Sprachevolution eine wertvolle Eigenschaft ist. Verteilte künstliche neuronale Netze sind bisher eher für sehr kleine Ausschnitte der Sprachverarbeitung konstruiert worden.

2 Fitness

Wenn man „Evolution" im biologischen Sinn ernst nimmt, gehören dazu drei Komponenten: Mutation, Rekombination und Selektion. Mutationen durch mutagene Einflüsse, z. B. Strahlung und die Rekombination von Allelen in der geschlechtlichen Fortpflanzung führen zu genetischer Variabilität und damit zu unterschiedlicher „Fitness" der Individuen gegenüber Umweltbedingungen. Durch die Umweltbedingungen entsteht ein Selektionsdruck, der das Fortbestehen einiger Mutationen begünstigt, anderer hemmt (man vgl. z. B. die kurze Einführung bei Müller, 1987: 13 ff.).

Der Begriff „Fitness" wird von Nowak, Krakauer & Dress (1999) auf die Sprache übertragen, also für eine Eigenschaft oder einen Besitz verwendet, der zur Fitness von Individuen beiträgt. Es wird also von der Fitness einer Sprache gesprochen und von Eigenschaften, die zu dieser Fitness beitragen. Wichtig ist, dass der Austausch von Signalen generell und auch der Austausch sprachlicher Signale unter natürlichen Bedingungen immer bis zu einem gewissen Grad störanfällig ist. Kommunikation zahlt sich aber (von exotischen Fällen abgesehen) nur aus, sofern sie störungsfrei ist. Es ist nicht nur die Zahl der Objekte bzw. Ereignisse usw., über die kommuniziert werden kann, maßgebend für die Fitness einer Sprache, sondern auch die Störanfälligkeit einzelner Kommunikationsakte. Einzelne Signale sind umso störanfälliger, je leichter sie mit anderen Signalen verwechselt werden können, das heißt, je geringer ihr „Abstand" zu anderen Signalen ist.

Für den Fall, dass die Laute einer Sprache ein eindimensionales System bilden und alle Ausdrucks-Inhalts-Zuordnungen dasselbe Gewicht für die Fitness der Sprache haben, ergibt sich die folgende Argumentation (Nowak, Krakauer & Dress, 1999: 2132 f.):

> Suppose that sounds can somehow be represented by a one-dimensional (1D) spectrum, for example the interval [0,1]. Sound i is given by the number $x_i \in [0,1]$. The distance between sounds i and j is given by $d_{ij} = |x_i - x_j|$. The perceived similarity between two sounds is a monotonically decreasing function of their

distance. As a natural choice, we consider $s_{ij} = exp(-\alpha d_{ij})$, with $\alpha > 0$. The parameter α can be interpreted as a measure of the resolution of perception: when α is high perception is more accurate.

For a given n, we want to find the optimum configuration $x_1, ..., x_n$ that maximizes

$$F = \sum_{i=1}^{n} \left[1/\sum_{j=1}^{n} exp(-\alpha|x_i - x_j|) \right] . \tag{5}$$

Clearly, for $n = 1$, any choice of $x_1 \in [0, 1]$ will do. For $n = 2$, the optimum configuration is to place the sounds at opposite ends of the spectrum: $x_1 = 0$ and $x_2 = 1$. For $n = 3$, we find $x_1 = 0$, $x_2 = 0.5$, $x_3 = 1$. For $n \geq 4$, the optimum configuration depends an α. [...]

While the exact optimum configuration for specific values of α and n is difficult to calculate, we can prove that as n grows to infinity, the maximum value of F converges to the surprisingly simple expression

$$F_{max} = 1 + \frac{\alpha}{2} \tag{6}$$

This implies that for any given value of α the maximum fitness of the language cannot exceed a certain limit. Adding more and more signals (and objects that are described by these signals) does not increase the fitness of the language beyond this limit. Each new signal–object pair leads to a marginal fitness increase. This represents an error limit for language evolution. There will certainly be selection to increase the resolution α as much as possible, but we expect this process to reach some physical boundary.

Der springende Punkt ist jetzt, dass das festgestellte „error limit“ überwunden werden kann durch den Übergang von der Kommunikation mit einzelnen Lauten zur Kommunikation mit Wörtern. Nowak, Krakauer & Dress (1999: 2134 f.), für Sprachen mit konstanter Wortlänge:

Suppose there are n phonemes. Let us at first only consider words of length two phonemes. There are n^2 such words. We assume that the similarity between two words is the product of the similarities between the phonemes in corresponding positions. Thus if word W_{ij} consists of phonemes i and j, then the similarity between the words W_{ij} and W_{kl} is

$$S(W_{ij}, W_{kl}) = s_{ik}s_{jl}. \tag{14}$$

Hence the fitness of a language that contains n^2 words to describe the same number of objects is

$$F = \sum_{i=1}^{n}\sum_{j=1}^{n}\left(1\Big/\sum_{k=1}^{n}\sum_{l=1}^{n} s_{ik}s_{jl}\right). \tag{15}$$

This can be rewritten as

$$F = \left[\sum_{i=1}^{n}\left(1\Big/\sum_{j=1}^{n} s_{ij}\right)\right]^{2}. \tag{16}$$

Similarly for word length L we obtain

$$F = \left[\sum_{i=1}^{n}\left(1\Big/\sum_{j=1}^{n} s_{ij}\right)\right]^{L}. \tag{17}$$

Hence, if $F_{max}(L)$ denotes the maximum fitness that can be achieved for a given word length L, we have

$$F_{max}(L) = F_{max}(1)^{L}. \tag{18}$$

Die Fitness einer Sprache aus gleichlangen Wörtern wächst also exponentiell mit der Wortlänge. Wenn Sprachen unterschiedliche Wortlängen haben und auch sonst realistischere Bedingungen angenommen werden, gelten etwas kompliziertere Berechnungen, ohne dass sich an der prinzipiellen Überlegenheit von Wortsprachen gegenüber Lautsprachen etwas ändert.

Man kann nun aber fragen, ob der durch die informationstheoretischen Überlegungen erschlossene evolutionäre Druck ausreicht, um die von den natürlichen Sprachen durchlaufene Entwicklung, insbesondere die Beschränkung auf ein relativ kleines Lautinventar zu begründen. Die Unterscheidungsmöglichkeiten des Gehörs, so wie es in der Gegenwart entwickelt ist, und die Möglichkeiten der Artikulationsorgane sollten ein Lautinventar von einigen hundert gut unterscheidbaren Lauten ermöglichen (die Auflösung α kann so hoch angenommen werden, dass in diesem Bereich noch eine Steigerung der Fitness zu erwarten wäre). Für die Kommunikation innerhalb einer einfachen Gesellschaftsstruktur, wie sie für den Zeitraum der Sprachentstehung bestanden hat, wäre das wahrscheinlich ausreichend. Man beachte, dass ein Laut nicht homogen sein muss. Er kann eine zeitliche Erstreckung und Variabilität haben, ohne dass man sagen wird, dass er damit zum Wort wird. Diese Möglichkeit der Ausweitung des Lautinventars, die noch keine evolutionäre Weiterentwicklung im biologischen Sinne voraussetzen würde, wird aber von den natürlichen Sprachen nicht genutzt. Und schließlich bleibt die Möglichkeit der Erhöhung der Auflösung α durch einen evolutionären Prozess, es sei denn, „physical boundary“ im Zitat oben ist wirklich physikalisch gemeint, womit man allerdings diese Grenze praktisch ignorieren könnte.

3. Spracherwerbstheorie, eine Spur

Sprache wird nicht nur verwendet, sondern muss auch gelernt werden. Der Spracherwerb ist ein komplizierter, zeitaufwendiger und Irrtümern unterliegender Prozess. Der Evolutionsvorteil, der durch den Besitz der Sprache entsteht, wird durch den Aufwand, der für den Erwerb erforderlich ist, reduziert. Spracherwerb ist nicht als einfaches Einregistrieren zu verstehen. Man beachte z. B., dass mindestens im frühesten Spracherwerb, aber sehr wahrscheinlich auch grundsätzlich, die mit sprachlichen Ausdrücken zu verknüpfenden Inhalte nicht auf einfache Weise kommunikativ übermittelt werden können, sondern insofern einem Trial-and-Error-Prozess unterliegen, als Bedeutungen aufgrund eines Sinnesinputs zunächst „versuchsweise“ etabliert und dann durch Probleme in der Kommunikation, z. B. Korrekturen durch Erwachsene korrigiert werden. Ein typisches Beispiel ist das Phänomen der Überdehnung beim frühen Erwerb von Substantivbedeutungen (Bezeichnung *Wauwau* für alle Vierbeiner). Das heißt nicht, dass Lernen auf Selektion reduziert werden könnte (gegen Piattelli-Palmarini, 1989), denn ein Lernvorgang geht der Selektion voraus!

In unserem Zusammenhang ist nun interessant, dass die Trial-and-Error-Methode auch schon auf phonetischer Ebene gilt. Das wird deutlich, wenn man sich näher mit dem Weg vom Ohr zur lautlichen Repräsentation im mentalen Lexikon und dem Weg von dieser lautlichen Repräsentation zur Artikulation beschäftigt. Die Ausdrucksseiten der Wörter im mentalen Lexikon müssen über Lernprozesse aufgebaut werden. Lernprozesse sind aber auch schon erforderlich für die Bestandteile dieser Ausdrucksseiten, das heißt (unter Ausklammerung der Silbenproblematik) für Phoneme. Phoneme müssen als Konzepte für gleichzeitig auftretende Inputeigenschaften zwangsweise entstehen.

Lernprozesse sind im einfachsten Fall inputgetrieben. Sie liefern perzeptionsseitige Strukturen (= Bottom-up-Strukturen). Sprachproduktion und Sprachperzeption müssen aber über getrennte neuronale Bahnen verfügen, da bidirektionale Verbindungen im neuronalen Netz des Kortex nicht möglich sind. Es kann nun gezeigt werden (vgl. z. B. Kochendörfer, 2004) dass Top-down-Strukturen für die Sprachproduktion aus Strukturen der Perzeption relativ problemlos abgeleitet werden können, so lange mit einer Parallelität der Verarbeitungsstrukturen zu rechnen ist. Parallelität bedeutet (wenn man die Funktion betrachtet), dass eine durch Lernvorgänge entstandene Perzeptionsstruktur eine entsprechende Produktionsstruktur festlegt. (Das muss nicht heißen, dass Perzeptionsstrukturen und Produktionsstrukturen quasi gleichzeitig entstehen.) Die Parallelität gilt z. B. für den besonders leicht nachzuvollziehenden Fall des mentalen Lexikons: Neue Wortformen können (unter gleich noch zu besprechenden Voraussetzungen), problemlos nachgesprochen werden.

Es gibt aber Grenzen für die strukturelle Parallelität der Sprachverarbeitung: Nervenbahnen, die zu den Artikulationsorganen führen sind banalerweise nicht identisch mit der Hörbahn zwischen Ohr und Kortex oder in irgendeinem Sinn parallel zur Hörbahn strukturiert. Damit verbietet sich für die mehr peripheren Teile sprachlicher Produktionsstrukturen die Annahme, dass sie durch Kopie der Perzeptionsstrukturen zustande kommen.

Wie für die auditiven Strukturen auch, gilt für die neuronalen Verschaltungen an der äußersten artikulatorischen Peripherie, also des äußersten Teils des nicht mehr parallelen Produktionsnetzwerks, dass sie nicht durch (sprachliche) Lernprozesse entstehen, sondern angeboren sind (was immer hier „angeboren" heißen mag).

Wichtig sind nun die folgenden Beobachtungen: Wir können, wie schon erwähnt, Nichtwörter, die der Phonologie der eigenen Sprache entsprechen („Pseudowörter"), problemlos sofort nachsprechen. (Nicht unbedingt aufgrund eines sofortigen „Eintrags" in das mentale Lexikon.) Das ist nur möglich, wenn die Phonologie noch zu den parallelen Bereichen gehört. Wir können aber nicht problemlos Phoneme einer fremden Sprache nachsprechen, obwohl sie, auditiv betrachtet, universelle Eigenschaften besitzen bzw. als Bündel universeller phonetischer Merkmale beschrieben werden können. Auch Kinder im frühen Spracherwerb sind, selbst zu einem Zeitpunkt, zu dem die Artikulationsorgane ausreichend weit entwickelt sind, keine perfekten Imitatoren. Selbst wenn wir uns als Erwachsene fremdsprachliche Wörter in perfekter Lautung vorstellen können, heißt das noch nicht, dass wir sie artikulatorisch in derselben Perfektion produzieren können, obwohl wir über die universellen angeborenen neuronalen Verschaltungen an der motorischen Peripherie verfügen, die zur Artikulation erforderlich sind und nach einiger Übung auch imstande sind, unsere Leistung zu verbessern.

Das heißt, es gibt ein Problem an einer Schnittstelle, die zwischen einer für Perzeption und Produktion noch gemeinsamen Ebene der Phoneme einerseits und der artikulatorischen Peripherie andererseits besteht und durch einen besonderen Lernprozess überwunden werden muss. Diese Schnittstelle ist in der folgenden Abbildung als „Top-down-Lücke" bezeichnet. Von „Lücke" wird deshalb gesprochen, weil es sich um einen Bereich neuronaler Verbindungen handelt, der nicht angeborene Strukturen enthält und auch nicht als Kopie perzeptieller Strukturen aufgebaut werden kann.

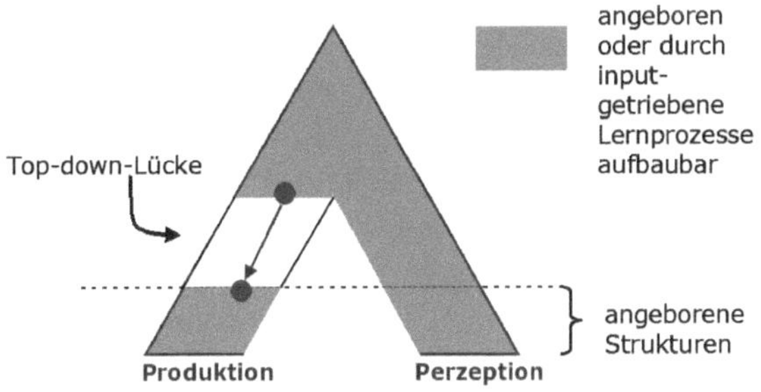

Abbildung 1: Top-down-Lücke. Der Pfeil zwischen den beiden als kleine Kreise angedeuteten Neuronen symbolisiert eine zur Überbrückung der Lücke aufzubauende neuronale Verbindung.

Man kann sich leicht klar machen, dass diese Lücke in einer neuronalen Struktur nur durch einen Trial-and-Error-Prozess geschlossen werden kann: Das Etablieren (Verstärken) einer *bestimmten* neuronalen Verbindung setzt nicht nur voraus, dass eine Erregung von einer Zelle ausgeht. Diese Erregung muss in Bereichen, in denen Lernprozesse überhaupt möglich sind, auf viele verschiedene Zellen führen, sie hat also nicht die für die Sprachproduktion erforderliche Spezifität, denn es soll ja eine Verbindung mit einem *bestimmten* artikulatorischen Programm hergestellt werden. Dieses artikulatorische Programm kann aber nicht zielsicher gefunden und aktiviert werden, um eine Verbindung durch einen neuronalen Lernprozess zu ermöglichen. Es bleibt nur die Möglichkeit des Probierens. Die Details dieses Vorgangs sind in unserem Zusammenhang nicht relevant, wichtig ist nur die Feststellung, dass eine Erhöhung der Zahl der auf diese Weise zu lernenden Phoneme bzw. ihrer artikulatorischen Äquivalente zu einer erheblichen Mehrbelastung des Erwerbsprozesses führen muss.

Die Lallphase (oder Babbelphase) die jedes Kind im Spracherwerb durchläuft und die zum größten Teil vor dem Erscheinen des ersten gesprochenen Worts liegt, ist sichtbare und hörbare Konsequenz des Problems der Top-down-Lücke. Das Kind geht dabei nicht einfach nur spielerisch mit Sprache um, sondern etabliert Beziehungen zwischen den auditiven Erscheinungen der Umgebungssprache und der eigenen artikulatorischen Produktion. (Vgl. dazu insgesamt Kochendörfer, 2002.)

4 Laute, Wörter, Sätze

Wenn man sich eine Sprache vorstellt, die nur einzelne Laute als Bedeutungsträger verwendet, entsteht auf der lautlichen Seite das Problem der Top-down-Lücke, das durch einen Trial-and-Error-Prozess überwunden werden muss. Ein zweiter Trial-and-Error-Prozess betrifft die Festlegung der Bedeutungsseite, dieser Prozess wird dadurch erleichtert, dass mögliche Kandidaten für Bedeutungen durch die Wahrnehmung und darauf aufbauende Prozesse vorgegeben sind. Eine Zunahme der Objekte, über die kommuniziert werden muss (Objekte können auch abstrakt sein), belastet bei einer reinen Lautsprache beide Trial-and-Error-Prozesse ggf. lebenslang.

Eine mögliche Entwicklung, bei der eine Mutation feste Verbindungen zwischen perzeptionsseitigen und produktionsseitigen phonologischen

Merkmalen eingerichtet hätte, ist nicht eingetreten. Stattdessen hat der evolutionäre Druck zur Bildung der Wortsprache geführt. In einer Sprache, die Wörter enthält, reduziert sich der lautliche Trial-and-Error-Prozess auf ein relativ kleines Inventar, während die Zahl der Bedeutungsträger relativ groß werden kann. Etwas vereinfacht: Es ist nach einer Anfangsphase nur noch *einer* der für eine Lautsprache charakteristischen Trial-and-Error-Prozesse erforderlich.

Wenn man unter dieser Perspektive nun auch noch den Übergang von einer hypothetischen Sprache, die nur einzelne Wörter verwendet, zu einer Sprache mit Sätzen betrachtet, wird deutlich, dass noch einmal ein Gewinn in derselben Richtung entsteht: Es wird ein unüberschaubarer Zuwachs an kommunizierbaren Inhalten erzielt, ohne dass zusätzliche Lernprozesse pro zu kommunizierendem Inhalt erforderlich wären.

5 Angeborene Ideen

Sprache wäre nur dann instinkthaftes Verhalten (wie der Nestbau der Vögel z. B.), wenn es keinen Spracherwerb gäbe. Wenn ein Teil der Sprachfähigkeit angeboren sein soll (in diesem Sinne Instinkt ist), dann ist es das Besondere im Fall der Sprache, dass ein Input, der Gegenstand des Lernprozesses ist, mit der angeborenen Sprachfähigkeit verknüpft werden muss. An der Schnittstelle zwischen äußerem Einfluss und inneren Voraussetzungen entsteht das Problem, das als Boostrapping-Problem bezeichnet wird, und – völlig analog zu dem oben in Zusammenhang mit der phonologischen Produktionslücke diskutierten Vorgang – nur durch einen Trial-and-Error Prozess zu lösen ist. Der Unterschied ist, dass entsprechende massive(!) Trial-and-Error-Vorgänge außerhalb der Phonologie und vor allem im syntaktischen Bereich bei Kindern nicht zu beobachten sind.

Die folgende Behauptung von Piattelli-Palmarini (1989: 2), die für die Annahme von angeborenen Ideen auch außerhalb der Lautdiskriminierung sprechen soll, ist demonstrierbar (vgl. Kochendörfer, 2004) nicht korrekt:

> „The core fact is that, contrary to received wisdom, there is no *known* process, either in biology or in cognition, that literally amounts to learning in the traditional "instructive" sense, that is, to a transfer of structure *from* the environment *to* the organism."

Lernen ist nach Meinung von Pattelli-Palmarini zu ersetzen durch Selektion, bzw. im Spracherwerb durch Parameterfixierung. Wenn man ernsthaft eine solche Position vertritt, führt das dazu, dass nicht nur ein Sprach-Gen, sondern auch noch ein Steinbeil-Gen und andere Kuriosa angenommen werden müssen. Wenn man aber kein Steinbeil-Gen annehmen möchte, gilt natürlich für den gesamten Werkzeuggebrauch – solange man nicht eine Mehrfacherfindung in großem Stil annehmen möchte –, dass er auf eine Tradierung durch Nachahmung oder Kommunikation und damit auf Lernen angewiesen ist.

Es gibt Versuche, die Evolution der Sprache als Überwindung einer Hürde zu sehen, die nur dem Menschen möglich war. Dazu gehört der Versuch von Deacon (1997), den Menschen als „symbolisches Wesen“ darzustellen und damit den symbolischen Charakter als eigentliches Unterscheidungsmerkmal der menschlichen Sprache herauszustellen. Symbole sind für Deacon nicht nur dadurch charakterisiert, dass die Zuordnung von Ausdruck und Inhalt arbiträr (das heißt nicht unbedingt: konventionell) ist, sondern es wird zusätzlich festgestellt, dass es offenbar einen logischen Zusammenhang zwischen den Inhalten gibt, der zum Beispiel in Priming-Experimenten greifbar wird und dessen Auswertung zum Verstehen erforderlich ist (vielleicht ähnlich wie das Jost Trier in seiner Wortfeldtheorie gesehen hat). Es ist diese letztere Eigenschaft, die den Symbolgebrauch auch noch für Primaten so schwierig macht.

Mit Bezug auf die unproportionale Vergrößerung des präfrontalen Kortex in der Menschheitsentwicklung bemerkt Deacon (1997: 266):

> „Thus, it does not make sense to think of the symbols as located anywhere within the brain, because they are relationships between tokens, not the tokens themselves.[...] Widely distributed neural systems must contribute in a coordinated fashion to create and interprete symbolic relationships. The prefrontal cortex is only one of these. [...] This is not just a process confined to language learning. The construction of novel symbolic relationships fills everyday cognition. A considerable amount of everyday problem solving involves symbolic analysis or efforts to figure out some obscure symbolic association.“

Wenn man aber überlegt, was auf neuronaler Ebene erforderlich ist, um eine Symbolfunktion zu gewährleisten, stößt man nur auf Verschaltungen, die in jedem Säugetier anzutreffen sind, und die erforderlich sind, um überall zu beobachtendes nicht-sprachliches Verhalten zu gewährleisten. Die arbiträre Zuordnung von Signalen zu Wahrnehmungen ist eine einfache ODER-Relation (entweder eine sinnliche Wahrnehmung oder ein sprachlicher Ausdruck aktivieren ein Konzept) und ohne neuronales Hexenwerk durch eine einzelne Zelle darstellbar, siehe das Schema der Abbildung 2.

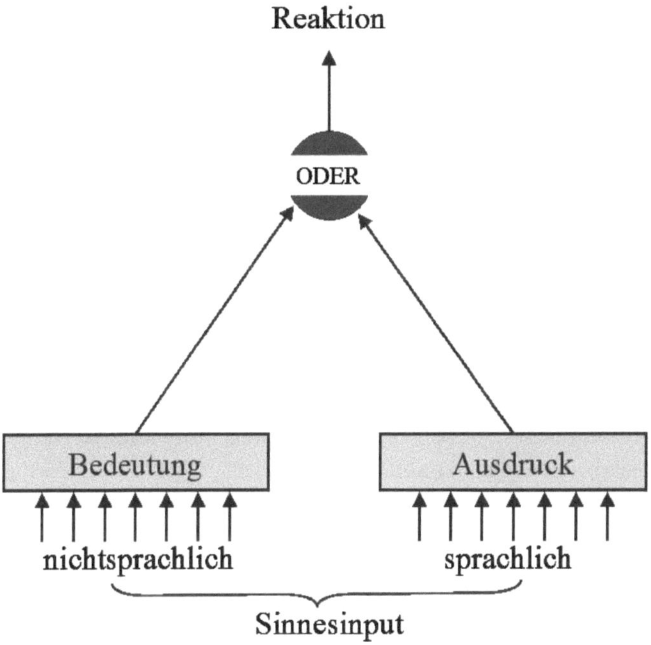

Abbildung 1: Verknüpfung von Ausdruck (Signal) und Inhalt (außersprachliche Wahrnehmung durch eine Zelle, die eine ODER-Relation realisiert. Alle Pfeile symbolisieren Bündel von neuronalen Verbindungen, nicht etwa Informationstransporte!

Kein Säugetier könnte überleben ohne eine solche Funktion. Sie ist auch die Grundlage der Konditionierung. Konzepte der Wahrnehmung teilen darüber hinaus immer grundlegende Bestandteile, die durch die Sinnesorgane vorgegeben sind. Die Annahme eines Symbol-Gens, das den Menschen vom Tier unterscheidet, verbietet sich, wenn man solche Zusammenhänge beachtet.

Schließlich ist es auch für Deacon nicht notwendig, die *Kontinuität* einer sprachlichen Entwicklung, die über ein mit der Primaten-Kommunikation vergleichbares Zwischenstadium führt, infrage zu stellen.

Diese Argumente gelten zunächst für den Symbolgebrauch schlechthin. Wörter sind nicht einfach Symbole, sondern Symbole-als-Lautsequenzen. Man muss sich überlegen, ob die neuronale Repräsentation von Sequenzen dieser Art eine Leistung ist, die die Vererbung sprachspezifischer Eigenschaften voraussetzen würde. Aber auch in diesem Zusammenhang ist der Befund negativ: Sequenzen von Handlungen und Ereignissen sind mindestens für Säugetiere allgemein unbestreitbare Bestandteile der Kognition und dasselbe gilt von der Hierarchisierung solcher Sequenzen. (Vgl. die Skriptmodelle für die soziale Intelligenz von Affen in freier Wildbahn bei Worden, 1998.)

Es sind offensichtlich keine dramatischen Veränderungen angeborener kortikaler Strukturen erforderlich, um Sprache prinzipiell zu ermöglichen, und man muss dazu nicht auf die Intelligenzleistungen von trainierten Schimpansen verweisen, wie sie z. B. bei Premack & Premack (2003) dargestellt werden. Das bedeutet aber nicht, dass nicht doch außerhalb des Kortex, also an der Sinnesperipherie und der motorischen Peripherie solche Voraussetzungen gegeben sein können oder müssen. Die Eigenschaften der Artikulationsorgane (Lage des Kehlkopfs usw.) sind ein vieldiskutiertes Beispiel dafür. Ein anderes Beispiel, jetzt auf der Seite der auditiven Wahrnehmung, ergibt sich aus der Beobachtung der universellen Lautdiskriminierungsfähigkeit und der Fähigkeit, Sprache von anderen akustischen Ereignissen zu unterscheiden, bei Säuglingen die nur wenige Wochen alt sind.

Wenn man bereit ist, mit Bezug auf solche offenbar angeborenen und für die menschliche Sprache wichtigen Eigenschaften von „angeborenen Ideen“ zu sprechen, ist gegen die Annahme eines solchen angeborenen Besitzes nichts einzuwenden. Die dem entsprechende Entwicklung der Artikulationsorgane ist in den Fossilienfunden direkt abzuleiten. Angeborene Ideen, die *im Kortex* anzusiedeln wären und die im Stil dessen gedacht werden könnten, was in der generativen Sprachtheorie angenommen worden ist, scheitern dagegen, wie oben angesprochen, an der Unlösbarkeit des Bootstrapping-Problems.

Die Bedeutung genetischer Vorgänge für die Sprachevolution wird damit auf die Sinnesperipherie und die Motorik eingeschränkt. Eine entsprechende Mutation oder genetische Rekombination, die zum Übergang von Lauten zu Wörtern und von Wörtern zu Sätzen geführt hätte, ist unwahrscheinlich und auch nicht erforderlich. Damit ist es auch nicht möglich, die Sprachevolution als „Baldwinsche" Evolution zu sehen, bei der der Selektionsprozess nach einer entsprechenden Mutation durch Verhaltensänderungen beeinflusst werden kann. Der Übergang von Lauten zu Wörtern ist eine Verhaltensänderung ohne vorausgegangene Mutation.

Es ist, wohlgemerkt, nicht erforderlich, abzulehnen, dass die genetisch bedingte Vergrößerung des präfrontalen Kortex etwas mit der Sprachentwicklung zu tun hat. Komplexere Lernvorgänge und kognitive Leistungen schlechthin werden durch eine vergrößerte neuronale Basis begünstigt, was vor allem klar wird, wenn man beachtet, dass Lernvorgänge immer ein Verstärken von neuronalen Verbindungen beinhalten und ein entsprechendes Überangebot potenzieller Verbindungen damit vorausgesetzt wird. Vergrößerung heißt aber nur, dass mehr vom Gleichen zur Verfügung gestellt wird. Man sollte hierin einen quantitativen, keinen qualitativen Prozess sehen.

Wenn die Sprachevolution (falls man dann noch davon reden möchte) in wesentlichen Aspekten nicht auf der Basis entsprechender Mutationen stattgefunden hat, bleibt als Grundlage und als Vehikel der Vererbung nur die sprachliche Kommunikation selbst. Es genügt das Zusammenwirken von Bedingungen der Kommunikation und des Spracherwerbs, um, unter der Annahme „zufälliger" Erfindungen durch einzelne Individuen, die Komplexität menschlicher Sprache zu erklären. Sprachevolution wird damit praktisch identisch mit Sprachgeschichte und ist, wie Sprachentwicklung zu jeder Zeit, bedingt durch Kommunikationsbedürfnisse, die durch Umweltbedingungen im allgemeinsten Sinn, technologische und kulturelle Entwicklungen hervorgerufen werden.

Literatur

Rudolf Ahlswede, R., Arikan, E., Lars Bäumer, L. & Deppe, C. (in Vorbereitung) Language evolution and information theory

Deacon, Terrence W. (1997) *The symbolic species. The co-evolution of language and the brain.* New York, London: W. W. Norton & Company

Hurford, J. R., Studdert-Kennedy, M. & Knight, C. (1998 eds.) *Approaches to the evolution of language. Social and cognitive bases.* Cambridge: Cambridge University Press

Kochendörfer, G. (2002) *Studien zum Spracherwerb in neuronalen Modellen.* Im Internet unter http://www.cortical-linguistics.de

Kochendörfer, G. (2004) *Kortikale Linguistik. Teil 2: Grundlagen.* Im Internet unter http://www.cortical-linguistics.de

Müller, H. M. (1987) *Evolution, Kognition und Sprache. Die Evolution des Menschen und die biologischen Grundlagen der Sprachfähigkeit.* Berlin, Hamburg: Verlag Paul Parey. S. 43–91.

Novak, M. A., Krakauer, D. C. & Dress, A. (1999) An error limit for the evolution of language. *Proceedings of the Royal Society of London. Series B, Biological Sciences 266,* 2131–2136. Auch im Internet unter http://www.ped.fas.harvard.edu/pdf_files_old/ProcRoySoc99a.pdf

Piattelli-Palmarini, M. (1989) Evolution, selection and cognition: from „learning“ to parameter setting in biology and in the study of language. *Cognition 31,* 1–44

Premack, D. & Premack, A. (2003) *Original intelligence. Unlocking the mystery of who we are.* New York: McGraw-Hill

Worden, R. (1998) The evolution of language from social intelligence. In: Hurford, J. R., Studdert-Kennedy, M. & Knight, C. (eds.), 148–166

Cognitio

Kognitions- und neurowissenschaftliche Beiträge zur natürlichen Sprachverarbeitung

Herausgegeben von Michael Schecker

Die Bände 1–13 sind bei anderen Verlagen erschienen.

Band 14 Günter Kochendörfer (Hrsg.): Sprache – interdisziplinär. Beiträge zur kognitiven Linguistik, Neurolinguistik und Neuropsychologie. 2007.

www.peterlang.de

Sabine Braun / Kurt Kohn (Hrsg.)

Sprache(n) in der Wissensgesellschaft

Proceedings der 34. Jahrestagung der Gesellschaft für Angewandte Linguistik

Frankfurt am Main, Berlin, Bern, Bruxelles, New York, Oxford, Wien, 2005.
318 S., zahlr. Tab. und Graf.
Forum Angewandte Linguistik.
Herausgegeben von der Gesellschaft für Angewandte Linguistik (GAL). Bd. 46
ISBN 978-3-631-54386-3 · br. € 49.80*

Der Begriff der Wissensgesellschaft bündelt grundsätzliche Fragen und Herausforderungen, die sich im Umfeld der menschlichen Informations- und Wissensverarbeitung für unsere „postindustrielle" Zeit ergeben. Sprache und Sprachen stehen hierzu in einer dreifachen Beziehung: als primärer Gegenstand der Wissensverarbeitung bei Erwerb und Nutzung muttersprachlicher und fremdsprachlicher Kompetenzen, als Kompetenzvoraussetzung der menschlichen Wissensverarbeitung in allen Wissensbereichen sowie als Werkzeug im Rahmen sprachtechnologischer Lösungen der Wissensverarbeitung. Mit den Themenschwerpunkten Mehrsprachigkeit, Modellierung und Repräsentation von Wissen sowie Sprache und Neue Medien dokumentiert der Band die gegenwärtige Auseinandersetzung der Angewandten Linguistik mit den Herausforderungen der Wissensgesellschaft.

Aus dem Inhalt: Messbarkeit und Vergleichbarkeit fremdsprachlicher Kompetenz auf europäischer Ebene sowie das Konzept „Englisch als Lingua Franca" und seine Implikationen für die internationale Wissensvermittlung · Förderung von Mehrsprachigkeit in Schule und Universität sowie in beruflichen und lebensweltlichen Kontexten · Modellierung und Repräsentation von Wissen als Basis für die Darstellung von Kultur- und Wissenssystemen im Zusammenhang des Übersetzens und Dolmetschens und zur Zusammenführung von Sach- und Sprachwissen · u.v.m.

FSC
www.fsc.org
MIX
Papier | Fördert
gute Waldnutzung
FSC® C083411

Kolibri 360 GmbH
Ferdinand-Jühlke-Straße 7
99095 Erfurt, Deutschland
produktsicherheit@kolibri360.de

Druck:
CPI Druckdienstleistungen GmbH
im Auftrag der
Kolibri 360 GmbH
Ferdinand-Jühlke-Str. 7
99095 Erfurt